Wolfgang U. Eckart

Geschichte der Medizin

5., korrigierte und aktualisierte Auflage

Wolfgang U. Eckart

Geschichte der Medizin

5., korrigierte und aktualisierte Auflage

Mit 35 Abbildungen

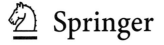 Springer

Professor Dr. med. Wolfgang U. Eckart
Institut für Geschichte der Medizin
der Ruprecht-Karls-Universität Heidelberg
Im Neuenheimer Feld 327
69120 Heidelberg
Tel.: 06221/548212
e-mail: wolfgang.eckart@urz.uni-heidelberg.de

ISBN 3-540-21287-6
Springer Medizin Verlag Heidelberg
ISBN 3-540-67405-5 4. Auflage Springer-Verlag Berlin Heidelberg New York

Bibliografische Information Der Deutschen Bibliothek
Die Deutsche Bibliothek verzeichnet diese Publikation in der Deutschen Nationalbibliografie; detaillierte bibliografische Daten sind im Internet über <http://dnb.ddb.de> abrufbar.

Dieses Werk ist urheberrechtlich geschützt. Die dadurch begründeten Rechte, insbesondere die der Übersetzung, des Nachdrucks, des Vortrags, der Entnahme von Abbildungen und Tabellen, der Funksendung, der Mikroverfilmung oder der Vervielfältigung auf anderen Wegen und der Speicherung in Datenverarbeitungsanlagen, bleiben, auch bei nur auszugsweiser Verwertung, vorbehalten. Eine Vervielfältigung dieses Werkes oder von Teilen dieses Werkes ist auch im Einzelfall nur in den Grenzen der gesetzlichen Bestimmungen des Urheberrechtsgesetzes der Bundesrepublik Deutschland vom 9. September 1965 in der jeweils geltenden Fassung zulässig. Sie ist grundsätzlich vergütungspflichtig. Zuwiderhandlungen unterliegen den Strafbestimmungen des Urheberrechtsgesetzes.

Springer Medizin Verlag.
Ein Unternehmen von Springer Science + Business Media
springer.de
©Springer Medizin Verlag Heidelberg 2005
© Springer-Verlag Berlin Heidelberg 1990, 1994, 1998, 2001
Printed in Germany

Die Wiedergabe von Gebrauchsnamen, Handelsnamen, Warenbezeichnungen usw. in diesem Werk berechtigt auch ohne besondere Kennzeichnung nicht zu der Annahme, dass solche Namen im Sinne der Warenzeichen- und Markenschutz-Gesetzgebung als frei zu betrachten wären und daher von jedermann benutzt werden dürften.

Produkthaftung: Für Angaben über Dosierungsanweisungen und Applikationsformen kann vom Verlag keine Gewährung übernommen werden. Derartige Angaben müssen vom jeweiligen Anwender im Einzelfall anhand anderer Literaturstellen auf ihre Richtigkeit überprüft werden.

Planung: Simone Spägele, Springer-Verlag
Projektmanagement: Rose-Marie Doyon, Springer Verlag
Herstellung: PRO EDIT GmbH, 69126 Heidelberg
Umschlaggestaltung: deblik, 10999 Berlin

SPIN 1084 3654
Satz: hagedorn kommunikation, 68519 Viernheim
Druck: Stürtz GmbH, 97080 Würzburg

Gedruckt auf säurefreiem Papier   15/3160 So – 5 4 3 2 1 0

Für Hannah Laura,
Judith Helene
und Rosemarie

Vorwort

Durch die Approbationsordnung für Ärzte vom 27. Juni 2002 wird im Rahmen des Querschnittsbereichs »Geschichte, Theorie, Ethik der Medizin« (§ 27) der medizinhistorische Unterricht als fester, zu prüfender Bestandteil in die klinische ärztliche Ausbildung integriert. Die Darstellung des Stoffes als Lehrbuchtext ist aus diesem Grunde zwingend notwendig, will man die Studierenden der Medizin nicht lediglich auf das inzwischen reichhaltige, bisweilen aber auch veraltete und unbefriedigende Skriptenangebot verweisen. Zugleich erscheint eine kompendiöse Präsentation möglicher Lehrinhalte des Stoffgebietes »Geschichte der Medizin« im Querschnittsbereich GTE auch als orientierende Handreichung für die Lehrenden dieses Gebietes geboten. Medizingeschichte als integraler Bestandteil der klinischen Ausbildung verschafft Studierenden und Lehrenden dieses Faches die Möglichkeit, sich sowohl mit den »kulturellen und sozialen Grundlagen in der Geschichte des ärztlichen Denkens, Wissens und Handelns« als auch mit den »Wandlungen der Vorstellungen von Gesundheit und Krankheit« zu beschäftigen. Dieses Lernziel sowie die inzwischen erfolgte Sensibilisierung für ethische Problemstellungen in der Medizin verlangt nicht mehr und nicht weniger als die umfassende Vermittlung »unverzichtbarer Fähigkeiten, Einsichten und Handlungen« für die Ausübung des ärztlichen Berufs.

Als ein einfaches Instrument auf dem Wege zu diesem anspruchsvollen Ziel versteht sich auch das vorliegende Kurzlehrbuch zur Geschichte der Medizin. Seiner Anlage nach ist die Darstellung vorwiegend konzeptgeschichtlich verfasst. Für ein vertieftes Studium gerade der medizinischen Konzeptgeschichte sei auf Karl Eduard Rothschuhs bis heute unübertroffenes Werk *Konzepte der Medizin* (1970) verwiesen, für weiterführende biographische Hinweise auf das von Wolfgang U. Eckart und

Christoph Gradman im Springer-Verlag herausgegebene *Ärzte Lexikon* (2001). In der Darstellung des 19. und 20. Jahrhunderts wurde aus naheliegenden Gründen besonders die Entwicklung der Medizin in Deutschland beachtet. Chronologisch reicht der nunmehr vorliegende Text von der Medizin der europäischen Antike bis zum Ende des 20. Jahrhunderts, wobei sich ihr Verfasser der Gefahr bewusst ist, die eine solche historische Nähe der Fakten mit sich bringt. Gleichwohl schien es notwendig, in der Rückschau auf das 20. Jahrhundert auch historisch nahe Sachverhalte, Ideen und Konzepte der Medizin in ein Kurzlehrbuch aufzunehmen. Eine umfassende und geschlossene Darstellung im Handbuchstil war nicht beabsichtigt. Sie mag späteren Versuchen vorbehalten bleiben.

Heidelberg, im Februar 2004
Wolfgang U. Eckart

Kurzvita

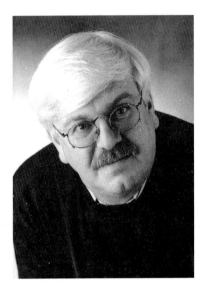

Wolfgang U. Eckart

Geboren 1952 in Schwelm/Westfalen, Studium der Medizin, Geschichte und Philosophie in Münster/Westfalen, 1976–1988 Assistent (seit 1986 Privatdozent) am Institut für Theorie und Geschichte der Medizin der Westfälischen Wilhelms-Universität. 1988–1992 Universitätsprofessor und erster Lehrstuhlinhaber für Geschichte der Medizin an der Medizinischen Hochschule Hannover, seit 1992 Universitätsprofessor und Direktor des Instituts für Geschichte der Medizin an der Ruprecht-Karls-Universität Heidelberg; 1996–1998 Präsident der Gesellschaft für Wissenschaftsgeschichte.

Verfasser zahlreicher Aufsätze und Bücher zu den Forschungsschwerpunkten Medizin im europäischen Kolonialimperialismus, Ärztliche Mission, Medizin und Krieg, Medizin und Politik in Deutschland, 1871–1945.

Inhaltsverzeichnis

1 Die Medizin der griechischen und römischen Antike 1

2 Byzantinische Medizin – die Rezeption der antiken Heilkunst ... 39

3 Medizin im Mittelalter 51

4 Die Medizin der Renaissance 79

5 Von der Überwindung der alten Autoritäten zur experimentellen Medizin – die Medizin des 17. Jahrhunderts ... 107

6 Die Medizin im Jahrhundert der Aufklärung 145

7 Aufbruch in die Moderne – die Medizin des 19. Jahrhunderts ... 179

8 Umrisse einer Medizin des 20. Jahrhunderts 241

9 Internationale medizinische Gesundheits- und Hilfsorganisationen 301

Namensverzeichnis 305

Sachverzeichnis 312

Umfangreiches Literaturverzeichnis im Internet unter:
www.springer.de

Die Medizin der griechischen und römischen Antike

1

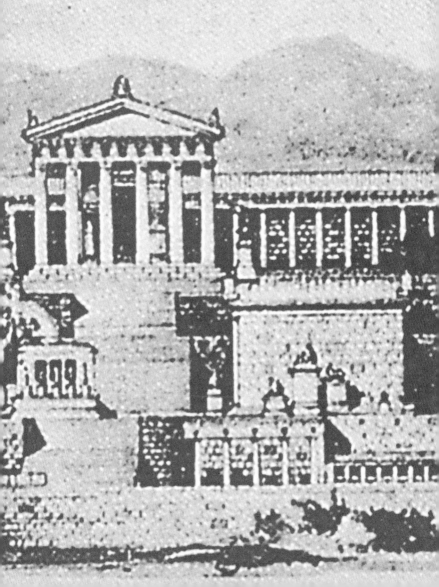

1.1	Einteilung – 4
1.2	Die theurgische Medizin im antiken Griechenland – der Asklepios-Heilkult – 5
1.3	Wissenschaftliche Konzepte – die Voraussetzungen der hippokratischen Medizin – 8
1.4	**Hippokratische Medizin – 11**
1.4.1	Hippokrates und die Medizinschule von Kos – 11
1.4.2	Elemente ärztlichen Handelns in der hippokratischen Medizin – 13
1.4.3	Das Krankheits- und Therapiekonzept der hippokratischen Medizin – 15
1.4.4	Der Hippokratische Eid – 17
1.5	**Andere Medizinschulen der griechischen und römischen Antike – 18**
1.5.1	Humananatomie und Physiologie in Alexandria – 18
1.5.2	Empiriker – 20
1.5.3	Methodiker – 21
1.5.4	Pneumatiker – 22
1.6	**Medizin und Pharmazie des ersten nachchristlichen Jahrhunderts – 23**
1.6.1	Aulus Cornelius Celsus (1. Jahrhundert n. Chr.) – 24
1.6.2	Pedanius Dioskurides von Anazarba (1. Jahrhundert n. Chr.) – 25
1.7	**Galenos von Pergamon (130–200) – 26**
1.7.1	Leben und Werk – 26
1.7.2	Qualitäten- und Säftelehre – 28
1.7.3	Humoralistische Diagnose und Therapie – 29
1.7.4	Krankheitskonzeption und physiologische Vorstellungen Galens – 30

| 1.7.5 | Sektion und Experiment – 32 |
| 1.7.6 | Bilanz – 33 |

1.8 Ärztliche Ausbildung in der Antike – 33

1.9 Arzttypologie – 34

1.10 Öffentliche Gesundheitspflege – 37

Die moderne wissenschaftliche Medizin fußt auf den Grundlagen der Heilkunst, die in der griechischen und römischen Antike geschaffen wurden. Hippokrates von Kos und Galenos von Pergamon sind die bestimmenden Persönlichkeiten einer klinisch-empirischen und auch bereits physiologisch-experimentellen Medizin, deren Fernwirkungen wir bis heute erfahren. Das Konzept der durch ein Gleichgewicht von Grundelementen, Grundqualitäten und Körpersäften bestimmten Gesundheitsauffassung entsteht. Die Therapie wird bestimmt durch diätetische Postulate, entleerende Maßnahmen, frühe chirurgische Techniken und pharmazeutische Darreichungen. Aber auch religiöse Vorstellungen sind noch nicht aus der Medizin verdrängt.

1.1 Einteilung

Unter inhaltlichen Gesichtspunkten kann die Medizin der griechischen und römischen Antike in vier große Phasen eingeteilt werden:

- *Erste Phase*: Sie umfasst etwa den Zeitraum des 7. bis 5. Jahrhunderts v. Chr. und ist vorwiegend durch *theurgische Krankheitskonzepte*, aber auch durch die frühen medizinischen Theorien der *Vorsokratiker* charakterisiert.
- *Zweite Phase*: Sie ist wesentlich durch das Wirken des *Hippokrates von Kos* bestimmt und orientiert sich auch an dessen Lebensdaten (460 bis ca. 375 v. Chr.). Sie umschließt also etwa das 5. und 4. Jahrhundert v. Chr. Wir nennen sie die Phase *der hippokratischen Medizin*.
- *Dritte Phase*: Sie ist zwischen 300 und 50 v. Chr. anzusetzen. Bei ihr handelt es sich um die sog. *hellenistische Phase*, die wesentlich durch das Wissenschaftszentrum Alexandria bestimmt war.
- *Vierte Phase*: Sie ist durch ihren *griechisch-römischen Mischcharakter* bestimmt. Sie umfasst den Zeitraum von 50 v. Chr. bis zur Teilung des Römischen Reichs im Jahre 395 n. Christus.

Die sich anschließende Epoche der byzantinischen Medizin (395–1453) kann der klassischen antiken Medizin nicht mehr zugerechnet werden und soll daher auch erst im folgenden Großkapitel behandelt werden.

Die vorgenommenen Grenzziehungen lassen sich bei der Darstellung kultureller Entwicklungsphänomene, zu denen ja auch die Medizin zählt, nicht immer konsequent verfolgen. Es sollen daher aus Gründen der Übersichtlichkeit, jedoch dem Gegenstand durchaus angemessen, bei der kurzen Darstellung der Medizin des antiken Griechenland vor allem zwei große Krankheits- und Heilungskonzepte umrissen werden: das der theurgischen Medizin, wie es durch den Asklepios-Heilkult repräsentiert wurde, und das der rationalen, wissenschaftlichen Medizin, wie es uns vor allem in der hippokratischen Medizin begegnet.

1.2 Die theurgische Medizin im antiken Griechenland – der Asklepios-Heilkult

> **Theurgische Medizin:** Kennzeichnend für ein theurgisches Medizinkonzept ist die Annahme, dass Krankheit und Gesundheit göttlichem Einfluss unterliegen. Göttliches Handeln beeinflusst den Gesundheitszustand des gläubigen Patienten (meist) durch die Vermittlung eines Priesterarztes. Theurgische Medizin kann demnach als Wissenschaft vom göttlichen Heilhandeln aufgefasst werden. Ihre praktische Umsetzung erfolgt durch kultische Handlungen an gottgeweihten Stätten (Tempel). Frühe Heilkulte dieser Art sind der ägyptische Imhotep-Heilkult und der Asklepios-Heilkult des antiken Griechenland. Die theurgische Medizin ist scharf abzugrenzen von magischen oder animistisch-dämonistischen Heilpraktiken.

Ursprünge. In der griechischen Antike ist der Asklepios-Heilkult die typische Ausprägung eines theurgischen Medizinkonzepts. Dieser Heilkult leitete sich von Namen und Person des Heilgotts Asklepios her, bei dem es sich der Mythologie zufolge um einen Sohn Apolls und der sterblichen Koronis gehandelt haben soll. Dieser Kult geht bis in das 7. bis 5. vorchristliche Jahrhundert zurück, und wir können davon ausgehen, dass er sich während des 4. und 3. Jahrhunderts v. Chr. über ganz Griechenland ausgebreitet hat.

Es gibt Anhaltspunkte dafür, dass zwischen dem *ägyptischen Imhotep-Heilkult* und dem späteren griechischen Asklepios-Heilkult eine gewisse historische Kontinuität bestand. Der historisch belegte Priesterarzt Imhotep (etwa 2600 v. Chr.) avancierte nämlich um das 7. bis 5. vorchristliche Jahrhundert selbst zu einem Heilgott und zum Kristallisationspunkt eines besonderen Heilkults im späten Ägypten. Tempelmedizin und heilsame Inkubation (Schlafheilung) waren Elemente dieses ägyptischen Kultes.

In der Traditionslinie gottbezogener Heilkulte liegt schließlich auch die Person des *Kyrios Christos*, des *Christus medicus*, der uns als *Heiland* aus allen Unheilzuständen (sozial, wirtschaftlich, körperlich) befreien soll. Zwar gibt es keine unmittelbaren Beziehungen zwischen diesen drei heilenden Gottpersonen; man wird aber doch immerhin sagen können, dass die Rezeptionen der alten Heilkulte auch in der christlichen Lehre unverkennbare Spuren zurückgelassen hat.

Die Praxis des Asklepios-Heilkultes. Praktiziert wurde er seit dem späten 6. Jahrhundert v. Chr. in großen Heilzentren, deren Ruinen wir noch heute in Epidauros, Knidos, Kos, Rhodos und Kyrene finden. In diesen Zentren befanden sich Asklepios-Heiligtümer, sog. *Asklepieien,* Tempelanlagen mit Bädern, Unterkunftsstätten, gelegentlich auch Sportstätten und Theaterplätzen, die den heilsuchenden Gläubigen zur Verfügung standen. Die kultische Handlung war ein komplexes, *psyche* und *soma* (Seele und Körper) des Heilsuchenden gleichermaßen betreffendes Geschehen. Es umfasste nach ausführlich erhobenen Anamnesen Bäder, Gebete und Opfer an Asklepios und dessen heilende Gottkinder Hygieia, Panakeia, Machaon, Podaleiros (und Telesphoros) ebenso wie den eigentlich *heilenden Tempelschlaf* (enkoimesis, incubatio), für den besondere Liegehallen in den Asklepieien vorgesehen waren. Während des Schlafes, so hofften die gläubigen Patienten, würden der Gott selbst oder seine Töchter und Söhne die Heilung vollziehen und in *Traumorakeln* medizinische Ratschläge erteilen. Nach dem Schlaf interpretierten dann die Priesterinnen und Priester des Heiligtums die Traumerscheinungen

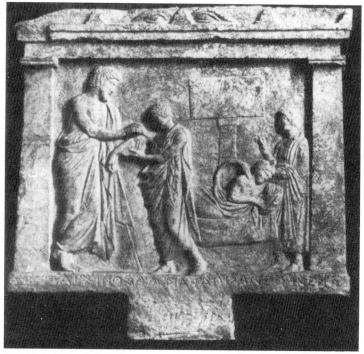

Abb. 1.1. Archinos wird von Amphiaros geheilt. Um 400 v. Chr.

1.2 · Die theurgische Medizin im antiken Griechenland

und leiteten aus diesen Interpretationen, wo dies der Traum nicht selbst deutlich nahe gelegt hatte, ihre Therapien ab.

Heilungserfolge. Berichte über besonders wunderbare Heilungen wurden von der Priesterschaft oder von den Patienten auf großen Stelen, auf Steintafeln, verzeichnet. Durch sie, aber auch durch eine Fülle von Votivgaben (plastische Darstellungen erkrankter Organe oder Körperglieder), die Patienten dem Asklepios aus Dankbarkeit oder in Erwartung göttlicher Hilfe opferten, sind wir in Einzelfällen über die Krankheiten der Heilsuchenden gut unterrichtet (◘ Abb. 1.1, ◘ Abb. 1.2). Der heilende und rettende (sötör) Gott erwartete auch ein materielles »Erfolgshonorar«. Die Behandlung in den Asklepieien war keineswegs »um Gotteslohn«. Daneben kamen aber auch Wunderheilungen vor, die sich ohne das therapeutische Mittel des Schlafes vollzogen und durchaus mit unseren modernen Wunderheilungen, wie wir sie etwa aus Lourdes kennen, verglichen werden können.

Wir dürfen uns allerdings nicht vorstellen, dass sich in den Asklepieien nur Wunderheilungen vollzogen. Im Gegenteil muss davon aus-

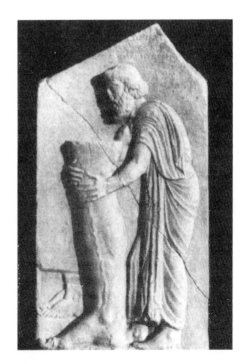

Abb. 1.2. Votivrelief. Amynos umgreift ein krankes Bein mit Krampfadern. Um 400. v. Chr.

gegangen werden, dass auch Ärzte oder doch zumindest ärztliches Wissen in den Heilvorgang, in die jeweils konkrete Behandlung mit einbezogen waren. So deuten konkrete Angaben über Medikamentengaben, über Wundbehandlungen, über Bäder oder die Blutegeltherapie auch auf *nicht-theurgische Heilhandlungen* hin.

Bedeutsam ist schließlich die *soziale Funktion der Asklepieien*. In ihnen vollzog sich eine Gesundheitsfürsorge, deren Preis an den jeweils gegebenen finanziellen Möglichkeiten der Patienten bemessen war; galt doch Asklepios auch als Gott der Armen und Bedürftigen. Insgesamt müssen wir also das Heilgeschehen in den Asklepieien als komplexen Vorgang interpretieren, der auf die kulturelle Bewusstseinslage der Heilung und heilsuchenden Patienten ebenso Rücksicht genommen hat wie auf deren psychosomatische und psychosoziale Bedürfnisse.

1.3 Wissenschaftliche Konzepte – die Voraussetzungen der hippokratischen Medizin

Bevor mit der Darstellung der hippokratischen Medizin zugleich ein erster Höhepunkt wissenschaftlicher Medizin in der antiken Welt überhaupt skizziert werden soll, müssen wir zunächst einen kurzen Blick auf die *philosophischen Grundlagen* dieser Medizin werfen.

Altionische Naturphilosophie. Sie ist Ausgangspunkt einer wissenschaftlichen Medizin im alten Griechenland, über die wir in Fragmenten informiert sind. Es handelt sich hierbei um die Fragmente der sog. *Vorsokratiker*, d. h. also der Philosophen, die vor Sokrates (470–399) philosophiert, aber keine unmittelbaren schriftlichen Zeugnisse hinterlassen haben. Ihre philosophischen Aussagen und Theorien kennen wir erst aus späterer Überlieferung, die sich ihrerseits auf Quellen bezieht, die inzwischen unwiederbringlich verloren gegangen sind und teilweise auch bereits in antiker Zeit nur noch aus dritter oder vierter Hand verfügbar waren.

Die Ursachen für solche Textverluste waren vielfältig, häufig aber mit großen politisch-militärischen Katastrophen verbunden. Das für die Kultur- und Wissenschaftsgeschichte wohl einschneidendste Ereignis dieser Art war der Brand Alexandrias im Jahre 48 v. Chr., dem auch die größte der antiken Bibliotheken zum Opfer fiel. Möglicherweise um die 700.000 Papyrusrollen wurden damals ein Raub der Flammen, unter ihnen sicherlich auch die Texte der heute nur noch fragmentarisch überlieferten Vorsokratiker.

Frühe Elementenlehre. Ein besonderes medizinisches Konzept, das umfassend genug gewesen wäre, um es als vorsokratisches Medizinkonzept zu charakterisieren, kennen wir nicht; wohl wissen wir aber von Ansätzen

1.3 · Wissenschaftliche Konzepte

einer frühen Elementenlehre, die vielerlei Beziehungen zu späteren pathologischen Konzepten aufweist. So erfahren wir etwa durch Aristoteles (384–322) von der fundamentalen, primären Bedeutung, die **Thales von Milet** (6. Jahrhundert v. Chr.) dem Element und Urstoff Wasser beigelegt haben soll. Wir sind informiert über die Suche des **Anaximandros** (610–547) nach einer welterzeugenden »Urkraft« oder über die Interpretation der »Luft« als eben eine solche Kraft durch **Anaximenes von Milet** (ca. 580–ca. 525). Die Summe dieser frühen Überlegungen, auf die hier nicht im Einzelnen eingegangen werden kann, steht insgesamt für frühe Antwortversuche auf die Frage, »was die Welt im Innersten zusammenhält«, für die Suche nach einer treibenden Urkraft der belebten und unbelebten Natur.

Schule der Pythagoreer. In diesem Konzept, das auf *Pythagoras von Samos* (ca. 570–497/96) zurückgeführt werden kann, finden wir erste Andeutungen eines geschlossenen medizinischen Erklärungssystems. Pythagoras von Samos lebte im 6. vorchristlichen Jahrhundert in Unteritalien. Die durch ihn begründete Schule der Pythagoreer wird für uns im Zusammenhang mit der Interpretation des hippokratischen Eides noch wichtig werden. *Gesundheit* war in der Auffassung dieser Schule »*Harmonie*« aller Einzelkomponenten des Körpers und des Lebens, *Krankheit* dagegen »*Disharmonie*«, Heilung folglich nichts anderes als die Wiederherstellung der »Harmonie«. Wärme spielte als Qualität eine besondere Rolle. Krankheiten konnten auch von den Säften des Körpers (Galle, Blut, Schleim) ausgehen.

Qualitätenpathologie. In der ganz von einer Gegensatzkonzeption durchdrungenen Medizintheorie des Naturphilosophen und Arztes (?) *Alkmaion von Kroton* (5./6. Jahrhundert v. Chr.) begegnen wir dann der Urform der später zur vollen Höhe entwickelten Qualitätenpathologie.

> **❶ Qualitätenpathologie:** Antike Krankheitslehre, die von vier Grundelementen der belebten und unbelebten Welt (Feuer, Wasser, Luft, Erde) ausgeht und die unausgewogene Mischung (intemperies) der vier Elementarqualitäten (warm, feucht, kalt, trocken) für alle Krankheitszustände verantwortlich macht. Der Gesundheit hingegen liegt eine gleichmäßige Mischung (isonomia) zugrunde. Die Lehre findet sich bereits bei den Vorsokratikern (5. Jahrhundert v. Chr.) und verbindet sich in der Antike mit der Humoralpathologie.

Kalt steht gegen Warm, Feucht gegen Trocken, Harmonie im Verhältnis dieser Gegensätze bedeutet Gesundheit, Disharmonie Krankheit. So wissen wir durch **Aetios von Amida**, einen Gelehrten des 6. nachchristlichen Jahrhunderts, über die Gesundheitslehre des Alkmaion Genaueres:

»Gesundheit bewahrend sei [für Alkmaion] die Gleichstellung der Kräfte, des Feuchten, Trockenen, Kalten, Warmen, Bitteren, Süßen ... Alleinherrschaft einer einzigen Kraft jedoch bedeute Krankheit. So werde etwa durch ein Übermaß an Nahrung oder auch durch den Mangel an Nahrung ein Übermaß von Hitze oder Kälte bewirkt und in der Folge Blut, Mark oder Hirn betroffen. Doch entständen auch Krankheiten aus äußeren Veranlassungen, so durch bestimmte Wasserqualitäten oder die Gegend, in der man sich aufhalte oder durch die Anstrengung, oder durch Folterqual oder dergleichen. Die Gesundheit dagegen beruhe auf der gleichmäßigen Mischung der Qualitäten.«

Aus einer anderen antiken Quelle, nämlich aus einem Bericht des **Theophrast von Eresos** auf Lesbos (372-288), der ein Freund und Schüler des Aristoteles war, erfahren wir mehr über die Sinnesphysiologie des Alkmaion. Manches davon klingt außerordentlich modern. Theophrast berichtet:

»Er sagt, der Mensch höre mit den Ohren, weil in ihnen ein Hohlraum vorhanden sei, denn dieses töne ... die Luft aber schalle entgegen. Er rieche mit der Nase, indem er zugleich mit der Einatmung die Luft zum Gehirn hinaufziehe. Mit der Zunge unterscheide er die Geschmäcke: Denn da die Zunge warm und weich sei, bewirke sie ein Zerschmelzen, durch ihre lockere, poröse und zarte Beschaffenheit nehme sie dann die Geschmäcker auf und gebe sie zum Gehirn weiter. Die Augen aber sähen durch das Wasser ringsum; dass sie aber Feuer enthielten sei offenbar. Denn wenn einer darauf schlage, leuchte es auf: Der Mensch sehe aber vermittels des Leuchtenden und Durchsichtigen in diesem Sinnesorgan, sobald dies wieder strahle und zwar je besser, je reiner es sei.«

Zentrales Element der Physiologie des Alkmaion waren Poren oder Kanäle. Auch in der *Physik,* die vom gleichen Autor entwickelt wurde, spielen Systeme von kommunizierenden Röhren eine besondere Rolle. Nach dem Zeugnis anderer antiker Autoren soll Alkmaion sogar Operationen am Auge gewagt haben, vielleicht, um seine Theorie praktisch zu belegen?

Weitere Vertreter von Grundstofflehren. Ähnlich spekulativ wie die physiologischen Vorstellungen des Alkmaion waren auch die Ideen des Atomisten **Demokritos von Abdera** (ca. 460-370) von Zeugung und Schwangerschaft. Beim Koitus, so Demokrit, handele es sich um einen kleinen »Anfall von Epilepsie«; es stürze »nämlich ein Mensch aus einem Menschen heraus« und werde »losgerissen, indem er sich durch eine Art Schock« abtrenne. Vom Leben des Kindes in der Gebärmutter wusste Demokrit zu berichten, dass sich an ihm zuerst die Nabelschnur bilde, um »als Ankerplatz gegen Brandung und Irrfahrt, Halteseil und Klammerstab für die entstehende, künftige Frucht« zu dienen.

Ein weiterer Vorsokratiker, **Herakleitos von Ephesos** (550-480), entwickelte ebenfalls eine Grundstofflehre; nach ihr bestand die Welt und damit auch der Mensch aus den Stoffen Wasser, Erde und Feuer; der Grad seiner Gesundheit entspreche dem Grad der Harmonie dieser drei Stoffe.

Empedokles aus Agrigent auf Sizilien (ca. 492–432) schließlich, dem letzten der großen vorsokratischen Naturphilosophen, haben wir die Vierheit der Weltgrundstoffe (Wasser, Erde, Feuer und Luft) zuzuschreiben. Er ordnete sie den Gottheiten Nestis (Wasser), Hades (Erde), Zeus (Feuer) und Hera (Luft) zu. Wichtiger aber noch ist die Verbindung, die Empedokles zwischen seinen Welt-Grundstoffen und ihren vier Grundqualitäten (feucht, trocken, warm, kalt) herstellte. Als erster hat Empedokles auch das *Mischungsverhältnis der Körpersäfte* (Harmonie = synkrasie = Gesundheit; Disharmonie = dyskrasie = Krankheit) entsprechend der Elementen- und Qualitätenlehre in seinem Krankheitskonzept angedeutet und damit das Fundament für die spätere Säftelehre gelegt.

1.4 Hippokratische Medizin

1.4.1 Hippokrates und die Medizinschule von Kos

Vor diesem philosophischen Hintergrund entstand in der ersten Hälfte des 4. Jahrhunderts vor Christus die Medizinschule von Kos, in der die hippokratische Medizin, die für fast 2.000 Jahre richtungsweisend bleiben sollte, gepflegt wurde. Ihre Bezeichnung verweist auf den Begründer, Hippokrates von Kos (ca. 460–375 v. Chr.), den wohl berühmtesten Arzt der Antike.

Lebensdaten des Hippokrates. Sehr viel wissen wir nicht über den aus einer alten Asklepiadenfamilie stammenden Sohn des *Herakleides*, der selbst Arzt war. Immerhin ist uns eine antike Lebensbeschreibung durch den Historiker *Soranos von Ephesos* (ca. 100 n. Chr.) überliefert. Sie enthält Hinweise darauf, dass Hippokrates möglicherweise in Kos Krankengeschichten des Asklepiades-Heiligtums studiert hat. Typisch für einen antiken Arzt, praktizierte er als Wanderarzt; seine Reisen sollen bis an den Hof des persischen Königs Ataxerxes geführt haben. Auch über einen längeren Aufenthalt in Athen zurzeit der Pest ist berichtet worden. Viel mehr gibt die Vita des Soranos aber nicht her, und selbst das Wenige ist zweifelhaft. So können wir lediglich als sicher annehmen, dass Hippokrates als Wanderarzt weit umhergereist ist und noch zu Lebzeiten, spätestens aber wenige Jahrzehnte nach seinem Tod bereits als berühmter Arzt erwähnt wurde (◘ Abb. 1.3). Alles darüber hinaus ist durch die Suche nach einem ärztlichen Idealtypus motivierte Legende.

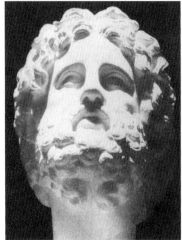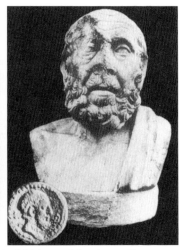

Abb. 1.3. Hippokrates. Römisch, nach einem Vorbild des 2. Jahrhunderts v. Chr.; Bronzemünze, Kos, 1. Jahrhundert n. Chr.

Das hippokratische Werk. Das wissenschaftliche Werk, das nicht durchgängig die Charakterzüge seiner Lehre trägt und entweder von ihm selbst verfasst oder uns auch nur unter seinem Namen überliefert wurde, bezeichnen wir als das *Corpus Hippocraticum*, als das hippokratische Sammelwerk. Es handelt sich hierbei um ein »Corpus« von mehr als *60 Einzelschriften*, die jedoch sicher nicht alle von Hippokrates verfasst worden sind, was sprachvergleichende Textanalysen belegen. Durch sie sind uns auch Aussagen über den Entstehungszeitraum des größten Teils der im *Corpus Hippocraticum* zusammengefassten Bücher, Einzelschriften und Kurztraktate möglich; er liegt zwischen 400 vor und etwa 100 nach Christi Geburt. Kennzeichnend ist für die hippokratischen Schriften, dass sie vorwiegend **Lehrauffassungen der Koischen Ärzteschule** wiedergeben, wenngleich auch andere medizinische Schulen der Antike (Knidische, Sizilische) repräsentiert sind.

Die Originale der hippokratischen Schriften könnten in Alexandria gesammelt, mit dem Brand dieser größten und berühmtesten antiken Bibliothek 48 v. Chr. aber vernichtet worden sein; jedoch steht nicht fest, wie viele Teile des *Corpus* überhaupt dorthin gelangten, da Zeugnisse über deren Katalogisierung fehlen. Die heute verfügbare Sammlung dürfte frühestens im zweiten nachchristlichen Jahrhundert ihren kanonischen Umfang erreicht haben.

1.4 · Hippokratische Medizin

Die **wichtigsten Schriften** des *Corpus Hippocraticum*, die Hippokrates mit ziemlicher Gewissheit selbst verfasste oder in seiner unmittelbaren geistigen Nähe entstanden, sind die **Epidemienbücher 3** und **1**, das **Prognosticon** und die großen **chirurgischen Abhandlungen**. Auch die **Aphorismensammlung** entstammt zumindest der Koischen Ärzteschule. Ob von Hippokrates die berühmte hippokratische Eidesformel, das »Ius Iurandum« verfasst wurde, ist umstritten. Sie war wahrscheinlich nur das Bekenntnis einer kleinen Ärztesekte, dem aber in den folgenden Jahrhunderten eine geradezu überdimensionale Bedeutung beigemessen wurde. Wir werden noch auf dieses Phänomen im Zusammenhang mit der Besprechung des sog. Hippokratischen Eids einzugehen haben. Bereits jetzt sei aber darauf hingewiesen, dass der Eid keineswegs von antiker Allgemeingültigkeit war. Weitere wichtige Schriften des *Corpus Hippocraticum* sind, neben den bereits erwähnten Epidemienbüchern und dem wichtigen Buch *Prognosticon*, insbesondere die medizingeographische Schrift *Luft, Wasser und Orte* (De aere aquis et locis), Arbeiten über die Diät, über die heilige Krankheit, womit die Epilepsie gemeint war, über das Verhalten und das äußere Erscheinungsbild des Arztes, aber auch die kleineren Abhandlungen über die Gelenke, über das Herz, über Fisteln, Frakturen und Drüsen.

1.4.2 Elemente ärztlichen Handelns in der hippokratischen Medizin

Die hippokratische Medizin umfasst 4 zentrale Elemente des ärztlichen Handelns:
- das Einbeziehen schriftlich überlieferter ärztlicher Empirie,
- die genaue, differenzierte Beobachtung am Krankenbett,
- eine Prognosebildung auf der Grundlage dieser Elemente und
- therapeutische Maßnahmen (diätetisch, medikamentös, chirurgisch).

Sie bildeten das eigentliche Fundament ärztlichen Handelns, der ärztlichen Techné, der ärztlichen Kunst (ars). Auf ihm erst entwickelt der Arzt sein therapeutisches Handeln.

Medizin als schreibende Wissenschaft. Wie können wir nun die hippokratischen Schriften insgesamt charakterisieren? In diesem Zusammenhang ist zunächst festzuhalten, dass die Medizin mit dem Entstehen des *Corpus Hippocraticum* einen außerordentlich wichtigen Schritt getan hat, nämlich den in die Schriftlichkeit. Seit der Zeit des Hippokrates ist die Medizin eine schreibende Wissenschaft, die ihren Stoff festhalten, sammeln und vergleichen kann. Dies ist, anders als heute, keine Selbstverständlichkeit in einer Zeit, die noch die mündliche Tradition pflegte und die Schrift eher sparsam benutzte. Der Verfasser des 3. Epidemienbuches, vermutlich Hippokrates selbst, schreibt dazu:

»**Für eine bedeutende Leistung in der Heilkunst halte ich die Fähigkeit, auch die schriftliche Überlieferung richtig zu beurteilen. Wer sie kennt und benützt, dürfte wohl in der Praxis kaum schwere Fehler begehen.**« (vgl. Antje Krug)

Damit ist auch die Funktion der Schriften des *Corpus Hippocraticum* als eine dokumentierende und belehrende klar umrissen.

Differenzierte Krankenbeobachtung. Die schriftliche Überlieferung als Niederschlag praktischer ärztlicher Empirie trat damit in aller Deutlichkeit neben die individuelle und unmittelbare Erfahrungsbildung in der Krankenbeobachtung.

❶ **Hippokratische Medizin:** Genaue, differenzierte Beobachtung des Kranken unter Berücksichtigung seiner Krankengeschichte, seiner Lebensumstände, der klimatischen Bedingungen des Ortes; Einbezug eigener und schriftlich überlieferter ärztlicher Empirie; Prognosestellung; therapeutisches Handeln (diätetisch, medikamentös, chirurgisch); erst die Summe dieser Einzelelemente ist ärztliche Techné, ärztliche Kunst.

Ätiologie. Als weiteres Element hippokratischer Medizin müssen wir neben der schriftlichen Überlieferung und der unmittelbaren Beobachtung am Krankenbett die Bemühungen um eine rationale Ätiologie festhalten. Nicht mehr magische Erklärungselemente sollten die Krankheit bestimmen, sondern allein solche, die rational für den Arzt fassbar waren. Als Beleg für diese Abkehr von magischen Erklärungselementen in der Medizin sollen Zitate aus dem Buch über die heilige Krankheit, das heißt über die Epilepsie, dienen, in denen sich der Autor kritisch mit alten Erklärungsansätzen der Krankheit auseinander setzt und schreibt:

»**Nach meiner Ansicht ist diese Krankheit in gar keiner Beziehung göttlicher oder heiliger als die anderen Krankheiten, sondern das Wesen ihrer Entstehung ist dasselbe wie bei den anderen Krankheitendass... .**« (Kapitel 2). »**Schuld an diesem Leiden ist das Gehirn, wie auch an den anderen schwersten (Geistes-)Krankheiten.**« (Kapitel 6)

Prognosestellung. Zweck des Zusammenspiels von genauer Beobachtung und Beschreiben aller Krankheitszeichen und Umweltfaktoren war in der Praxis selbstverständlich die Wiederherstellung menschlicher Gesundheit, die Hilfe für den erkrankten Menschen. Im Bereich ärztlicher Theorie richtete sich das Zusammenspiel von unmittelbarer und mittelbarer Empirie nicht so sehr auf das, was wir heute als das wich-

1.4 · Hippokratische Medizin

tigste theoretische Ergebnis ärztlichen Ergründens ansehen, die Diagnose, sondern vielmehr auf das, wonach uns auch unsere Patienten heute noch in erster Linie fragen, nämlich auf die Prognose d. h. auf die Überlebens-, Heilungs- und Wiederherstellungsaussichten des Kranken.

Der Autor der hippokratischen Schrift *Prognosticon* – wieder vermutlich Hippokrates selbst – schreibt dazu:

»**Ich halte es für sehr wertvoll, dass sich der Arzt in der Prognose übe. Denn wenn er am Krankenbett von sich aus erkennt und ankündet, was da ist, was geschehen ist und was noch eintreten wird, wenn er ferner lückenlos darlegt, was die Kranken ihm verheimlichen, so brächte man ihm größeres Zutrauen entgegen, dass er das Schicksal der Kranken durchschaue. Daher würden es die Kranken wagen, sich dem Arzte anzuvertrauen. Zudem könnte er die Behandlung am erfolgreichsten durchführen, wenn er im voraus weiß, welche Leiden aus den gegenwärtigen sich entwickeln werden.**« (Prognosticon 1)

Grundlage der Prognosestellung, d. h. des Erkennens, was aus bestimmten Zuständen des Patienten wohl folgen werde, war die genaue *Beobachtung, Befragung und Beurteilung* des Patienten. Hierbei galt es, sowohl allgemeine Kenntnisse und Anschauungen zur Anthropologie als auch individuelle Aspekte des jeweiligen Krankseins einzubringen. Im ersten Buch der Epidemien (I, 23) lesen wir über diese Methode:

»**Folgendes waren die Grundlagen unseres Urteils bei Erkrankungen; wir berücksichtigen: Die gemeinsame Natur aller Menschen und die eigentümliche Konstitution jedes Einzelnen, die Krankheit, den Kranken, die Verordnungen, den Arzt, der verordnet – denn daraus schließen wir auf günstigeren oder schwierigeren Fortgang –, die Einflüsse des Klimas in ihrer Gesundheit, Ausdrucksweise, Verhalten, Schweigen ... Verschlimmerungen, Abgänge, Harn, Auswurf, Erbrechen; Schweiß, Frösteln, Kälte, Husten, Niesen, Schlucken. Aus diesen Symptomen muss man erschließen, was durch sie erfolgt.**«

1.4.3 Das Krankheits- und Therapiekonzept der hippokratischen Medizin

Nachdem wir uns nun mit dem ärztlichen Handeln beschäftigt haben, müssen wir auch dem nonpersonalen Objekt ärztlichen Handelns, der Krankheit, einige Aufmerksamkeit schenken. Das Krankheitskonzept der hippokratischen Medizin fußte auf einer *Harmonie- bzw. Gleichgewichtslehre*, wie wir sie bereits bei den Vorsokratikern angedeutet fanden und schließlich bei Empedokles angetroffen haben. Krankheit war auch im hippokratischen Verständnis gestörte Harmonie, *schlechte Mischung der Körpersäfte (dyskrasie)*. Ein solcher Zustand konnte z. B. durch die schlechte Beschaffenheit der bedeutenden Gesundheitsfaktoren Luft, Wasser und Boden hervorgerufen werden, wie wir es in der hippokratischen Schrift *Über Luft, Wasser und Orte* lernen. Den **Ausgleich der Säfte** (***eukrasie*** oder ***synkrasie***) vermochte die Physis des Menschen entweder selbst oder mittels ärztlicher Hilfe, durch ***pepsis*** (Dauung) bzw. ***coctio*** (Kochung) wiederherzustellen. Damit sind bereits in der hippokratischen Medizin die wesentlichen Charakteristika der Humoral- und Verdauungsphysiologie entworfen, die im 2. Jahrhundert n. Chr. von Galen zu ihrer kanonischen Form ausdifferenziert wurde.

Diätetik. Sie war den Ärzten neben chirurgischen Maßnahmen therapeutisches Mittel erster Wahl und zwar im weitesten Sinne als maßvolle Form der gesamten Lebensführung, nicht nur des Essens und Trinkens.

Die antike »Diaita« war auf ein Gleichmaß ausgerichtet, auf eine Ordnung (Ennomia) des Lebens, die sich an den »sex res nonnaturales« und ihrer Beachtung festmachen ließ: auf Licht und Luft, Speise und Trank, Arbeit und Ruhe, Schlafen und Wachen, Ausscheidungen und Absonderungen sowie den Zuständen des Gemüts. Die ausschließliche Beachtung der »res naturales« (Elemente, Säfte, Konstitution) wäre in der hippokratischen Medizin so unvollständig gewesen wie das alleinige Vertrauen auf die Heilkraft der naturwissenschaftlichen Medizin in unserer Zeit.

> **❗ Diätetik:** Teil der hippokratischen Medizin (s. dort), der sich auf die gesamte Lebensführung des Menschen und deren Zusammenhang mit Krankheit und Gesundheit bezieht. Ihr Prinzip ist das ausgewogene Gleichmaß, etwa im Schlafen und Wachen, im Arbeiten und Ruhen, im Essen und Trinken, im Liebesleben und in der Enthaltsamkeit, in der intellektuellen Beanspruchung und in der Muße etc. Als Ausgewogenheitslehre fügt sie sich so in das System der Elementen-, Qualitäten- und Säftelehre. Die Diätetik wird in der Römischen Kaiserzeit von Galenos von Pergamon (130–200) aufgegriffen und erweitert.

Krankheitsverlauf. Von entscheidender Bedeutung war die ***krisis***; mit ihr wurde in der hippokratischen Medizin die **entscheidende Phase einer Krankheit** bezeichnet, d. h. der Zeitraum, in dem sich der Zustand des Patienten entweder durch die Hilfe des Arztes und bzw. oder durch die gepriesene ***vis medicatrix naturae*** (Heilkraft der Natur) zum Besseren oder zum Schlechteren wendet. Jede Krankheitserscheinung weist in ihrem Verlauf mindestens eine solche Krise auf. Daneben kannten die Hippokratiker auch besondere, kritische Tage, die vom Beginn der Krankheit an gerechnet von vornherein fest bestimmte Zeitpunkte eines bestimmten Krankheitsverlaufs markierten und dem Arzt entscheidende prognostische Hinweise gaben. So galten der 4., 7., 11., 14., 17., 20., 34., 40. und der 60. Tag einer Krankheit im hippokratischen *Prognosticon* als kritisch.

1.4.4 Der Hippokratische Eid

Das wohl bekannteste Textstück des *Corpus Hippocraticum* dürfte die noch heute für das ethische Verhalten des Arztes gegenüber seinen Patienten als grundlegend interpretierte und als »Eid des Hippokrates« vielfach herangezogene Gelöbnisformel sein. Wir wissen nicht sicher, ob dieser Eid wirklich von Hippokrates verfasst wurde; dass er auf gar keinen Fall Allgemeingültigkeit für die Ärzte der griechischen Antike besaß, ist wohl unstrittig. Der Text wurde wahrscheinlich für eine kleine Gruppe – eine Sekte – von Ärzten, etwa im 4. Jahrhundert v. Chr. verfasst und wurde in seinen beiden Hauptteilen, dem Vertragspassus und dem Sittenkodex, durch die Pythagoräische Lebens- und Sittenlehre geprägt. Die starke *Affinität zwischen Pythagoräismus und der frühen christlichen Lehre* hat wohl auch maßgeblich die christlich bestimmte Rezeption des Eides gefördert.

Manche Elemente des Eides scheinen heute nicht mehr aktuell zu sein, so etwa das Steinschnittverbot. Viele Aspekte sind jedoch zentrale Konstanten ärztlichen Handelns und ärztlicher Haltung geblieben. Wie immer wir heute die Bedeutung des Eides als aufgeklärte Ärzte und Patienten unter den veränderten Bedingungen einer hoch technisierten, einer absolut naturwissenschaftlich bestimmt scheinenden Medizin bewerten mögen, sein Text ist immer noch des Bedenkens und in vielen Aspekten des Beachtens wert. Er soll daher auch an dieser Stelle in voller Länge nach der Übertragung ins Deutsche durch Ludwig Edelstein zitiert werden:

»Ich schwöre bei Apollon dem Arzt und Asklepios und Hygieia und Panakeia und allen Göttern und Göttinnen, sie zu Zeugen anrufend, dass ich erfüllen will nach meinem Können und Urteil diesen Eid und diesen Vertrag: Den, der mich diese Kunst gelehrt hat, meinen Eltern gleich zu achten und mein Leben in Gemeinschaft mit ihm zu leben und ihm, wenn er Geld nötig hat, an meinem Anteil zu geben und seine Nachkommenschaft meinen Brüdern in männlicher Linien gleichzustellen und sie diese Kunst zu lehren – wenn sie wünschen, sie zu erlernen – ohne Honorar und Vertrag; an Regeln und mündlichem Unterricht und allem übrigen Wissen meinen Söhnen Anteil zu geben und den Söhnen dessen, der mich unterrichtet hat, und Schülern, die den Vertrag unterzeichnet und einen Eid geleistet haben nach ärztlichem Brauch, aber sonst niemandem.«

»Ich will diätetische Maßnahmen zum Vorteil der Kranken anwenden nach meinem Können und Urteil; ich will sie vor Schaden und Unrecht bewahren. Ich will weder irgend jemandem ein tödliches Medikament geben, wenn ich darum gebeten werde, noch will ich in dieser Hinsicht einen Rat erteilen. Ebenso will ich keiner Frau ein abtreibendes Mittel geben. In Reinheit und Heiligkeit will ich mein Leben und meine Kunst bewahren. Ich will das Messer nicht gebrauchen, nicht einmal beim

Steinleidenden, sondern will davon abstehen zugunsten der Männer, die sich mit dieser Arbeit befassen. In alle Häuser, die ich besuche, will ich zum Vorteil der Kranken kommen, mich freihaltend von allem vorsätzlichen Unrecht, von aller Schädigung und insbesondere von sexuellen Beziehungen sowohl mit weiblichen wie mit männlichen Personen, seien sie frei oder Sklaven. Was ich etwa sehe, oder höre im Laufe der Behandlung oder auch außerhalb der Behandlung über das Leben von Menschen, was man auf keinen Fall verbreiten darf, will ich für mich behalten, in der Überzeugung, dass es schädlich ist, über solche Dinge zu sprechen.«

»Wenn ich diesen Eid erfülle und ihn nicht verletze, sei es mir vergönnt, mich des Lebens und der Kunst zu erfreuen, geehrt durch Ruhm bei allen Menschen auf alle künftige Zeit; wenn ich ihn übertrete und falsch schwöre, sei das Gegenteil von all diesem mein Los.«

1.5 Andere Medizinschulen der griechischen und römischen Antike

Das im *Corpus Hippocraticum* repräsentierte Medizinkonzept war selbstverständlich nicht das Einzige in der langen Entstehungszeit der ihm zugerechneten Texte. Eine Reihe kleinerer und größerer Schulen bestimmte neben ihm das durchaus bunte und vielfältige Bild der antiken Medizin. Diese Schulen tragen oft einen sektenhaften Charakter. Ihre Anhängerschaft war auf einen meist überschaubaren Kreis beschränkt, häufig stark lokal orientiert und sicher auch in hohem Maße organisiert oder doch zumindest in den medizinischen Auffassungen vereint. Einige dieser Medizinschulen sind immerhin von solch hoher Bedeutung gewesen, dass wir vielfältige schriftliche Zeugnisse über ihre Lehren, ihre Quellen, ihre Grundlagen und ihre Folgewirkung besitzen. In den sich anschließenden Abschnitten sollen stellvertretend die Medizinschulen der Alexandriner, der Empiriker, der Methodiker und der Pneumatiker vorgestellt werden.

1.5.1 Humananatomie und Physiologie in Alexandria

Die alexandrinische Schule der Medizin formierte sich am Beginn des dritten vorchristlichen Jahrhunderts in der ägyptischen Küstenstadt Alexandria, dem unbestrittenen geistigen Zentrum des Hellenismus. Alexandria verfügte zu jener Zeit bereits über die größte Bibliothek der antiken Welt, in der nach Aussagen antiker Berichterstatter um die 700.000 Papyrusrollen lagerten. Das gesamte antike Wissen fand dort seinen schriftlichen Niederschlag. Alexandria war auch der Ort, an dem bedeutende Ärzte bereits Humananatomie betrieben. Die Schriften der Hauptvertreter der alexandrinischen Anatomie kennen wir nur durch Erwähnungen und Zitierungen im medizinischen Corpus des Galenos von Pergamon (130–200). Wir müssen daher unser gesamtes Wissen hierüber aus diesen Zitaten rekonstruieren.

Hauptvertreter der alexandrinischen Schule waren:
- Herophilos von Chalkedon (um 300 v. Chr.) und
- Erasistratos von Julis auf Keos (um 250 v. Chr.).

Herophilos. Dieser aristotelisch und empirisch orientierte Arzt und Schüler des Praxagoras, hat uns die ersten genauen Beschreibungen des Gehirns, seines 4. Ventrikels und seiner Häute, des Auges, der großen Arterien, der weiblichen und männlichen Genitalorgane und einiger Körperdrüsen überliefert. Auch werden ihm erste Pulsmessungen und Pulsanalysen zugeschrieben. Herophilos steht damit am Anfang des Bemühens um eine Objektivierung der *Pulslehre.* In der *Nervenpathologie* differenzierte er bereits zwischen sensiblen und motorischen Lähmungen. Manche Autoren (Celsus) unterstellen Herophilos – wohl zu Recht –, dass er seine anatomisch-physiologischen Kenntnisse u. a. auch durch Vivisektionen gewonnen habe.

Erasistratos von Julis auf Keos. Ihn können wir als frühen *Begründer einer experimentellen Physiologie* bezeichnen. Orientiert an den anatomischen Beschreibungen des Herophilos entwickelte er eine *Humanphysiologie,* die in vielen Aspekten bereits mechanisch-solidar-pathologisch orientiert war. In der Naturlehre lehnten sich Erasistratos und Herophilos an Atomismus und Pneumalehre an. So ging der frühe Physiologe davon aus, dass in den Gefäßen auch ein Transport von Pneuma stattfinde.

Diese Theorie stand in engem Zusammenhang mit dem Krankheitsentstehungskonzept der Alexandriner. Sie fußte auf der Annahme, dass durch die Luftzirkulation in den Gefäßen Atome bewegt und gelenkt würden. Lokale Zustände von Blutfülle stünden dann der Luftbewegung im Wege und verursachten so Krankheit. Offensichtlich hat Erasistratos auch bereits die Pumpenfunktion des Herzens verstanden oder doch zumindest erahnt. Das Herz war in seiner Physiologie Ausgangspunkt aller Flüssigkeits- und Pneumabewegung im menschlichen Organismus. Interessant sind seine Bemerkungen zur *Stoffwechselphysiologie,* auf deren Gebiet sich der frühe Physiologe insbesondere dem Problem von Nahrungszufuhr und Nahrungsverbrauch zugewandt hat. So sind erste Nahrungs- und Ausscheidungsmessungen bei Geflügel überliefert. Erasistratos soll Stoffverluste mit dem Begriff »*unmerkliche Transpiration*« (transpiratio insensibilis) erklärt haben.

Die physiologische Lehre des Erasistratos muss in der Antike eine große Anhängerschaft gehabt haben, denn die Existenz einer Gruppe der sog. Erasistrateer ist bekannt. Das Ansehen dieser Schule, die noch im 2. Jahrhundert n. Chr. in Rom existiert haben soll, verblasste danach jedoch zunehmend. Die von Erasistratos in die Medizin eingeführte experimentelle Physiologie wurde vernachlässigt, und an ihre Stelle traten spekulative Überlegungen und spitzfindige Sophistereien.

1.5.2 Empiriker

Auch die medizinische Schule der Empiriker, die sich am Ende des dritten vorchristlichen Jahrhunderts formierte, hatte ihren Hauptsitz in Alexandria. Die Ärzte dieser außerordentlich *theoriefeindlichen Schule* lehnten sich eng an die Philosophie der Skeptiker an und wiesen ätiologische Forschungen als medizinphilosophische Spekulation ebenso zurück wie medizinwissenschaftliche Experimente. Anatomische und physiologische Erkenntnisbildung, wie sie das Handeln der alexandrinischen Schule bestimmt hatten, war ihnen daher höchst verdächtig. Dass es möglich sei, Rückschlüsse über die Anatomie und Physiologie des lebendigen Organismus zu gewinnen, bezweifelten die Anhänger dieser Schule. In offener Kontroverse polemisierten die Empiriker daher auch gegen die Dogmatiker der alexandrinischen Schule. Ihr Hauptgewicht legten sie auf die *Entwicklung der Therapie* und hier insbesondere auf die der *Arzneimitteltherapie* (Heracleides von Tarent, um 75 v. Chr.).

Hauptvertreter der Empiriker waren:
- Philinos von Kos (3. Jahrhundert v. Chr.),
- Pyrrhon von Elis (360–270),
- Serapion von Alexandria (2. Jahrhundert v. Chr.) und
- Glaucias von Tarent (ca. 170 v. Chr.).

Grundprinzipien der empirischen Medizin. Sie sollen von *Glaucias* formuliert worden sein und bestanden aus *Überlieferung* (Benutzung fremder Beobachtung), *Erfahrung* (eigene Erprobung) und *Analogieschluss.* In Anlehnung an den Atomisten und Skeptiker *Neusiphanes von Teos* (4. Jahrhundert v. Chr.) und dessen »Dreifuß« (Philosophie, Rhetorik, Naturwissenschaft) wird die Dreiheit der Empiriker auch als *»empirischer Dreifuß«* des Glaucias bezeichnet.

In ihrer hartnäckigen Ablehnung aller vermeintlichen Dogmen entwickelten sich die Empiriker schließlich selbst zu dogmatischen Außenseitern und setzten sich heftigsten Anfeindungen durch andere Gruppierungen aus. Auch Galenos von Pergamon hat sich kritisch mit den Empirikern auseinander gesetzt. In der späten römischen Kaiserzeit war ihr Einfluss allerdings verblasst.

1.5.3 Methodiker

Viele der antiken Medizinschulen, insbesondere der griechischen Gruppierungen, sind in bezug auf Zusammensetzung und Herkunft ihrer Lehrmeinungen außerordentlich eklektisch geprägt. Versprengte Einzelelemente aus anderen Schulen finden sich in ihnen ebenso wie Bestandteile naturphilosophischer Anschauungen der Vorsokratiker. Dies gilt in besonderer Weise für die Schule der Methodiker, die wir seit dem 1. vorchristlichen Jahrhundert nachweisen können.

Hauptvertreter der Methodiker waren:
- Themison von Laodikeia (ca. 50 v. Chr.) und
- Thessalos von Tralleis (1. Jahrhundert n. Chr.).

Grundprinzipien der methodischen Medizin. Diese Lehre beinhaltete, dass sich alle Dinge der Welt, auch die immateriellen, aus verschiedenen, dicht gelagerten, unveränderlichen, unsichtbaren kleinen sowie in Gestalt und Größe unterschiedlichen Atomen zusammensetzen. Alle Veränderung, alles Werden und Vergehen sei letztlich durch eine Umlagerung der Atome begründet.

Auf dem Boden dieser naturphilosophischen Grundlagen und in Anlehnung an einen ersten Umsetzungsversuch für den ärztlichen Gebrauch durch **Asklepiades von Bithynien** (1. Jahrhundert v. Chr.) entwickelten die Methodiker ein *atomistisch-mechanisches Krankheitskonzept*, das Krankheit als Störung des organischen Atomismus nach Größe, Form und Bewegungsfähigkeit der Atome festlegte. Das therapeutische Vorgehen bestehe folgerichtig in der Wiederherstellung harmonischer Atombewegung.

Themison von Laodikeia. Etwa in der Mitte des ersten Jahrhunderts wurde diese Lehre durch den Arzt Themison ausdifferenziert, der in diesem Zusammenhang eine besondere Krankheitstheorie der Porenwände entwickelte. So könne man drei Spannungszustände in den Wandlungen der Körperporen unterscheiden:
- einen schlaffen Zustand *(status laxus)*, der zur Hypersekretion von Körperflüssigkeiten führe,
- einen erhöhten Spannungszustand *(status strictus)*, der die Ausscheidung verhindere und so zur Hyposekretion führe und
- ein Mischzustand aus beiden Spannungsformen *(status mixtus)*.

Da sich alle Krankheiten auf einen dieser drei Zustände zurückführen ließen, benötige der Arzt auch kaum weitere Kenntnisse der Physiologie, Anatomie, Ätiologie und Pathologie. Auch in der Therapie reiche der Einsatz einiger weniger Medikamente. Bei ihnen habe es sich vorwiegend um Laxantien und Adstringentien zu handeln.

Thessalos von Tralleis. Durch ihn erfuhr die Lehre der Methodiker eine radikale *Weiterentwicklung* im 1. Jahrhundert nach Christus. Thessalos lehnte vor dem Hintergrund seiner Theorie anatomische Erkenntnisse und Krankheitslehren, die nicht mit seinem System übereinstimmten, als dogmatisch ab. Interessant ist, dass der selbst aus sozial niedrigen Schichten stammende Thessalos bei der Rekrutierung und Ausbildung von Ärzten ebenfalls ein niedriges soziales Niveau zu bevorzugen schien. Bekannt geworden ist er in der Antike durch sein Versprechen, in nur sechs Monaten jeden Bewerber zu einem tüchtigen Arzt erziehen zu können. Tatsächlich scheint es unter dem Einfluss des Thessalos zu einer Massenproduktion von Ärzten auf der Grundlage des einfachen Systems der Methodiker gekommen zu sein, das wohl auch den sozialen Bedürfnissen Roms zurzeit Neros entsprach, die durch massiven Bevölkerungszuwachs und extremen Ärztemangel geprägt war.

1.5.4 Pneumatiker

Als letzte der antiken Ärzteschulen muss die sog. Schule der Pneumatiker vorgestellt werden, die im ersten vorchristlichen Jahrhundert entstand. Diese Schule war eng an die Philosophie der Stoa angelehnt und vertrat ein medizinisches Konzept, das auf der Interpretation des *pneuma* als eines *lebensspendenden und lebenserhaltenden stofflichen Prinzips* basierte.

Hauptvertreter der Pneumatiker waren:
- Athenaios von Attaleia (1. Jahrhundert v. Chr.),
- Aretaios von Kappadokien (um 100 n. Chr.) und
- Archigenes aus Apameia (2. Jahrhundert n. Chr.).

Grundprinzipien der pneumatischen Medizin. Die Pneumatiker vermuteten, dass der Vitalstoff Luft, das pneuma, durch die Lungen in den Körper zur Abkühlung der vom Herzen produzierten Hitze aufgenommen werde. Das pneuma durchströme dann vom Herzen ausgehend zusammen mit dem in der Leber gebildeten Blut den Körper und erhalte in allen Organen der Körperperipherie die Funktionen des Organismus. Obgleich diese Auffassung vom pneuma namengebend für die gesamte Gruppe war, so verbargen sich doch hinter dieser Bezeichnung sehr unterschiedliche Vertreter, die im Prinzip nur die enge *Bindung zur Stoa* einte. Wir finden unter den Pneumatikern ausgesprochene Eklektiker, die aus allen medizinischen Systemen der Antike schöpften, ebenso wie Anhänger des Hippokrates, die dessen Schriften kommentierten und glossierten.

Athenaios von Attaleia. Diesen Arzt des ersten vorchristlichen Jahrhunderts können wir als *Begründer* der pneumatischen Schule fassen. Athenaios war Schüler des stoischen Philosophen Poseidonios von Apameia (ca. 135–51 v. Chr.), und wir kennen seine Lehre und seine enzyklopädische Kreativität durch eine Vielzahl von Zitaten bei Galen, wenngleich Originalschriften fehlen. Athenaios vertrat die oben skizzierte Auffassung, dass das pneuma den ganzen Körper durchströme, seine Funktionen beherrsche und auch für alle Krankheiten des Menschen verantwortlich sei. Das therapeutische Konzept des Arztes basierte auf der zu seiner Zeit bereits alten Qualitätenlehre und favorisierte eine alle Lebensbereiche berührende Diät. Vorherrschendes Prinzip jeder Therapie war auch bei Athenaios der Grundsatz einer gegensteuernden Behandlung (*contraria contrariis*). Jede unreflektierte Empirie lehnte Athenaios wie die meisten Vertreter seiner Schule ab.

Aretaios von Kappadokien. Ihn kennen wir als einen Repräsentanten der pneumatischen Schule, von dem einige Fragmente über die Entstehung und Behandlung chronischer und akuter Krankheiten überliefert sind.

Archigenes aus Apameia. Auch dieser namentlich erwähnte Schüler des Claudius Agathinos (1. Jahrhundert n. Chr.) muss der Schule der Pneumatiker zugerechnet werden, wenngleich seine eklektische Schriften auch eine Vielzahl anderer Theorien enthalten. In den Fragmenten des Archigenes finden wir eine differenzierte Pulstheorie sowie hervorragende klinische Beschreibungen.

1.6 Medizin und Pharmazie des ersten nachchristlichen Jahrhunderts

Bevor in dem nächsten Kapitel mit Galenos von Pergamon die wohl bedeutendste ärztliche Persönlichkeit der römischen Antike eingehend behandelt werden soll, muss auf zwei wichtige Repräsentanten für die römische Medizin des ersten nachchristlichen Jahrhunderts eingegangen werden, auf den Enzyklopädisten *Aulus Cornelius Celsus* und *Pedanius Dioskutides von Anazarba*. Über die Lebensschicksale beider Männer wissen wir wenig: Sicher scheint nur zu sein, dass sie den größten Teil ihres Lebens im ersten Jahrhundert nach Christus verbracht haben und dass beide zu den bedeutendsten Repräsentanten der römischen Medizin und Pharmazie in der Blüte der Kaiserzeit gerechnet werden müssen.

1.6.1 Aulus Cornelius Celsus (1. Jahrhundert n. Chr.)

Leben und Werk. Von Celsus ist nicht bekannt, ob er sich überhaupt als Arzt betätigt hat. Er muss aber zweifelsohne als *einer der großen Enzyklopädisten* seiner Zeit eingeordnet werden und steht damit neben Männern wie M. P. Cato (234–149 v. Chr.) und M. T. Varro (116–27 v. Chr.). Seine Enzyklopädie war breit angelegt, und aus den Berichten anderer antiker Autoren wissen wir, dass sie, neben 5 Büchern über Landwirtschaft, Abhandlungen über das Kriegswesen, die Philosophie, die Rhetorik sowie über die Rechtslehre der Zeit enthielt.

Während von diesen Büchern kein einziges überliefert wurde, besitzen wir doch mit 8 überlieferten Büchern den umfangreichsten Teil der Enzyklopädie des Celsus *De Medicina*, der umfassend die Medizin seiner Zeit behandelte.

Gliederung und Inhalte der Enzyklopädie. Die 8 Bücher dieses Werks gliedern sich in einzelne Themenbereiche:
- Die breit angelegte *Einleitung* geht ausführlich auf die Entwicklung der Medizin bis zu den Zeiten des Celsus ein. Aus ihr haben wir viele Kenntnisse über die antiken Medizinschulen des griechischen und römischen Kulturraums; sie ist die einzig geschlossene und damit wichtigste Quelle für die Phase der hellenistischen Medizin.
- Im *zweiten Buch* fasst Celsus die Kenntnisse seiner Zeit über allgemeine Ätiologie, Symptomatologie und Prognostik sowie über die Einflüsse von Klima, Alter und anderen Lebensfaktoren auf Gesundheit und Krankheit des Menschen zusammen. In ihr ist auch eine allgemeine Therapeutik enthalten, in der sich Celsus als uneingeschränkter Verfechter der hippokratischen Säftelehre und Diätetik erweist. Der Aderlass durch Venaesektion bei vielen Krankheitszuständen, der Einsatz von Schröpfköpfen und die Verabreichung von Abführ- und Brechmitteln spielen eine große Rolle. Neben diesen evakuierenden Maßnahmen kommt der Diätetik im Sinne einer allgemeinen Lebensführung große Bedeutung zu. Hier sind Abwechslung und Bewegung wichtig. Kaltes und warmes Baden, das Leben in der Stadt und auf dem Lande, die Abwechslung zwischen biederer Hausmannskost und üppigem Festessen, ein ausgeglichenes Maß zwischen Schlafen und Wachen und auch ein Mittelmaß im Sexualleben erhalten die Gesundheit, also die Beachtung der »sex res nonnaturales«.
- Im *dritten und vierten Buch* behandelt Celsus die spezielle Pathologie des Organismus und seiner Teile, wobei er die Abhandlung »a capite ad calcem«, also vom Kopf abwärts, gliedert.
- Die *Bücher fünf und sechs* widmen sich der *Materia medica*, der Pharmazie und Toxikologie.

1.6 · Medizin und Pharmazie

- Den eigentlichen Glanzpunkt des achtbändigen Werkes bilden das *siebte und achte Buch*, in denen insbesondere die *Chirurgie* der Zeit breit abgehandelt wird. Der Autor differenziert genauestens zwischen solchen chirurgischen Erkrankungen, die zwangsläufig zum Tode führen, und solchen, die möglicherweise noch erfolgreich durch den Chirurgen behandelt werden können. Ligaturen werden beschrieben, der Einsatz des Brenneisens, die Amputation, Inzisionen und Exzisionen, Ätzmittel, narkotische Umschläge, die Darmnaht sowie die Technik der Doppelnaht bei Peritonealverletzungen.

Celsus behandelt aber nicht nur die chirurgischen Techniken, sondern er wendet sich auch in einer deontologischen Passage dem Erscheinungsbild des Operateurs, der Charakterfigur des Chirurgen seiner Zeit zu, die noch heute lesenswert ist:

> **»Der Chirurg soll ein Mann in den besten Jahren sein oder doch von diesem Alter nicht zu weit entfernt. Eine gelenke, feste Hand, die nie zittert, mit der linken so gewandt wie mit der rechten. Die Augen scharf und hell; im Gemüt unerschütterlich; gerade so viel Mitgefühl, dass er den, der zu ihm kommt, geheilt wissen will, dagegen sich nicht von seinem Geschrei drängen lässt, mehr als es die Umstände erfordern, sich zu beeilen oder weniger als nötig zu schneiden. Vielmehr soll er so handeln, wie wenn er durch das Wimmern des Kranken sich nicht rühren lassen könnte.«**
> **(De Medicina, VII 4)**

Rezeption. Insgesamt ist das medizinische Werk des Celsus, gleichgültig ob er nun praktizierender Arzt war oder nicht, von unschätzbarem Wert für die Rekonstruktion der Medizin zur frühen römischen Kaiserzeit. Sein Latein ist klassisch und in vielen Passagen stilistisch durchaus elegant (Celsus galt als »Cicero medicorum«). Auch dieser Umstand dürfte zur breiten Rezeption des Werkes im Humanismus beigetragen haben. Auf der Grundlage vieler früh- und hochmittelalterlicher Handschriften erfolgte 1478 in Florenz eine erste Drucklegung, die ihrerseits wieder den Ausgangspunkt für eine breite Rezeption in der frühen Neuzeit lieferte.

1.6.2 Pedanius Dioskurides von Anazarba (1. Jahrhundert n. Chr.)

Leben und Werk. Von ähnlicher Bedeutung wie die enzyklopädische Abhandlung des Celsus *De Medicina* ist das hinterlassene pharmakologische Werk des Pedanius Dioskurides von Anazarba (um 70 n. Chr.). Auch über das Leben dieses wohl größten Pharmakologen des Altertums wissen wir recht wenig. Seine Geburtsstadt Anazarba lag in der wilden, seeräuberischen Region Kilikien, einer Provinz im Südostwinkel Kleinasiens. Als Militärarzt war Dioskurides unter der Herrschaft des Claudius und des Nero tätig. Vielleicht stammen aus dieser Tätigkeit seine breiten, überregionalen pharmakologischen Kenntnisse.

Seine 5 Teile (Bücher) umfassende *Peri H'ylês Iatricês* (*Materia Medica*), behandelt umfassend alle möglichen Heil- und Arzneimittel, Nahrungs- und Genussmittel, Getränke, Salben, Mineralien, magischen Zaubermittel und Amulette der Zeit. Insbesondere die Beschreibung der Pflanzen und ihrer Wirkung ist so faszinierend detailreich, dass sie noch Botaniker unserer Zeit verblüfft und Galen davon abgehalten hat, sich auf diesem Feld der Medizin intensiver zu betätigen. Über 800 pflanzliche und jeweils etwa 100 tierische und mineralische Medikamente werden für an die 1.000 Medikamente erfasst.

Rezeption. Ebenso wie das medizinische Werk des Celsus hat sich auch die Pharmakologie des Dioskurides bereits in der späten Antike größter Beliebtheit erfreut. Handschriften sind bereits aus dem 4. und 5. Jahrhundert erhalten, und erste lateinische Übersetzungen besitzen wir aus dem 6. Jahrhundert n. Chr. («Wiener Dioskurides»). Viele dieser Handschriften enthalten vorzügliche Abbildungen, die aber wohl nicht auf Dioskurides zurückgehen, sondern von späteren Kopiatoren und Kommentatoren seiner Werke hinzugefügt wurden.

Anders als das unverändert erhaltene griechische Original vermengten sich die lateinischen Abschriften dieses großen antiken Pharmakologen bald mit pharmakologischen Fragmenten und Pflanzenverzeichnissen anderer Autoren der folgenden Jahrhunderte, sodass fast alle Handschriften Kompilationen von Textfragmenten unterschiedlicher Herkunft darstellen. Solche Sammelschriften haben großen Einfluss auf den pharmakologischen Unterricht in der Ärzteschule von Salerno (10./11.Jahrhundert) ausgeübt. Eine erste Drucklegung erfolgte unter dem verfälschten Autorennamen Diascorides bereits 1478 in der Toskana. Eine Vielzahl weiterer Ausgaben, insbesondere des 16. Jahrhunderts schloss sich ihr an.

Dioskurides' Werk war wichtige Grundlage für die Kräuterbücher des 16. Jahrhunderts, und seine Bedeutung für die moderne botanische Terminologie verblasste erst mit Linnés botanischer Nomenklatur.

1.7 Galenos von Pergamon (130–200)

1.7.1 Leben und Werk

Lebensdaten. Der letzte bedeutende und vermutlich auch einer der größten Ärzte der Antike überhaupt hat uns eine Fülle autobiographischer Notizen in seinem umfangreichen Werk hinterlassen. Galenos aus Per-

1.7 · Galenos von Pergamon (130–200)

gamon, Sohn eines Mathematikers und Architekten, beschäftigte sich bereits als Jugendlicher mit den philosophischen Strömungen seiner Zeit und dürfte von seinem Vater in den Grundlagen der Mathematik unterwiesen worden sein. Angeblich bereits mit 17 Jahren hat er ein Studium der Medizin aufgenommen, um nach dem Ende dieses Studiums als Gladiatorenarzt zunächst in seiner Heimatstadt Pergamon und später in Rom zu praktizieren.

Wir dürfen sicher sein, dass Galen während jener ersten praktischen Tätigkeit insbesondere in der Wundbehandlung, aber auch als Chiropraktiker sowie als internistisch und diätetisch behandelnder Arzt eine Fülle von Erfahrungen sammeln konnte. Bereits während seines ersten Aufenthalts in der Hauptstadt des Römischen Weltreichs (161–166) gelang es dem jungen Arzt, sich ein gutes Ansehen in der Stadt zu verschaffen. Wichtige Persönlichkeiten des öffentlichen Lebens bemühten sich um seine Dienste. Vertrieben durch die Pest hat sich Galen nach 166 zunächst wieder in Pergamon aufgehalten, der Vaterstadt bald aber endgültig den Rücken gekehrt, um den Rest seines Lebens in Rom zu verbringen. Dort behandelte er die Kaiser Marcus Aurelius und Lucius A. Versus als Leibarzt, was seinen Ruhm schnell vermehrte. Zu diesem trugen freilich auch allerlei Affären und Streitereien mit ärztlichen Kollegen bei. Gleichwohl stand Galen bis zu seinem Tod in der hohen Gunst des Kaiserhofes und erfreute sich eines erheblichen öffentlichen Ansehens.

Schriften. Die medizinisch-literarische Tätigkeit Galens hat wahrscheinlich bereits lange vor seinem ersten römischen Aufenthalt begonnen. Das Hauptwerk fällt aber zweifellos in die römische Zeit. Insgesamt ist uns von Galen ein gewaltiges Werk erhalten, und wir wissen sicher, dass das Gesamtwerk noch umfangreicher war. Die meisten seiner Werke fußen auf dem *Corpus Hippocraticum*, dessen Schriften ausführlich wiedergegeben, kommentiert und ergänzt werden. Vermutlich benutzte Galen die Hippokrates-Edition des Arztes **Artemidorus Kapiton** (2. Jahrhundert n. Chr.) sowie die des Grammatikers *Dioskurides* (2. Jahrhundert n. Chr.), der nicht mit dem bereits vorgestellten Verfasser der größten Arzneimittelsammlung der Antike, Pedanius Dioskurides von Anazarba, verwechselt werden darf. Gekannt hat er vermutlich auch die Hippokrates-Glossare der Ärzte **Kallimachos** (um 200 v. Chr.), ***Dioskurides Phakas*** (um 100 v. Chr.) und *Erotianus* (1. Jahrhundert n. Chr.).

Zu den wichtigsten Schriften Galens gehören ein großes anatomisches Werk in 15 Büchern, die *Ars Medica,* eine Krisen- und Fieberlehre, ein Werk über ärztliche Erfahrung sowie über die Methode der Heilkunst, verschiedene diätetische Schriften, Kommentare zur hippokratischen Prognostik sowie zu den Epidemiebüchern und den Aphorismen des Hippokrates. Vergleichsweise weniger finden wir über Gynäkologie und Chirurgie, vieles dagegen über Physiologie, Pathologie, Diätetik und Pharmakologie. In fast allen Schriften und in der Zusammenschau des Gesamtwerkes ist der Versuch deutlich zu spüren, der Medizin seiner Zeit eine breite, sichere und wissenschaftlich fundierte Basis zu schaffen.

1.7.2 Qualitäten- und Säftelehre

Das medizinische Konzept. Galens Konzept ist *qualitäten- und humoralpathologisch* orientiert. Bestimmendes Element der Physiologie ist dabei die Zweckgerichtetheit ihrer Funktionen und des organischen Zusammenspiels. Auch das aristotelische Prinzip der Teleologie und die platonische Seelenlehre sind wichtige Voraussetzungen nicht nur für die physiologischen Schriften Galens. Seine Humoralphysiologie und -pathologie, eine Vereinigung der hippokratischen Qualitäten- und Säftelehre, kann zweifellos als vollendete, abschließende Form der antiken *Säftepathologie* interpretiert werden. Das ungleichgewichtige *Mischungsverhältnis der Körpersäfte* (Blut, gelbe und schwarze Galle, Schleim) ist Ursache aller Krankheitserscheinungen. An ihr hat sich im Sinn des »contraria contrariis« auch alle Therapie zu orientieren, wobei in die therapeutische Konzeption die Eigenschaften der vier Elemente Luft (trocken), Wasser (feucht), Feuer (warm) und Erde (kalt) sowie die ihnen zugeordneten Jahreszeiten Frühling, Winter, Sommer und Herbst einzubeziehen sind.

> **❶ Humoralpathologie (Säftelehre):** Krankheitslehre, die die ungleichgewichtige, schlechte Mischung (Dyskrasie) aller Körpersäfte, insbesondere der vier Kardinalsäfte (Blut, Schleim, gelbe und schwarze Galle), für alle Krankheitszustände verantwortlich macht. Der Gesundheit liegt dagegen eine gleichgewichtige, harmonische Mischung der Körpersäfte (Synkrasie, Eukrasie) zugrunde. Die Humoralpathologie bleibt Leitkonzept professioneller Medizin bis in die frühe Neuzeit. Seit dem Mittelalter ist ihre wichtigste diagnostische Methode die Harnschau (Uroskopie). In der Therapie, die auf die Wiederherstellung der Eukrasie zielt, sind evakuierende Maßnahmen (Aderlass, Schröpfen, Abführen, Erbrechen und Niesenlassen) typisch. Medikamentös wird theorietreu im Sinne des »contraria contrariis« behandelt.

Charakterlehre. Aus dieser Säftekonzeption entstand in der mittelalterlichen Rezeption eine im Volksglauben noch heute fassbare Charakterlehre, die die jeweilige Persönlichkeitsstruktur in Abhängigkeit von der

1.7 · Galenos von Pergamon (130–200)

Mischung der Körpersäfte interpretierte und das Überwiegen eines der vier Säfte mit bestimmten Wesensarten in Zusammenhang brachte:

- Dem *Choleriker* wurde ein aufbrausendes, jähzorniges und heftiges Wesen zugeschrieben, das ursächlich mit einem Überwiegen der gelben Galle in Verbindung zu bringen sei.
- Beim *Melancholiker* verursache die Dominanz der schwarzen Galle einen Typus, der durch trauriges Wesen, eine getrübte Gemütsverfassung, Hemmungen und Verstimmungen bis hin zum Wahn auffällig sei.
- Beim *Sanguiniker* führe das Überwiegen des Blutsaftes zu Überreizungen und Erregungen, aber auch zur Heiterkeit.
- Der *Phlegmatiker* müsse durch die ihm eigene Dominanz des Schleims eher als langsamer, zähflüssiger, zögerlicher und oberflächlicher Mensch eingeschätzt werden.

1.7.3 Humoralistische Diagnose und Therapie

Ärztliches Handeln. Vor dem Hintergrund der humoralpathologischen Krankheitslehre war das ärztliche Handeln zunächst durch den Versuch bestimmt, das gestörte Mischungsverhältnis der Körpersäfte (*dyskrasie*) zu erkennen. Hierzu standen ihm als Instrumente der im Mittelalter zur Uroskopie übersteigerte *Harnbefund* sowie die differenzierte *Beobachtung der Pulsqualitäten* (vier Puls-Phasen, zahllose Puls-Formen) zur Verfügung. Sodann hieß es, das gestörte Mischungsverhältnis durch geeignete Maßnahmen zu verändern und letztlich eine harmonische, gute Mischung (*synkrasie, eukrasie*) herzustellen.

Therapeutische Mittel. Als Mittel der Wahl lagen bei einem flüssigkeitsbestimmten Krankheitskonzept *evakuierende Maßnahmen* auf der Hand. Zu ihnen gehörten das Schröpfen (◘ Abb. 1.4), der Einsatz von Brech- und Abführmitteln, die Förderung der Harnentleerung, des Schwitzens, ja sogar das Niesen. Solche Maßnahmen konnten durch die Gabe antagonistisch wirkender Arzneimittel verstärkt und ergänzt werden. *Diätetische Maßnahmen*, die sich im Sinne der hippokratischen »diaita« auf die gesamte Lebensführung bezogen, ergänzten die Therapie und dienten präventiv gleichzeitig der Vermeidung zukünftiger Krankheiten.

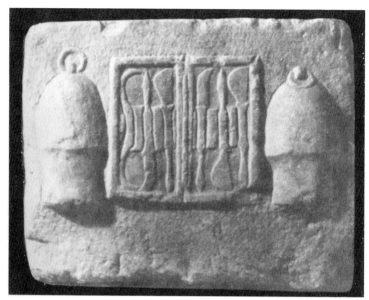

Abb. 1.4. Relief mit Schröpfköpfen und Instrumenten (zur Skarifikation oder Venae sectio). Römische Kaiserzeit

1.7.4 Krankheitskonzeption und physiologische Vorstellungen Galens

Schematismus. Insgesamt handelte es sich bei der Krankheitskonzeption Galens, in der hippokratische Vorstellungen abgerundet und vervollkommnet wurden, um ein eingängiges, stark schematisierendes Konzept. Es war erlernbar und ohne Einschränkungen auf jeden Zustand von Gesundheit und Krankheit anwendbar. Nicht zuletzt aus dem Schematismus, der durch eine feststehende Pulslehre und Uroskopie ergänzt wurde, dürfte sich der Erfolg und die Langlebigkeit des Konzepts erklären.

Tatsächlich lieferte das durch Galen vervollkommnete Krankheitskonzept der hippokratischen Säftelehre das Fundament ärztlichen Erkennens und Handelns bis in die frühe Neuzeit.

Weitere Konzepte. Neben der humoralpathologischen Konzeption finden wir im Werk des Eklektikers Galen auch Konzepte *anderer Schulen* repräsentiert, so etwa die *Pneumalehre,* auf die noch einzugehen sein wird. Die Chirurgie wird bei Galen hingegen nur mäßig breit und nicht immer auf dem Höhepunkt ihrer zeitgemäßen Technik behandelt.

1.7 · Galenos von Pergamon (130–200)

Wie bereits bei Celsus finden wir auch bei Galen die klassische *Entzündungslehre* mit ihren vier stets gemeinsam anzutreffenden Zeichen: Schmerz, Hitze, Rötung und Schwellung (dolor, calor, rubor et tumor). Galen fügt ihr noch die Funktionsstörung (functio laesa) als neue Kategorie hinzu. Seine funktionell anatomischen Beschreibungen, etwa von Bewegungseinschränkungen, sind vielfach noch heute unübertroffen.

Bis in die frühe Neuzeit galt dies auch für die physiologisch-anatomischen Vorstellungen Galens, die die Basis für Diagnose und Therapie lieferten. Auf ihre wesentlichen Elemente soll daher am Beispiel der Blutentstehungs- und Blutbewegungstheorie eingegangen werden.

Blutentstehungs- und Blutbewegungstheorie. Sie basierte auf der Grundhypothese, dass die Leber Ort einer kontinuierlichen Blutproduktion sei und von ihr vermittelt über das Herz die *zentrifugale* (nicht zirkuläre) *Ausbreitung des Blutes durch Arterien und Venen* bis zu den Organen und zur Körperperipherie ausgehe. Von seiner Produktionsstätte gelange das Blut über die rechte Herzkammer teilweise in die Lunge, teilweise aber auch durch Poren des Septum interventriculare in die linke Herzkammer. Dort werde das Blut erhitzt und durch den am gleichen Ort entstehenden Lebensgeist *(spiritus vitalis)* verfeinert. Aus der linken Herzkammer schließlich gelange es so angereichert in die Organe und ins Gehirn, wo eine Umwandlung des spiritus vitalis in den *spiritus animalis* erfolge.

Pneuma- bzw. Spiritus-Lehre. In ihr differenzierte Galen zwischen dem *pneuma zootikon* (spiritus vitalis, Lebenspneuma) und dem *pneuma psychikon* (spiritus animalis, Seelenpneuma). Der Grundstoff des pneuma zootikon (die Luft) gelange über die Lungen und über die Arteria venosa ins Herz und werde dort unter Vermittlung des inneren Feuers im Blut ins pneuma zootikon umgewandelt. Rauchige Verbrennungsprodukte hingegen würden aus der linken Herzkammer über den gleichen Weg rückwärts gerichtet durch die Lungen zur Ausscheidung gebracht. Das pneuma zootikon liefere gleichzeitig den Grundstoff des im Hirn gebildeten pneuma psychikon.

Digestionslehre. Galen unterschied zwischen drei unterschiedlichen Stadien der Verdauung (pepsis):
- Die *erste Digestion* vollziehe sich im Magen. Dort entstehe aus der Nahrung chylus, dessen minderwertige Bestandteile als schwarze Galle über Magen und Darm zur Ausscheidung kämen, während die reinen Teile in die Leber gelangten.
- Die *zweite Digestion* vollziehe sich in der Leber. Dort entstehe aus reinem chylus Blut, gelbe und schwarze Galle und werde von dort über

den Körper verteilt. Der Restchylus komme über den Harntrakt zur Ausscheidung.
- Die *dritte Digestion* schließlich geschehe in den Organen und an der Körperperipherie. Bei der Versorgung der Organe werde das Blut völlig aufgebraucht und seine Abfallprodukte gelangten als Schweiß über die Haut zur Ausscheidung.

1.7.5 Sektion und Experiment

Abschließend muss ein Blick auf die anatomischen Kenntnisse Galens sowie auf seine physiologischen Experimente im Einzelnen geworfen werden. Auch hier belegen die Schriften Galens eine vorzügliche Beobachtungsgabe und ausgezeichnete Kenntnisse insbesondere der Bewegungsanatomie des menschlichen Körpers.

Anatomie. Viele Erfahrungen aus diesem Bereich dürften Galen während seiner Tätigkeit als Gladiatorenarzt in Pergamon zugefallen sein. Verblüffend genau sind seine Kenntnisse über Muskelverläufe, Faszieneinhüllungen, Gefäßstrukturen und die Gelenkanatomie der Extremitäten. Problematisch werden seine Schriften immer dort, wo sie in die Tiefe des Organismus ausgreifen. Hier zeigt sich, dass exakte Kenntnisse der menschlichen Anatomie, über die wir erst seit der Renaissance durch sorgfältige und häufige Sektionen verfügen, im Werk Galens sich noch nicht finden lassen. Seine Anatomie der inneren Organe basiert in erster Linie auf *Tieranatomie*, auf der Sektion von Affen, Hunden, Schweinen. Auch ein Krokodil und ein Elefant sollen sich unter den Sektionsobjekten befunden haben.

Von einer »autopsia« in der Humananatomie und von der Niederlegung des tatsächlich am Menschen Gesehenen kann noch keine Rede sein. Auch mengen sich *fiktive Annahmen* aus der schematischen Physiologie Galens in die anatomische Deskription. Bestes Beispiel hierfür sind die de facto nicht vorhandenen Poren im Septum zwischen den Herzventrikeln, mit deren Existenz oder Nichtexistenz freilich die gesamte Blutbewegungsphysiologie Galens steht oder fällt. Seit Andreas Vesalius (1514–1564) wissen wir spätestens, dass der Analogieschluss von der Tieranatomie auf Humanverhältnisse nicht zulässig ist. Galen war sich der Mängel seiner Methode durchaus bewusst, da ihm indessen zur Sektion nur Tierleichen zur Verfügung standen, musste er sich mit diesem Ersatz begnügen.

Physiologie. Wir kennen die Anwendung experimenteller Methoden bei Galen. Viele Beispiele belegen, dass Galen ganze Serien von Gefäßunterbindungsversuchen an Schweinen, Affen, Hunden und anderen Tieren durchgeführt hat. Aufschlüsse ließen sich so über den Verlauf etwa von Blutgefäßen oder Ureteren gewinnen. Auch kennen wir neuroexperimentelles Vorgehen, das sich insbesondere in Durchtrennungsexperimenten äußerte. Durchschneidungen der Medulla oblongata, bewusst gesetzte Nervenläsionen und ähnliche Versuche ermöglichten diesem großen physiologischen *Experimentator* der Antike, Atemstillstände, Querschnittsphänomene und Muskellähmungen (Rekurrenslähmung) künstlich zu erzeugen.

1.7.6 Bilanz

Insgesamt repräsentieren die mehr als 300 Einzeltraktate (die Edition seiner Werke am Beginn des 19. Jahrhunderts umfasst über 200.000 Druckseiten) des neben Hippokrates wohl bedeutendsten antiken Arztes und Forschers trotz aller spekulativen Elemente einen *Höhepunkt der alten wissenschaftlichen Medizin*. Galen hat mit den ihm verfügbaren anatomischen Kenntnissen aus den ihm möglichen physiologischen Tierexperimenten, durch seine Rezeption der hippokratischen Schriften sowie durch Kompilation und eklektische Verarbeitung älterer antiker Krankheitskonzepte die alte Humoralpathologie konserviert und weiter ausdifferenziert. Er hat ihr nützliche Elemente aus anderen Konzepten hinzugefügt und ihr schließlich als medizinische Leittheorie die Form gegeben, in der sie ihren Protagonisten, vermittelt durch zahllose Epigonen, um mehr als 1.500 Jahre überdauern konnte.

1.8 Ärztliche Ausbildung in der Antike

Ärzteschulen. Die typische Form der ärztlichen Ausbildung durch die gesamte griechische und römische Antike war die der kleineren bis mittelgroßen Ärzteschulen. Die meisten dieser Schulen vertraten eng umrissene *ärztliche Theorie- und Handlungskonzepte*, wie wir sie in den vorausgegangenen Kapiteln kennen gelernt haben, wenngleich unsere aus der Antike übernommenen zusammenfassenden Schulbezeichnungen (Dogmatiker, Methodiker, Pneumatiker, Hippokratiker etc.) nicht etwa auf Medizinschulen im modernen Sinn, sondern eher auf konzepthomogene Gruppen in enger Schüler-Lehrer-Abhängigkeit hinweisen. Kristallisationspunkte dieser Gruppen waren Persönlichkeiten, die ihre medizinische Lehre in aller Regel auch mit ihrer jeweiligen *philosophischen Ausricht*ung als Epikureer, als Anhänger der Stoa etc. verbanden. Galen etwa vertrat dezidiert die Auffassung, dass jeder Arzt zugleich auch ein Philosoph zu sein habe.

Inhalte des ärztlichen Unterrichts. Sicher ist, dass der ärztliche Unterricht in der späten römischen Kaiserzeit, wie von Galen gefordert, einen sehr breiten *enzyklopädischen Charakter* angenommen hat. Arithmetik, Rhetorik, Astrologie oder Grammatik gehörten ebenso in den Unterrichtskanon wie die Unterrichtung über philosophische Schulen und historische Fakten. Der eigentliche ärztliche Unterricht begann in der römischen Antike sicher mit dem Studium der *Anatomie*, bei der es sich aber fast ausschließlich um Tieranatomie handelte. Ein Unterricht in der *Drogen- und Arzneimittelkunde* schloss sich an, wobei die *Materia medica* nahezu alle Bereiche der belebten und unbelebten Natur umfasste. Von einem klinischen Unterricht im modernen Sinne wird man wohl nicht reden dürfen. Immerhin wissen wir aber, dass Galen bei seinen ausgedehnten Patientenbesuchen sich auch von Schülern begleiten ließ.

Lehrwerke. Neben der *praktischen Unterweisung* insbesondere in der Chirurgie, für die sich anlässlich öffentlicher Belange und Operationen manche Gelegenheit ergab, erfolgte die Verbreitung ärztlicher Kenntnisse selbstverständlich auch in *schriftlicher Form*. Die Bücher der antiken medizinischen Autoren fanden in Papyrusabschriften Verbreitung und wurden in Rollen gelagert. Dass für Konzepte und kleinere Notizen in den über alle römischen Provinzen verstreuten Medizinschulen, wie wir sie aus Alexandria, Athen, Antiochia, Bordeaux, Lyon, Arles, Nimes oder Saragossa kennen, auch Wachstäfelchen als zusammengebundene Diptycha, Triptycha oder Polyptycha in Gebrauch waren, müssen wir sicher annehmen.

1.9 Arzttypologie

Griechische Antike. Hier wissen wir wenig über das Ärztespektrum. Sicher scheint, dass die häufig als *Wanderärzte* (Periodeuten) von Polis zu Polis ziehenden Mediziner durchaus *unterschiedliche Spezialisierungsgrade* aufwiesen. Auch haben wir Hinweise auf *Stadtärzte*, die in ihren Iatreien praktizierten, und auf *Feld- und Flottenärzte*. Einen einheitlichen Arzttypus gab es wohl nicht. Das Spektrum der Persönlichkeiten war zweifellos ebenso breit wie das der angewandten Methoden.

Römische Antike. Es muss grundsätzlich zwischen freien Ärzten und solchen unterschieden werden, die als Sklaven oder ehemalige Sklaven praktizierten. Unter den freigelassenen Ärzten waren es hauptsächlich Griechen, die sich beim römischen Publikum größter Beliebtheit erfreuten. Überhaupt scheint es, dass in Rom die ärztliche Profession von außerordentlich vielen »ausländischen« Ärzten ausgeübt wurde.

1.9 · Arzttypologie

Die Typologie des römischen Arztes ist breit und umfasst eine ganze Reihe unterschiedlichster *Spezialbereiche*. Neben solchen Ärzten, die sich überwiegend oder ausschließlich chirurgisch und solchen, die sich nach unserem heutigen Verständnis eher internistisch betätigten, kennen wir Augenärzte, Ohrenärzte, Diätetiker, Steinschneider, Weinärzte gar, Nieswurzspezialisten oder Zahnärzte.

»Der Epigrammatiker *Martial* gewährt uns in einem seiner satirischen Epigramme Einblick in das breite Spektrum unterschiedlichster Spezialisierungen aus den Randzonen ärztlicher Tätigkeit: Cascellios zieht kranke Zähne aus oder ergänzt sie, Hyginus brennt die den Augen schädlichen Wimperhaare aus. Fannius beseitigt das triefende Zäpfchen, ohne zu schneiden. Eros entfernt die Brandmarken der Sklaven aus der Haut. Hermes gilt als der beste Arzt für Bruchschäden.« (Epigramme X, 56).

Sicher hat es auch Frauenärzte, Frauenärztinnen und Hebammen gegeben. So kennen wir etwa bereits aus dem 4. Jahrhundert v. Chr. das Grabrelief der Hebamme und Ärztin *Phanostrate*, aus dem 1. Jahrhundert v. Chr. das Grabrelief der Ärztin *Mousa* und aus dem 2. nachchristlichen Jahrhundert das Grabrelief der Hebamme *Scribonia Attice*. Besonders dieses Relief ist interessant, weil es zeigt, wie die Hebamme einer Frau hilft, die auf einem Gebärstuhl entbindet (◘ Abb. 1.5).

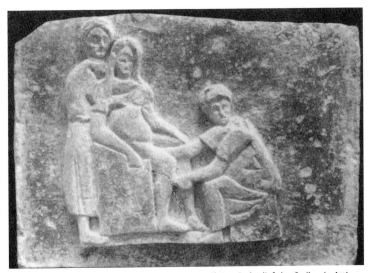

Abb. 1.5. Kreißende auf Gebärstuhl, Hebamme, Helferin. Grabrelief der Scribonia Attice, 2. Jahrhundert n. Chr.

Ein besonderes Lehrbuch der Frauenheilkunde hat der bereits als Hippokrates-Biograph erwähnte Methodiker *Soranos von Ephesos* (um 100 n. Chr.) verfasst. Aus der römischen Kaiserzeit besitzen wir auch eine Reihe gynäkologischer Untersuchungsinstrumente, so u. a. einige gut erhaltene Vaginaspecula (◘ Abb. 1.6). Sie waren zum Teil bereits mit Schraubgewinden ausgestattet, die eine Öffnung und Feststellung der Blätter zur individuellen Anpassung des Instruments an die Körperverhältnisse der Frau sowie an die diagnostischen und therapeutischen Erfordernisse erlaubten.

Neben Ärzten mit besonderen Spezialkenntnissen kennen wir auch solche, die in **besonderen Dienstverhältnissen** gestanden haben; so etwa den »öffentlichen Arzt« der griechischen Polis, der als Gegenwert für seine Residenzpflicht eine besondere Vergünstigung erhielt. Natürlich gab es auch den *Hof- oder Leibarzt* (archiatros), der den Fürsten und lokalen Herrschern bis hinauf zum römischen Kaiserhof diente, aber auch als festangestellter Arzt der kaiserlichen Städte eingesetzt sein konnte. Wir kennen daneben *Gladiatoren- und Theaterärzte*, mobile *Militärärzte* und solche, die als »medici a valetudinario« in den Lazaretten Dienst taten.

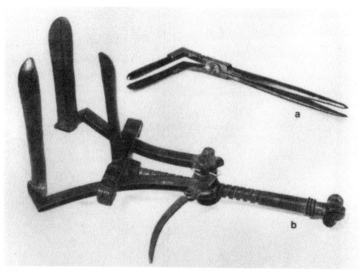

Abb. 1.6. Specula zu Anal- und Vaginaluntersuchung. Römische Kaiserzeit

1.10 Öffentliche Gesundheitspflege

Gesundheitsbezogene Institutionen und Einrichtungen. Zum System öffentlicher Gesundheitspflege in der römischen Kaiserzeit gehörte nicht nur die Ausprägung eines differenzierten ärztlichen Berufsbildes unter den Bedingungen uneingeschränkter beruflicher Entfaltungsmöglichkeiten, sondern auch der Bau gesundheitsbezogener Institutionen oder Einrichtungen der antiken Städte. So war die Versorgung mit hygienisch einwandfreiem Trink- und Nutzwasser eine der zentralen Lebensfragen der antiken Städte und Siedlungen. In der römischen Zeit kennen wir sogar das besondere Institut des Wasserbeamten (*curator aquarum*), der sich um die Reinheit des Wassers, d. h. für die öffentlichen Trinkwasserbrunnen und Thermen zu sorgen hatte. Ebenso wichtig für die Frischwasserversorgung war die Entsorgung des Schmutzwassers, die in Rom durch ein verzweigtes *Kloakensystem* erfolgte. Die kleineren und mittleren Kanäle dieses Systems mündeten in die Zentralkloake, die »cloaca maxima«.

Private Hygiene. Sie bestand in Rom vor allem in einer hochdifferenzierten *Badekultur*. Während im antiken Griechenland meist ortsfeste oder tragbare Badewannen benutzt wurden, in denen der Badende saß und mit Wasser übergossen wurde, kennen wir in der römischen Antike neben den Bädern in Privathäusern (*balnea*) öffentliche Bäder, die über Auskleideräume, Kaltbadeabteilungen, erwärmte Durchgangsräume, Warmlufträume, Warmwasserbäder und ergänzende Einrichtungen für Sport, Spiel, Massage und Unterhaltung verfügten. Gaststätten und Bordelle gehörten selbstverständlich in die Nähe solcher Thermen, denn dem römischen Bürger war die Dreiheit der körperlichen Genüsse («balnea, vina, Venus«) außerordentlich wichtig. Verwaltet und unterhalten wurden diese Bäder auf der Basis privater Stiftungen, durch öffentliche Subventionen und durch Badegelder (balneatica), die der Besitzer oder Pächter einer Therme durch einen »conductor« einziehen ließ.

Zusammenfassung

Theurgische Medizin
Asklepios-Heilkult seit dem 6. Jahrhundert vor Christus; Blütephase zwischen dem 4. und 2. Jahrhundert vor Christus, praktiziert in Asklepieien; heilendes Eingreifen des Asklepios und seiner Kinder während des heilenden Tempelschlafs (Inkubation)

- **Wissenschaftliche Medizin**
- **Vorstufen** im antiken Griechenland in der Naturlehre der Vorsokratiker, insbesondere Andeutungen einer frühen **Elementen- und Qualitätenlehre**
- **Hauptvertreter:** Empedokles von Agrigent (ca. 492–432); Aufbau der Welt aus vier Grundstoffen (Wasser, Erde, Feuer und Luft). Die vier Grundqualitäten (feucht, trocken, warm, kalt) sind bei Empedokles angedeutet

Rational-empirische Medizin
Begründung in der Antike durch das Werk (*Corpus Hippocraticum*) des **Hippokrates von Kos** (460–375); Empirie, rationale Ätiologie, empirisch begründete Prognose; Qualitäten-/Säftephysiologie und Pathologie

Medizinschulen
Neben der Schule der hippokratischen Medizin entstehen seit dem 3. vorchristlichen Jahrhundert kleinere Medizinschulen: **Alexandriner, Empiriker, Methodiker, Pneumatiker**

Römische Medizin
- **Wichtigste Vertreter** des nachchristlichen Jahrhunderts: **Aulus Cornelius Celsus** (Medizinische Enzyklopädie, Chirurgie) und **Pedanius Dioskurides** (Pharmazeutik)
- **Hauptschule** der römischen Antike verkörpert in Person und Werk des **Galenos von Pergamon** (130–200); Kommentierung, Ergänzung und **Erweiterung des Corpus Hippocraticum**; detaillierte Ausformulierung der Qualitäten- und Säftepathologie sowie der ihr zugrunde liegenden Physiologie; anatomische Kenntnisse Galens vorwiegend auf der Grundlage von Tiersektionen; wichtige physiologische Experimente, insbesondere im Bereich der Neurophysiologie

2

Byzantinische Medizin –
die Rezeption der antiken Heilkunst

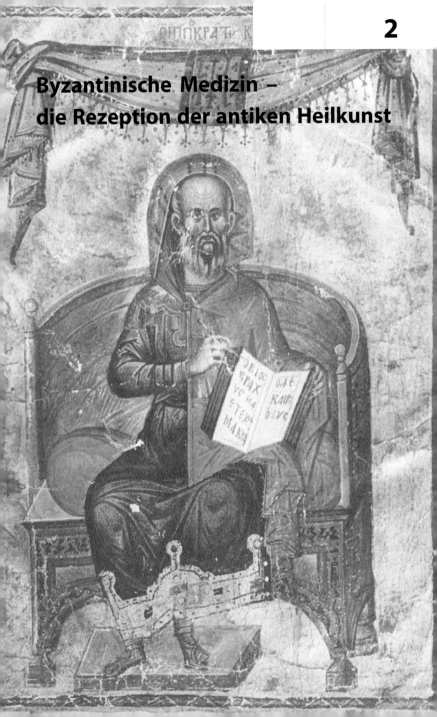

2.1	Voraussetzungen – 41
2.2	**Epochen der byzantinischen Medizin** – 41
2.2.1	Die erste Phase der byzantinischen Medizin – 42
2.2.2	Die zweite Phase der byzantinischen Medizin – 46
2.3	**Die persisch-arabische Rezeption** – 47

2.2 · Epochen der byzantinischen Medizin

Die Bewahrung der antiken Medizin in der byzantinischen Welt ist eine wesentliche Grundlage ihrer späteren Rezeption im arabischen Mittelalter und ebenso für die textkritische Auseinandersetzung mit den antiken Quellen und ihrem Traditionsschicksal im europäischen Humanismus. Kompilation der antiken Quellen und die vorsichtige Einbeziehung eigener klinischer Erfahrung charakterisieren die byzantinische Medizin. Aber auch Zugewinn – etwa in der Chirurgie – ist zu registrieren. Ärztliche Ausbildungs- und medizinische Übersetzungszentren entstehen im vorderasiatischen Raum. Von Byzanz nimmt der Weg des antiken Heilwissens in die mittelalterliche und frühneuzeitliche Welt Europas seinen Ausgang.

2.1 Voraussetzungen

Die Erhebung von Byzanz, zum zweiten, zum christlichen Rom und seine Umbenennung in Konstantinopel durch **Konstantin I.** (280–337) im Jahre 330 markierte definitiv den Zerfall des alten Römischen Weltreichs in einen westlichen und östlichen Teil. Dieser Zerfall und die mit ihm verbundene Trennung in zwei römische Herrschafts- und Kulturbereiche wurde durch die definitive **Reichsteilung** unter **Theodosius I.** (346–395) im Jahre 395 besiegelt. Bald festigte sich das neue östliche Reich der **Rhomäer**, wie die Byzantiner ihren Herrschaftsbereich selbst nannten.

Es entwickelte sich eine glückliche Synthese aus römischen Rechtstraditionen sowie hellenistischer und christlicher Kultur des byzantinischen Weltreichs, die sich unverkennbar in Kunst und Literatur widerspiegelte. Zwar blieb das Lateinische Amtssprache bis etwa ins 7. Jahrhundert, insbesondere in den östlichen Teilen des byzantinischen Reiches überwog jedoch die griechische Sprache in Umgangsverkehr und Literatur. Das so entstandene Staats- und Kulturgebilde sollte für mehr als 1.000 Jahre existieren. Sein Ende hingegen erfolgte abrupt mit der Einnahme Konstantinopels durch die Türken im Jahre 1453. Aus Konstantinopel, der blühenden Hauptstadt des byzantinischen Reichs, wurde Istanbul.

2.2 Epochen der byzantinischen Medizin

Für die Medizingeschichte begann mit dem politischen und kulturellen Zerfall des alten Römischen Reiches und dem Aufblühen von Byzanz die Phase der *Rezeption des antiken Erbes*. Bei allen Problemen, die chronologische Einteilungen kultureller Epochen sofort aufwerfen, scheint doch eine Zweiteilung der byzantinischen Medizin möglich, die sich wiederum an einem politischen Ereignis orientiert, an der Eroberung Alexandrias durch die Araber im Jahre 642.

- Die *erste Phase* der byzantinischen Medizin (395–642) kann als spätalexandrinische Periode bezeichnet werden, hatte sie doch ihr kulturelles und geistiges Zentrum im alten Alexandria. Inhaltlich ist diese Phase als die einer *kompilierenden und epitomierenden Rezeption* der klassischantiken Medizinkonzepte zu charakterisieren. Ihre wichtigsten Vertreter waren **Oreibasios von Pergamon** (ca. 325–400), **Aetios von Amida** (ca. 480–556), **Alexandros von Tralleis** (ca. 525–600) und **Paulos von Aigina** (ca. 600–650).
- Die *zweite Phase* der byzantinischen Medizin (643–1453) reicht vom ausgehenden 7. Jahrhundert bis zum Fall Konstantinopels (1453) und lässt sich als Epoche charakterisieren, die stark *klinisch orientiert* ist. Nach der Phase der Kompilation geht es um die weitere Ausdifferenzierung der diagnostischen Methodik insbesondere in der *Pulslehre*, aber auch in der *Uroskopie*, um die Erweiterung des konservativ-therapeutischen Handlungsspektrums (*Materia medica*) sowie um die Ausdifferenzierung und Perfektionierung der *chirurgischen Technik*.

Insbesondere auf dem letzten Gebiet sind in dieser Hochphase der byzantinischen Medizin Fertigkeiten und Methoden entwickelt worden, die bereits vieles von dem vorwegnahmen, was in der früheren Neuzeit erst mühsam wieder entdeckt und eingeführt werden musste. Hauptvertreter dieser Phase waren im 11. Jahrhundert der Arzt **Michael Psellos** (ca. 1018–1097), dessen Zeitgenosse **Simeon Seth** sowie am Ausgang des Jahrhunderts der Chirurg **Niketas**. Im 13. und 14. Jahrhundert sind es vor allem der aus Alexandria gebürtige **Nikolaos Myrepsos** und **Joannes Aktuarios**. Die Hauptvertreter der beiden Epochen der byzantinischen Medizin sollen in den folgenden Abschnitten kurz vorgestellt werden.

2.2.1 Die erste Phase der byzantinischen Medizin

Oreibasios von Pergamon. Der wichtigste Kompilator in der Frühphase der byzantinischen Medizin war zweifelsohne der aus Pergamon gebürtige Oreibasios. Er hat seine Erziehung und ärztliche Ausbildung sicherlich bereits in Pergamon erhalten – einer Stadt, der auch noch in der späten Antike der Ruf vorausging, dass aus ihr die besten Ärzte kämen. Der Weg führte ihn dann nach Alexandria in die Nähe des Arztes und Philosophen Zenon von Kypros. Dessen Einfluss verdankte Oreibasios wohl auch eine Anstellung als Leibarzt am Hofe des späteren Kaisers **Julian Apostata** (331–363), mit dem er eine Reise nach Gallien und Germanien unternahm. Ein wechselhaftes Schicksal führte den Arzt unter den Nachfolgern Julians zunächst in die Verbannung, bald aber wieder zurück in seine Heimat, wo er am Anfang des 5. Jahrhunderts hochbetagt und angesehen starb.

Schriften des Oreibasios. Das Hauptwerk des Oreibasios bildet eine 70 Bücher umfassende *Medizinische Sammlung* (*Iatrikai synagogai*), die sich in ihren wesentlichen Teilen als eine Kompilation der Werke des Galen erweist. Aber auch andere Textstellen der »besten Ärzte« (Dioskurides, Rufus von Eplesos etc.) werden hinzugefügt. Einen Extrakt aus diesem umfangreichen Werk stellt die *Synopsis pro Eustathion* dar, in der die wesentlichen Tatsachen der ärztlichen Kunst lehrbuchartig zusammengefasst werden. Der breiten Popularisierung schließlich diente ein ebenfalls Oreibasios zuzuschreibendes Rezeptbuch »leicht beschaffbarer Mittel« (*Euporista*). Es war dem befreundeten Historiker und Philosoph Eunapios von Sardeis (345–420) gewidmet und für Laien bestimmt. Die Hauptwerke des Oreibasios werden im 6. Jahrhundertlatinisiert.

Wie die Ärzte zurzeit des Oreibasios vielleicht in den epitomierten Schriften der Klassiker studiert haben, zeigt die idealisierende Darstellung des lesenden Arztes auf einem Sarkophag des frühen 4. Jahrhunderts n. Chr. (◘ Abb. 2.1).

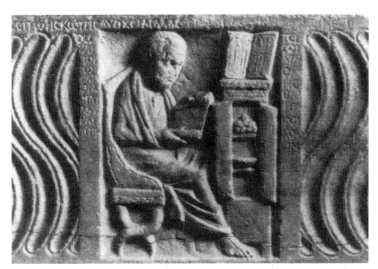

Abb. 2.1. Lesender Arzt mit Papyrusrolle vor seinem Schrank (mit Papyrusrollen); auf dem Schrank ein Instrumentenetui. 4. Jahrhundert n. Chr.

Aetios aus Amida. Aus einer kleinen Stadt am Oberlauf des Tigris stammend, erwarb sich Aetios seine ärztlichen Kenntnisse in Alexandrien. Als junger Arzt ging er nach Konstantinopel und fand dort am Hofe Justinians I. (483–565) wohlwollende Aufnahme. Aetios war Christ und ist uns als Verfasser einer 16 Bücher umfassenden Kompilation bekannt, die in ihrem überwiegenden Teil ebenfalls auf Galen bzw. auf frühere Kompilationen der galenischen Schriften zurückgeht. Das Werk des Aetios, das wegen seiner Aufteilung in vier Hauptbücher mit jeweils vier Untergruppen auch als ***Tetrabiblon*** bezeichnet wird, orientiert sich am Vorbild des Oreibasios, ist aber insgesamt weniger detailliert und sorgfältig als dessen Kompilation. Die große Anzahl magischer Rezepturen spiegelt die volksmedizinische Tradition jener Zeit ebenso, wie sie Zeitgenossen als Warnung vor dem Unwesen von Quacksalbern gedient haben mochte.

Alexandros von Tralleis. Obwohl auch Alexandros von Tralleis der Gruppe der byzantinischen Kompilatoren zugerechnet werden muss, ist seine ärztlich-literarische Tätigkeit doch um einiges selbstständiger als die seiner bedeutenden Vorgänger. Das Hauptwerk dieses Arztes, der lange Zeit in Rom lebte, besteht in einer zwölf Bücher umfassenden ***Therapeutik***, die neben Rückgriffen auf die hippokratisch-galenische Medizin auch von eigener praktischer Erfahrung zeugt.

Obwohl Alexandros prinzipiell dem Grundsatz des »contraria contrariis« folgt, schätzt er doch wie kaum ein anderer die Naturheilkraft, die man drastischen Heilkuren durchaus vorzuziehen habe. Warme und kalte Bäder, feuchte Umschläge und Bewegung sind seine therapeutischen Mittel. Erst wenn sie versagen, darf Zuflucht zum Aderlass, zum Purgieren und zu Medikamenten genommen werden. Besonderes Gewicht hat Alexandros auf die Krankheiten des Nervensystems gelegt; aber auch Rezepte gegen Augen- und Ohrenleiden, gegen Krankheiten des Unterleibs und des Urogenital- und Darmtraktes finden sich. Faszinierend ist seine ausführliche Darstellung der Wurmerkrankungen und interessant sein häufiger Rückgriff auf Zaubermittel, Amulette, Gemmen und andere magische Therapeutika. Frühe Übersetzungen ins Lateinische, aber auch ins Arabische, Hebräische und Syrische förderten die breite Rezeption seiner Schriften durch das gesamte Mittelalter.

Paulos von Aigina. Als letzter Vertreter der wichtigen ärztlichen Schriftsteller in dieser ersten Phase der byzantinischen Medizin gilt der in der ersten Hälfte des 7. Jahrhunderts in Alexandria tätige Arzt Paulos von Aigina, von dem uns ein siebenbändiges *Handbuch der praktischen Medizin* (*Pragmateia*) überliefert ist, das sich über weite Strecken an Oreibasios ausrichtet. Dieses Werk war als kompendienartiges Handbuch, vielleicht als ein Repetitorium gedacht und sollte insbesondere reisenden Ärzten dienlich sein. Mit eigenen Auffassungen und Ergänzungen will sich der Verfasser ausdrücklich nicht einbringen. Von besonderer Bedeutung in diesem Kompendium ist vor allem das sechste Buch, das sich – anders als in der Vorrede beabsichtigt – ausführlich der *Chirurgie* widmet. Auch scheint dieses Buch in einigen Passagen durchaus selbstständig vor dem Hintergrund eigener Erfahrungen verfasst zu sein. In ihm schildert Paulos ausführlich die Exstirpation von bösartigen und fauligen Geschwüren, von Granulationen und karzinomatösen Neubildungen. Interessant ist auch der Abschnitt über die Kriegschirurgie und die ausführliche Beschreibung chirurgischer Instrumente.

Wie detailliert die Angaben zur chirurgischen ärztlichen Praxis im Werk des Paulos in einzelnen Fällen waren, zeigt eine Anleitung zur gynäkologischen Operation aus dem sechsten Buch der *Pragmateia* (VI, 73):

»**Um zu operieren, wird die Frau auf einem Stuhle hintenüber gelagert, mit nach dem Bauche zurückgeschlagenen Beinen, die Oberschenkel voneinander entfernt. Ihre Vorderarme werden in die Kniekehlen gebracht und aneinander mit Schlingen befestigt, die am Nacken aufgehängt sind. Der auf der rechten Seite sitzende Operateur untersuche mit einem dem Lebensalter der Patientin entsprechenden Speculum. Der Untersuchende muss mit einer Sonde die Tiefe der Scheide der Frau messen, damit nicht, wenn der Körper des Speculum zu groß ist, die Gebärmutter gedrückt werde; und wenn man ihn größer findet, als die Scheide, sind Kompressen auf die Schamlippen zu legen, damit sich das Speculum auf sie stützen kann. Man führt den Körper des Speculum mit nach oben gerichteter Schraube ein, und während das Speculum selbst von dem Operateur gehalten wird, wird von dem Gehilfen die Schraube umgedreht, um durch Entfernung der Blätter desselben die Scheide zu erweitern.**«

Ende der alexandrinischen Phase. Mit Paulos von Aigina endet die alexandrinische Phase der byzantinischen Medizin. Noch in seine Lebenszeit dürfte die *Eroberung Alexandrias* durch Araber im Jahre 642 gefallen sein. Die Übernahme der Stadt bedeutete gleichzeitig das Ende für die dortige Medizinschule und signalisierte damit einen wichtigen Bruch in der griechischen Rezeptionstradition der antiken Medizin. Dieser Bruch erstreckte sich freilich mehr auf die sprachliche Form als auf den inhaltlichen Gehalt jener Rezeption. Die Tatsache nämlich, dass eine bekannte und wichtige ärztliche Persönlichkeit wie die des Paulos von Aigina unmittelbar an der Nahtstelle zwischen griechischer und arabischer Kultur in Alexandria gewirkt hatte, führte dazu, dass die frühe arabische Medizin an die Schriften dieses ins Arabische übersetzten Autors anknüpfte. So war der Fall des griechischen Alexandria gleichzeitig eine wichtige Voraussetzung für den späteren Rezeptionsweg der antiken Medizin über den arabischen Kulturraum zurück nach Europa.

2.2.2 Die zweite Phase der byzantinischen Medizin

Nach dem Fall Alexandrias wird **Konstantinopel** zum Zentrum der zweiten Phase der byzantinischen Medizin. Entscheidend für diese Phase ist ihre starke Orientierung auf praktische Interessen der klinischen Medizin, die vielleicht mit der in diese Zeit fallenden Entwicklung des spätbyzantinischen Krankenhauswesens (**Xenodochien, Nosokomien**) zusammenhängt. So ist in den meisten der erhaltenen Schriften die **ärztliche Diagnostik** durch eine starke Gewichtung der **Uroskopie** und der **Pulslehre** betont, aber auch umfangreiche pharmazeutische Sammlungen, Abhandlungen über Nahrungsmittel, Kräuter und Gewürze bestimmen das Bild. Typisch für die zweite Phase der byzantinischen Medizin ist auch das enge Ineinandergehen von Erfahrungselementen der eigenen Kulturtradition und solchen aus der arabischen Welt, die ihrerseits auf alte vorderasiatische Überlieferungstraditionen zurückgreifen.

Michael Psellos und Niketas. Diese Ärzte gehören als Autoren des elften Jahrhunderts sicher zu den wichtigsten Vertretern in der ersten Hälfte dieser Phase, vielleicht auch **Simeon Seth**, der unter dem Verdacht steht, als Quellen in erster Linie die Schriften seines Zeitgenossen Psellos benutzt zu haben. Dieser scheint in jener ersten Gruppe immerhin die markanteste Persönlichkeit gewesen zu sein.

Zu den wichtigsten Werken des **Psellos,** den wir als Lehrer und Erzieher des byzantinischen Kaisers Michael Dukas (1071–1078) identifizieren können, gehören neben einer allgemeinen Enzyklopädie eine Synopsis der gesamten Heilkunst, Fragmente eines Kompendiums der gesamten Medizin sowie ein Traktat über die Heilkräfte von Edelsteinen und über Dämonen. Bedeutsam ist seine Arzneimittellehre, von der allerdings noch nicht letztlich geklärt ist, ob sie Psellos oder dem Simeon Seth hauptsächlich zugeschrieben werden kann. In dieser bedeutsamen *Materia medica* sind abendländische Rezeptoren ebenso wie solche aus dem arabischen Kulturkreis enthalten.

Von **Niketas** schließlich besitzen wir eine Kompilation chirurgischer Texte aus der klassischen und byzantinischen Zeit der griechischen Medizin, in die auch eigene Erfahrungen eingegangen sein dürften.

Nikolaos Myrepsos und Joannes Aktuarios. Die beiden Ärzte des 13. und 14. Jahrhunderts gehören zweifellos zu den wichtigsten Vertretern der Endphase der byzantinischen Medizin. So besitzen wir von **Myrepsos** eine 2656 Rezepte umfassende Sammlung von Arzneivorschriften, einen ungeheuren Schatz ärztlich-pharmazeutischen Wissens, der freilich enge Anknüpfungspunkte zu einer ähnlichen Sammlung aus der lateinischen Tradition Salernos aufweist.

Von *Joannes Aktuarios* ist uns eine Therapeutik überliefert, die neben Rückgriffen auf alte Texte reich an eigenen praktischen Erfahrungen ihres Verfassers ist. Aktuarios scheint aber auch ein ausgezeichneter Kenner klassischer Philosophie und insbesondere der Seelentheorie des Aristoteles gewesen zu sein. Interessant ist eine Abhandlung von den Seelenfunktionen, die die antiken Vorstellungen zusammenfasst, ausdifferenziert und darüber hinaus Beziehungen zwischen Geistestätigkeit und diätetischer Lebensführung herstellt.

Zusammenfassung. Die Phase der byzantinischen Medizin lässt sich wesentlich als eine **Phase der permanenten Kompilation des antiken Wissens** charakterisieren. Ihre frühen Vertreter griffen dabei ausschließlich auf die Klassiker der hellenistischen und römisch-hellenistischen Epoche zurück. Die Nachfolger integrierten dann in ihre Kompilationen auch bereits Autoren der frühen byzantinischen Phase und ergänzten das Vorgefundene durch eigene Erfahrungen. Auf dem Höhepunkt der Epoche endlich gelangen auch klinische *Erfahrungen* und Schätze der *Materia medica aus dem arabischen, persischen und indischen Raum* in den Rezeptionsstrom. So kann etwa Simeon Seth in seinen Schriften nicht mehr nur auf Hippokrates, Galen, Theophrast, Dioskurides, Oreibasios, Aetios, Paulos und andere Vertreter der hellenistisch-römisch-byzantinischen Medizintradition zurückgreifen, sondern, wie er selbst unterstreicht, auch auf »viele gelehrte Ärzte in ... Persien, Arabien und Indien«.

2.3 Die persisch-arabische Rezeption

Griechisch-arabischer Textransfer. Der Übergang der antiken Textüberlieferung von der griechischen in die arabische Sprach- und Kulturwelt erfolgte einerseits an den geographischen Grenzzonen zum arabischen Herrschaftsbereich, die mit dem Beginn der islamischen Expansionswelle des 7. Jahrhunderts in Bewegung geraten waren. Der Eroberung Alexandrias 642 durch die Araber fällt hier eine besondere Bedeutung zu. Aber auch innenpolitische Vorgänge schufen bereits früh wichtige Voraussetzungen für die spätere arabisch-islamische Rezeption der antiken und byzantinischen medizinischen Literatur. So wanderten etwa seit der Mitte des 5. Jahrhunderts die Nestorianer, Anhänger des wegen innerkirchlicher Streitigkeiten 436 nach Oberägypten verbannten Bischofs von Konstantinopel, Nestorios, nach Syrien (Edessa) und in das persische Zweistromland von Euphrat und Tigris aus. Ihre Emigration führte nicht nur zur Herausbildung eines spezifisch persischen Christentums, dessen Einflüsse sich sogar auf das Dogma des jungen Islam nachweisen lassen, mit den Emigranten gelangten auch Ärzte in die neuen Lebensräume und gründeten dort, etwa in *Gondishapur* und *Nisibis,* medizinische Ausbildungs- und Übersetzungszentren, die schon früh den *Transfer antiker medizinischer Stoffe ins Syrische und evtl. auch ins Mittelpersische* und damit in den islamischen Kulturraum ermöglichten.

Griechisch-lateinischer Texttransfer. Neben der griechisch-arabischen Rezeptionstradition, durch die der Transfer antiken Wissens über die junge islamische Kultur in Persien, im Nahen Osten, in Nordafrika und in Spanien auf sprachlichen und geographischen Umwegen wieder nach Europa zurückgelangte, existierte parallel immer auch ein – wenngleich unterschiedlich starker – griechisch-lateinischer Texttransfer in ost-westlicher Richtung. Ein solcher Transfer fand sicherlich gezwungenermaßen, quasi als Raubtransfer, während der venezianisch-fränkischen Herrschaft in Konstantinopel zwischen 1204 und 1261 statt, und er verstärkte sich als Evakuierungstransfer in den Jahrzehnten anwachsender Bedrohung Konstantinopels durch die Osmanen. Als Mehmed II. im Mai des Jahres 1453 in die Hauptstadt am Bosporus einzog, waren auch wichtige medizinische Kodizes längst als wertvolle Handelsartikel nach Italien ausgeführt. Der Hintergrund für diesen florierenden Handel war aber nicht durch die Bedrohung Konstantinopels bestimmt, sondern stärker noch durch das im Europa der Renaissance immer mächtiger werdende Bedürfnis, zu den ursprünglichen, den griechischen Quellen des kulturellen und damit auch des medizinischen Erbes zurückzukehren. Hierüber wird in den späteren Kapiteln zu berichten sein.

2.3 · Die persisch-arabische Rezeption

Zusammenfassung

Erste Phase der byzantinischen Medizin
- 395 (Teilung des Römischen Reiches) bis 642 (Eroberung Alexandrias)
- *Kompilation* (Zusammentragen, Zusammenstellen, Abschreiben) des antiken medizinischen Wissens: Die antiken Autoren, allen voran Hippokrates, Galen, Theophrastus und andere werden von den Autoren dieser Phase gesammelt, zusammengefasst, neu geordnet und in Form von Kompendien konzentriert. Damit ist eine Vereinfachung und Verbreitung des antiken medizinischen Wissensstoffes verbunden
- *Hauptvertreter:* Oreibasios von Pergamon (ca. 325–400), Aetios von Amida (ca. 480–556), Alexandros von Tralleis (ca. 525–600) und Paulos von Aigina (ca. 600–650)

Zweite Phase der byzantinischen Medizin
- 642–1453 (Fall Konstantinopels und des byzantinischen Reichs)
- Kompilation
- vorsichtige Einbeziehung eigener klinischer Erfahrungen und Öffnung gegenüber arabischem, persischem und indischem Heilwissen
- *Hauptvertreter:* Michael Psellos (ca. 1018–1097) und Simeon Seth im 11. Jahrhundert, Nikolaos Myrepsos (um 1250) und Joannes Aktuarios im 13. und 14. Jahrhundert

Gesamtepoche
- *Transfer* des antiken medizinischen Wissens in den arabisch-islamischen Sprach- und Kulturraum als eigenständige Rezeptionsleistung der jungen islamischen Kultur, vollzieht sich in den Grenzregionen des byzantinischen Reichs und insbesondere im Zuge größerer Städteeroberungen (Beispiele: Die Einnahme Alexandrias durch die Araber 642, die arabische Eroberung des gesamten vorderen Orients und des gesamten südlichen Mittelmeerraums im 7. und 8. Jahrhundert; die Übernahme Konstantinopels durch die Osmanen 1453); daneben aufgrund innenpolitischer bzw. theologischer Auseinandersetzungen Emigration der christlichen Nestorianer und in ihrem Gefolge vieler Ärzte nach Persien (bereits im 5. Jahrhundert)
- Entstehung ärztlicher Ausbildungs- und Übersetzungszentren in *Gondishapur* und vielleicht an der philosophischen Schule in *Nisibis;* dort Übersetzung der antiken griechischen Stoffe ins Syrische bzw. Aramäische

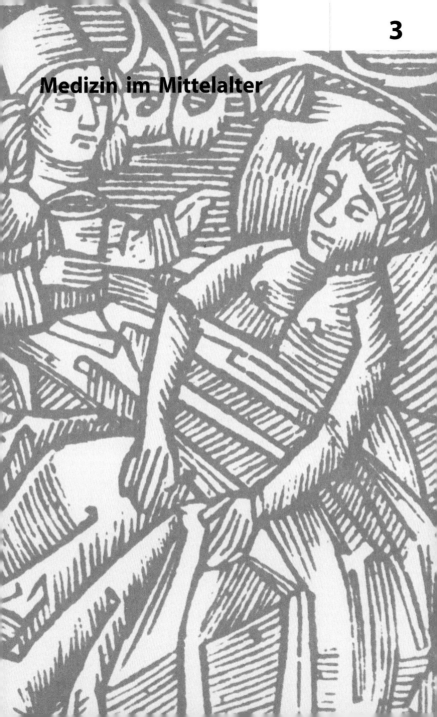

Medizin im Mittelalter

3

3.1 Die persisch-arabisch-islamische Medizin (7. bis 13. Jahrhundert) – 53

3.2 Die monastische Medizin (5. bis 12. Jahrhundert) – 55
3.2.1 Klöster als heilkundliche Zentren – 55
3.2.2 Klöster als Zentren antiker Textüberlieferung – 56

3.3 Die weltlichen Medizinschulen (12. bis 16. Jahrhundert) – 58
3.3.1 Die Medizinschule von Salerno – 58
3.3.2 Die Medizinschule von Toledo – 60
3.3.3 Die Medizinschule von Montpellier – 60
3.3.4 Die ersten Universitäten – 61

3.4 Krankheits- und Therapiekonzepte des Mittelalters – 62

3.5 Gesundheit und Krankheit – 64
3.5.1 Hygiene und Badekultur – 65
3.5.2 Krankheiten des Mittelalters – 67

3.6 Das christliche Hospital des Mittelalters – 71
3.6.1 Klösterliche und altstiftische Spitalbildungen – 71
3.6.2 Kirchlich-bruderschaftliche Spitalbildungen – 72
3.6.3 Das bürgerliche Spitalwesen – 73

Aus der byzantinischen Welt gelangt das medizinische Wissen der Antike in den persischen und schließlich in den arabisch-islamischen Kulturraum. Die arabische Medizin ist noch die der antiken Welt, sie erfährt indessen neben Kompilation und Assimilation auch eigenständige Ergänzungen, etwa aus der asiatischen Medizin. Die westliche Rezeption und Bewahrung der antiken Medizin erfolgt im klösterlichen Rahmen. Erste medizinische Ausbildungszentren und medizinische Fakultäten der jungen Universitäten entstehen in Salerno, Montpellier, Paris, Bologna und Padua. Die Medizin wird akademische Disziplin und im Westen durch den Einfluss der Kirche von der Chirurgie getrennt. Erste christliche Hospitäler entstehen und der Kampf gegen den schwarzen Tod bewirkt Quarantänemaßnahmen und stadthygienische Bemühungen.

Einteilung. Wenn man die byzantinische Medizin als »Ausklang der Antike« auffasst, kann Medizin des Mittelalters grob in drei Phasen unterteilt werden. Inhaltlich lassen sich diese Phasen recht gut unterscheiden, chronologisch sind sie jedoch nicht ganz exakt abzugrenzen.

- Phase der *arabisch-islamischen* Medizin vom 7. bis 13. Jahrhundert,
- Phase der *monastischen Medizin* vom 5. bis ins 12. Jahrhundert (1130/1163),
- Phase der *scholastischen Medizin* von Mitte des 12. bis Anfang des 16. Jahrhunderts.

3.1 Die persisch-arabisch-islamische Medizin (7. bis 13. Jahrhundert)

Ursprünge. Die Rezeption der antiken Medizin in der arabisch-islamischen Welt wurde (zu einem bedeutenden Teil) erst durch innenpolitische Spannungen im Byzantinischen Reich möglich. Von dort wanderten ab Mitte des 5. Jahrhunderts die *Nestorianer* (Anhänger des wegen eines Dogmenstreites 436 verbannten Bischofs von Konstantinopel Nestorius) nach Syrien (Edessa) und Persien aus. Dort gründeten einige von ihnen medizinische Ausbildungszentren (Gondishapur, Nisibis) und Xenodochien nach byzantinischem Muster. Vor allem aber übersetzten sie ihre aus der Heimat mitgebrachten medizinischen Texte aus dem Griechischen vorwiegend ins Syrische. So wurden die entscheidenden Voraussetzungen für die Rezeption der antiken Medizin im arabischen Raum geschaffen, die im Verlauf der großen arabisch-islamischen Expansionswelle des 7. Jahrhunderts einsetzte.

Parallel zu den nestoranischen Übersetzungszentren entstanden in dieser Zeit ähnliche Zentren in Damaskus, Kairo, Antiochia, Basra und – besonders gefördert durch den Kalifen *al-Ma'mûn* (7./8. Jahrhundert) – in Bagdad. Als berühmtester Übersetzer arbeitete dort der Araber **Hunain ibn Isḥāq** (809–873), der sich vor allem um die Übertragung der Werke Galens bemühte.

Erste Phase. Im *10. Jahrhundert* erlebte die arabische Medizin ihre *erste Blüte* durch Übersetzungen, Kompilationen, systematische Übersichten, aber auch durch Erweiterungen und Ergänzungen der antiken Schriften. Dies geschah besonders durch

- **Razes** (850–932); *Liber continens, Liber medicinalis,*
- **Haly Abbas**; *Liber regalis,*
- **Isaak Judaeus** (ca. 850–950); Bücher über Medizintheorie, Diät, Uroskopie, Fieber; und durch
- **Avicenna** (980–1037); *Canon medicinae.*

Avicennas *Canon medicinae* sollte wegen seiner geschlossenen und einheitlichen Darstellung der Medizin *das* grundlegende Werk des Mittelalters werden. Die fünf Bücher des Canon widmeten sich der theoretischen Medizin (I), der Arzneimittelkunde (II), der speziellen Pathologie und Therapie (III), der Chirurgie (IV) sowie in einem Antidotarium der Arzneimittellehre (V).

Zweite Phase. Diese Phase der Medizin des arabisch-islamischen Mittelalters ist durch größere Eigenständigkeit in Theorie und Praxis gekennzeichnet (Medizinphilosophie, Botanik, Diätetik, Drogenkunde, Materia medica, Chirurgie). Sie entfaltete sich im 11. und 12. Jahrhundert und ist geographisch dem westlichen, spanischen Zentrum der arabischen Medizin zuzuordnen. Hier sind insbesondere zu erwähnen:

- die Chirurgie des **Abū'l-Qāsim** (Abulkasis; gest. 1013),
- die Schriften des Arzt-Philosophen **Averroes** (1126–1198) und
- die Schriften des **Moses Maimonides** (1135–1204).

In der Anatomiegeschichte ist – neben den spanischen Arabern – der Universalgelehrte **Ibn an-Nafīs** (1210–1288) von Bedeutung. Er hat entscheidende Punkte von Galens Tieranatomie, die auf den Menschen übertragen worden war, korrigiert (u. a. die »Poren« des Septum interventriculare) und eine Theorie des kleinen Kreislaufs entwickelt, die jedoch wieder in Vergessenheit geriet.

Der Höhepunkt des politischen Zerfalls des arabisch-islamischen Reiches (Rückeroberung Spaniens durch die Christen – bereits seit dem 11. Jahrhundert – Mongolensturm gegen Bagdad 1258) ging mit einem kulturellen Niedergang einher, von dem auch die Medizin nicht verschont blieb. Jedoch kann die Bedeutung der arabisch-orientalischen

Medizin für den Okzident nicht hoch genug eingeschätzt werden, denn Übersetzung, Kompilation, Systematisierung, Interpretation und Ergänzung antiker und byzantinischer Medizinklassiker durch arabische Ärzte und Arztphilosophen bilden das wesentliche Fundament der scholastischen Medizin des westlichen Mittelalters.

3.2 Die monastische Medizin (5. bis 12. Jahrhundert)

Ursprünge. Der völlige Zusammenbruch des römischen Weltreichs zu Beginn des 5. Jahrhunderts und die Aufsplitterung des Westteils in einzelne germanische Herrschaftsbereiche bedeuteten, wenn nicht den endgültigen Kollaps, so doch erhebliche Hemmnisse für die kulturelle und wissenschaftliche Entwicklung. Während im griechischsprachigen Byzanz besonders durch die Sprachkontinuität günstige Verhältnisse für geordnete Nachlassverwaltung und Pflege des antiken Medizinwissens herrschten, konnten im *lateinischen Westen* nur Bruchstücke der Wissenschaft gerettet werden.

Solche Bruchstücke finden sich z. B. in den frühmittelalterlichen *Leges,* germanischen Rechtssammlungen, die zwischen dem 5. und 9. Jahrhundert aufgeschrieben wurden. Hier werden verschiedentlich Einzelprobleme aus dem Gebiet der Heilkunde erwähnt, die einerseits Elemente der antiken, wissenschaftlichen Medizin, andererseits aber auch Elemente einer heidnisch-religiös orientierten germanischen Heilkunde aufweisen. Letztere dürfte volksmedizinischen Traditionen entsprungen sein und beinhaltete neben einfachen Rezepturen auch Zaubersprüche, Beschwörungen, Sagen und Gebete.

3.2.1 Klöster als heilkundliche Zentren

Im Westen entwickelten sich im Frühmittelalter die christlichen Klöster zu den wichtigsten Orten literarischer und kultureller Pflege. Hier wurden die überlieferten medizinischen Texte teils in umfangreichen Handschriftensammlungen zusammengetragen, teils aus dem Griechischen ins Lateinische übersetzt. Sie wurden zusammengefasst und vor allem immer wieder mühsam kopiert. Selbstverständlich war es nicht nur literarisches Interesse, das die Mönche zur Abschrift antiker medizinischer Manuskripte veranlasste.

Medizinische Regeln und Konzepte. Von Anfang an hatten die christlichen Klostergemeinschaften auch für die Gesundheit ihrer Mitglieder und der ihnen nahe stehenden Laien Sorge zu tragen. Bereits die von **Benedikt von Nursia** (ca. 480–547) verfassten *Benediktinerregeln,* die spätestens ab dem 8. Jahrhundert für alle westlichen Klöster galten, verfügten auch die Verantwortung des Klosters für alle Kranken in seinem unmittelbaren Einflussbereich. Christus selber sei hierfür das beste Vorbild gewesen.

> **Iatrotheologie:** Der Versuch, Krankheit, auch wenn ihre natürlichen Ursachen möglicherweise erkennbar sind, als Teil eines göttlichen Plans, als unmittelbaren Ausdruck göttlichen Wollens und Handelns zu verstehen. Krankheit und Leiden werden dabei als göttliche Strafe (»Weswegen?«) oder als Weg (»Wozu?«), etwa in der Nachfolge Christi verstanden. Christus selbst verkörpert idealtypisch zugleich den Weg zum Heil durch Krankheit und Leiden wie auch den christlichen Arzt schlechthin (Christus medicus). Im christlichen Mittelalter wird die Iatrotheologie über die Apostel sogar dem Beziehungssystem aus Humoralpathologie, Qualitätenpathologie und Iatroastrologie implantiert. Beispiel: Apostel Paulus – Mars – Choleriker – Galle – gelbe Galle – Trocken/Heiß.

Die Benediktinerregel ging ins Detail und schrieb für jedes Kloster einen besonderen Krankenpflegeraum vor. Die architektonische Struktur des mittelalterlichen Klosters, die auf den Aachener Synoden 816 und 817 festgelegt worden war, entsprach mehr oder minder genau dieser Vorschrift.

Den schönsten Beleg für den idealtypischen Entwurf einer solchen Klosteranlage liefert der Konstruktionsplan des Klosters St. Gallen aus dem 9. Jahrhundert. Er umfasst u. a. Infirmarien für Novizen und Mönche, eine separate Küche und ein separates Bad für Kranke, einen Garten mit Heilkräutern, ein eigenes Ärztehaus und ein Haus für den Aderlass. Wir können also davon ausgehen, dass die antiken medizinischen Texte in den Klöstern nicht nur gesammelt, übersetzt und vervielfältigt, sondern auch unmittelbar für die Krankenbehandlung angewandt wurden.

3.2.2 Klöster als Zentren antiker Textüberlieferung

Monte Cassino. Für die Wissenschaftsgeschichte steht heute in erster Linie die Funktion des mittelalterlichen Klosters als Zentrum der antiken Textüberlieferung im Vordergrund. Eines dieser Zentren war das Kloster Monte Cassino, die Keimzelle des Benediktinerordens. Dort wurden auf Empfehlung des Staatsmannes **Cassidor** (487–583; er hatte den Mönchen seine reichhaltige Bibliothek hinterlassen) neben anderen antiken Manuskripten auch einige Schriften des Hippokrates und des Galen, das Kräuterbuch des Dioskurides (1. Jahrhundert n. Chr.) und das Buch des *Caelius Aurelianus* (um 400 n. Chr.) *Über die chronischen und akuten Krankheiten* ins Lateinische übersetzt, studiert und vervielfältigt. Besonderes Augenmerk richtete man dabei auf die medizinisch-praktischen Erfor-

3.2 · Die monastische Medizin

dernisse des Klosterlebens, insbesondere die Heilkräuterkunde und die Anlage von Herbarien.

Weitere klösterliche Sammlungs- und Übersetzungszentren. Monte Cassino stand hierin nicht allein. In *Sevilla* war es Bischof **Isidor** (560–636), in **Reichenau** fasste der Abt **Walafried Strabo** (808–849) in seinem *Hortulus* die Kräuterlehre des Dioskurides und des Plinius zusammen, im englischen Kloster **Wearmouth** schrieb **Beda Venerabilis** (672/73–735) nicht nur über Aristoteles, sondern auch über Seuchen und Wunderkuren. Beda ist es wie keinem anderen seiner Zeit gelungen, aus seiner umfangreichen, direkten Kenntnis der kirchlichen und heidnischen Schriften ein Gesamtwerk zu schaffen, das dem christlichen Bildungsideal des 8. Jahrhunderts voll und ganz entsprach. Von den naturbezogenen Schriften Bedas ist vor allem sein kosmologisches Traktat *De natura rerum* zu nennen.

In Deutschland befasste sich der Abt des Klosters **Fulda, Hrabanus Maurus** (780–856), mit den alten medizinischen Texten. Wohl den Novizen des Klosters war die Übersetzung anatomischer Begriffe ins Althochdeutsche gewidmet: *Splen id es miltzi, stomachus id es mago, venter id es hwamba, pulmon id es lungun, vertex id es scheitilun* sind auch uns noch eingängige Übertragungen.

Hildegard von Bingen (1098–1179). Die *Physica* und *Causae et Curae* der Äbtissin legen Zeugnis ab von der bedeutendsten Frau unter den Vertretern der monastischen Medizin des Mittelalters. Die *Physica* ist eine Naturbeschreibung nach ärztlichen Gesichtspunkten, die sich vor allem auf die Darstellung pflanzlicher, tierischer und mineralischer Heilkräfte konzentrierte. Grundlage der Schrift bildeten Fauna und Flora der rheinischen Heimat Hildegards, die sie offensichtlich selbst studiert hatte. Obwohl die *Physica* in lateinischer Sprache abgefasst ist, enthält sie dennoch eine Fülle deutscher Bezeichnungen für die Pflanzen- und Tierwelt.

Während es sich bei der *Physica* um ein »liber simplicium medicamentorum« (ein Buch von den einfachen Medizinen) handelt, stellen die im gleichen Zeitraum (1150–1158) verfassten *Causae et Curae* ein »liber compositorum medicamentorum« dar, eine Schrift also, die sich den zusammengesetzten Medizinen der Zeit widmete.

In beide Bücher sind ganz offensichtlich auch antike Medizinkenntnisse eingegangen, die Hildegard durch die westliche, monastische Rezeption der Antike zur Verfügung gestanden haben dürften. Obwohl der Einfluss der Antike in den *Causae et Curae* deutlich zutage tritt, liefert jedoch gerade diese Schrift auch eine Fülle volkskundlicher Vorstellungen von Ursachen und Behandlung der Krankheiten.

Ende der monastischen Medizin. Den Anfang vom Ende der monastischen Medizin und damit der klerikalen Medizin insgesamt leitete das *Konzil von Clermont* (1130) ein, auf dem ein Praxisverbot für Mönche und Kanoniker ausgesprochen wurde. Das *Konzil von Tours* (1163) forcierte durch sein medizinisches Ausbildungsverbot für Mönche den Prozess einer Rückbesinnung auf die eigentlichen klösterlichen Aufgaben. Auf dem *IV. Laterankonzil* (1215) verlor schließlich auch die Weltgeistlichkeit das Recht auf ärztliche Ausbildung und zur chirurgischen Betätigung und war somit seiner medizinischen Kompetenz weitestgehend beraubt. Grund für das Chirurgieverbot war mehr die **Lebensgefahr des Eingriffs** als das viel zitierte »*Ecclesia abhorret a sanguine*« (Synode zu Lerida, 524/46 n. Chr.). Auch sollten sich die Geistlichen wieder vorwiegend auf ihre geistlichen Aufgaben konzentrieren.

Durch diesen Konzilsbeschluss vollzog sich auch die Trennung von Medizin und Chirurgie im christlichen Mittelalter. Gleichzeitig begünstigte er den Ausbau der weltlichen Schulmedizin an den jungen Universitäten des Abendlandes. Wenn auch die Konzilsbeschlüsse des 12. und 13. Jahrhunderts, die viele Ausnahmeregelungen enthielten, nicht immer befolgt wurden und daher bis ins 15. Jahrhundert immer wieder erneuert werden mussten, verstärkten sie doch den bereits begonnenen Säkularisierungsprozess der Medizin zweifellos.

3.3 Die weltlichen Medizinschulen (12. bis 16. Jahrhundert)

3.3.1 Die Medizinschule von Salerno

Ursprünge. Die Anfänge der weltlichen Schulmedizin des westeuropäischen Mittelalters liegen bereits lange vor den Beschlüssen der Laterankonzile. Schon um 900 soll sich in der süditalienischen Stadt Salerno eine laikale Kooperation zur Pflege der hippokratischen Medizin gebildet haben, die dann als Keimzelle der ersten Medizinschule des westlichen Mittelalters fungierte. Die Medizinschule von Salerno formierte sich spätestens gegen Ende des 10. Jahrhunderts und nannte sich fortan auch *Civitas Hippocratica*. Ihre eigentliche Blütezeit ist allerdings erst während des *12. Jahrhunderts* anzusetzen. In dieser Zeit wurde in Salerno eine Vielzahl arabischer Medizintexte ins Lateinische übersetzt (tertiäre Rezeption antiker medizinischer Autoren). Diese waren – wir erinnern uns – zunächst von byzantinischen Gelehrten kompiliert und dann als Folge der arabisch-islamischen Expansion in den großen Medizinzentren des Orients in semitische Sprachen übersetzt worden. Nicht ohne Grund lag das erste laikale medizinische Übersetzungs- und Unterrichtszen-

3.3 · Die weltlichen Medizinschulen

trum, bevor es 1021 normannisch wurde, in der unmittelbaren Berührungszone des lateinisch-okzidentalen, byzantinischen und islamisch-orientalen Kulturkreises. Das benachbarte Sizilien war vom 9. bis ins 12. Jahrhundert dauernd arabisch beherrscht.

Constantinus Africanus (1018–1087). Diesem berühmtesten Lehrer und Übersetzer Salernos verdankt die Medizin des Hochmittelalters wie kaum einem anderen die Wiederbelebung antiker Traditionen, denn er übersetzte die arabischen Quellentexte, in denen die klassischen Lehrstoffe überlebt hatten. Der Übersetzungseifer, aber auch die Übersetzungskompetenz Constantins dürfte unter seinen Zeitgenossen kaum übertroffen worden sein. Zu den zahlreichen Schriften, die unter seiner Feder die Sprache – und bisweilen auch den Autor (!) wechselten, gehören u. a.

- die hippokratischen Aphorismen (ihre frühesten Drucke würden 1476 und 1483, also gut 400 Jahre später als *Articella* die Pressen verlassen),
- die *Ars medica*, eine kleine Einzelschrift Galens oder
- der *Liber regalis (Pantechne)* des Haly Abbas.

Die Wirkung Constantins ist kaum zu überschätzen. Durch seine Übersetzungstätigkeit wandelte sich die Medizin des Westens vom naiven, frühmittelalterlichen Pragmatismus zur spitzfindigen, hochmittelalterlichen Gelehrsamkeit.

Ausbildungsverordnungen. Eine besondere Bedeutung als beispielhaftes Zentrum der medizinischen Ausbildung erhielt die Civitas Hippocratica in den ersten ärztlichen Ausbildungs- und Approbationsordnungen: Der Normanne *Roger II.* (1095–1154) hatte als König von Sizilien bereits 1140 vielleicht unter dem Einfluss Salernos das erste einfache amtliche Approbationsreglement für Ärzte seines Einflussbereichs erlassen.

> **»Jeder, der von nun an die Heilkunst ausüben will, soll sich unseren Beauftragten und Sachverständigen vorstellen, um sich dem Urteil einer Prüfung zu unterwerfen. Wenn er aber in seiner Unbedachtsamkeit die Berechtigung hierzu im Voraus in Anspruch nehmen sollte, so soll er unter Einbeziehung seines gesamten Vermögens mit Gefängnis bestraft werden. Hierdurch ist Vorsorge dafür getroffen worden, dass nicht in unserem Lande die Untertanen durch die Unerfahrenheit der Ärzte gefährdet würden.«**

Dieses bestätigte und präzisierte der Staufer *Friedrich II.* (1194–1250) im Jahre 1240. Im Einzelnen regelte die Verordnung,

> **»dass künftig keiner unter dem Deckmantel des ärztlichen Titels es wagen soll(e) zu praktizieren, wenn er nicht vorher in Salerno im öffentlichen Disput der Professoren durch eine Prüfung bestätigt [sei].«**

Für die Ausbildung zum Arzt befahl der Verordnungstext, dass keiner Medizin studieren solle, »wenn er nicht mindestens drei Jahre Logik studiert« habe. Das eigentliche Studium der Medizin sollte dann 5 Jahre dauern und als »Teil der Medizin« auch die Chirurgie umfassen. Lehrstoff des Studiums seien »die echten Bücher des Hippokrates und Galen« in ihren theoretischen und praktischen Teilen. Aber auch nach Ablauf der 5 Studienjahre dürfe der Arzt nur unter der Voraussetzung arbeiten, dass er »ein volles Jahr lang unter Anleitung eines erfahrenen Arztes« die Kunst ausgeübt habe. Für den ärztlichen Alltag legte Kaiser Friedrich fest, dass der Arzt den »Armen seinen Rat unentgeltlich« zu erteilen, zahlungsfähigen Patienten aber eine Taxe aufzuerlegen habe, die sich nach ihrer Entfernung vom Wohnort des Arztes berechne.

Neben diesen Anweisungen für die ärztliche Tätigkeit erstreckte sich das Reglement von 1240 auch auf die **Arbeit des Apothekers** sowie auf den **Ausbildungsgang des Chirurgen**. Für die Apotheke regelte es die Herstellung, Aufbewahrung und den Verkauf von Arzneimitteln; für die Chirurgen im Geltungsbereich der Verordnung legte Friedrich fest, dass auch sie schriftliche Zeugnisse der in Salerno lehrenden Professoren vorzuweisen und wenigstens ein Jahr lang anatomische und chirurgische Sachverhalte studiert haben mussten.

3.3.2 Die Medizinschule von Toledo

Als Ausbildungszentrum in seiner Zeit zwar unübertroffen, blieb Salerno als Übersetzungszentrum nicht lange einzigartig. So entstand während des **12. Jahrhunderts** in Toledo, und damit erneut in der Zone des islamisch-christlichen Kulturkontaktes, ein zweites Zentrum dieser Art. Dort war es vor allem **Gerhard von Cremona** (1114–1187), der die westliche Medizin durch Übersetzungen von Avicennas *Canon*, Abulkasis *Chirurgie* oder des *Liber almansoris* bereicherte. Mit der Ausbildungsbedeutung Salernos freilich konnte sich Toledo nicht messen.

3.3.3 Die Medizinschule von Montpellier

Ein drittes Lehrzentrum der Medizin entstand schließlich gegen Ende des 12. Jahrhunderts (noch vor der eigentlichen Universitätsgründung) im südfranzösischen Montpellier. Seine Blütezeit erreichte dieses Zentrum erst im **13. Jahrhundert**. Bedeutende ärztliche Lehrer prägten die Medizinschule von Montpellier wie
- **Bernhard von Gordon** (gest. 1318),
- **Gilbertus Anglicus** (bis 1250),
- **John of Gaddesden** (1280–1361),

- *Petrus Hispanus* (1210/20–1277, seit 1277 Papst Johannes XXI.), vor allem aber
- *Arnold von Villanova* (1238–1311).

Montpellier zeichnete sich besonders durch die Betonung eigener klinischer Erfahrungsbildung aus.

3.3.4 Die ersten Universitäten

Zwischen dem 12. und 15. Jahrhundert entstanden in Europa in mehreren Gründungswellen Lehrstätten zum Zwecke der Bildung und Ausbildung. Diese nannten sich seit dem Beginn des 13. Jahrhunderts Universitäten (»Universitas magistrorum et scholarium«, Paris 1221) und übernahmen in einer eigenen Fakultät (neben der theologischen, philosophischen und juristischen) auch den medizinischen Unterricht. Die bedeutendsten frühen Universitäten – zunächst meist nur als juristische oder katholische Fakultäten – entstanden während des 12. Jahrhunderts in Paris, Bologna, Oxford und Montpellier. Im 13. Jahrhundert folgten dann Padua (1222), Neapel (1224), Salamanca (1227/28), Toulouse (1229), Valencia (1245), Siena (1246) und andere.

Scholastik. Zu besonderen Kristallisationspunkten der universitären Medizinerausbildung entwickelten sich Paris, Bologna und Padua. Jedoch wurde die Medizin auch hier, wie an anderen Universitäten, zunehmend von der scholastischen Methode der Wissensvermittlung und -verarbeitung beeinflusst. Autoritätsbefangenheit, Dogmatisierung und syllogistische Spitzfindigkeiten traten an die Stelle der fortschrittlichen Ansätze der frühen Medizinschulen von Salerno und Montpellier. Das ideologisch-philosophische Konzept des Studiums – nicht nur der Medizin – bestand nun in absoluter Autoritätshörigkeit und scholastischer Dialektik. Der Hochschullehrer las und interpretierte die Schriften der antiken Autoritäten, vor allem Galens, daneben aber auch die Texte der byzantinischen und arabisch-mittelalterlichen Kompilatoren und Kommentatoren (Avicenna). Seine Scholaren verfolgten die Vorlesung, schrieben mit und diskutierten die Stoffe mit ihrem Magister nach der scholastischen Methode. Für Kritik an den Klassikern fand sich hier weder Raum noch Anlass.

Anatomie und Physiologie folgten bedingungslos den Schriften Galens. Sektionen waren zwar nicht untersagt und wurden im Verlauf des 13. Jahrhunderts sogar häufiger, aber sie veränderten die anatomischen Kenntnisse nicht oder nur unbedeutend. Denn ihr Zweck war eben noch nicht das Streben nach Erkenntniszuwachs durch autopsia, sondern ausschließlich die Verifikation der alten Autoritäten (◻ Abb. 3.1).

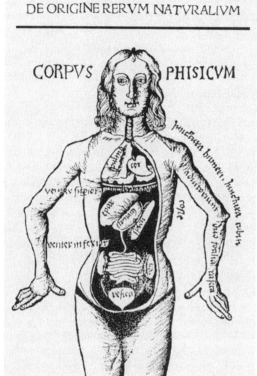

Abb. 3.1. Vorvesalische Situsdarstellung. G. Reisch (gest. 1523), Margarita Philosophica Nova (1512)

3.4 Krankheits- und Therapiekonzepte des Mittelalters

Humoralpathologie. Bestimmendes Krankheitskonzept war folgerichtig während des gesamten Mittelalters die Humoralpathologie Galens; an ihr orientierten sich Diagnostik (Pulslehre, Uroskopie) und Therapie [Evakuationsmethoden: Aderlass, Schröpfen (Skarifikation), Abführen, Erbrechen usw.]. Wie sehr sich die diagnostische Bedeutung der Urinschau während des Mittelalters steigerte, verdeutlicht die Tatsache, dass bis weit in die frühe Neuzeit kaum eine Arztdarstellung auf das Urinal als Berufssignum verzichtete.

Diätetik. Sie war neben den evakuativen und medikamentösen Therapiemethoden auf der Grundlage der Humoralpathologie mit dem Ziel einer Gleichgewichtsherstellung der Res naturales (Elemente, Säfte, Konstuti-

3.4 · Krankheits- und Therapiekonzepte

on) ebenfalls von Wichtigkeit. In ihr ging es um die Herstellung oder Wiederherstellung eines ausgeglichenen Verhältnisses bzw. um eine Beeinflussung der sechs Res nonnaturales (Luft, Speise und Trank, Bewegung und Ruhe, Schlafen und Wachen, Ausscheidungen, Gefühle). Diät war weit mehr als nur die Einhaltung bestimmter Speiseregeln, sondern sie erstreckte sich auf die gesamte Lebensführung.

Signaturenlehre. Auch dieses mittelalterliche Konzept war von einer gewissen therapeutischen Bedeutung. Danach deuten bestimmte morphologische oder farbliche Kennzeichen eines Stoffes (Stein, Pflanzenblatt, -farbe, -wurzeln etc.) auch auf dessen besondere Heilkraft hin (gelbblühendes Schöllkraut bei Gelbsucht; rote Pflanzenteile bei Blutarmut; Bernstein bei Blasenleiden; Bergkristall bei Augenleiden; roter Rubin bei Herzleiden etc.).

Religiöse und astrologische Konzepte. Deren Einfluss darf in der praktischen Medizin nicht unterschätzt werden. Diesen Konzepten hatte etwa der Aderlass zu folgen, wie zahlreiche Aderlassmännlein in spätmittelalterlichen Drucken belegen. (◘ Abb. 3.2)

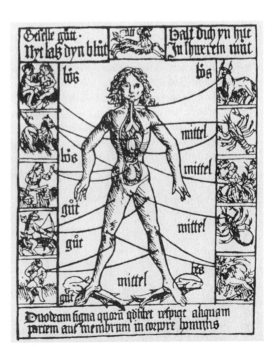

Abb. 3.2. Aderlassmännlein mit Tierkreiszeichen; Iatroastrologie. Der Aderlass sollte nur im Einklang mit den Kräften des Kosmos durchgeführt werden, wobei die Stellung des Mondes und die Organkorrespondenz der Tierkreiszeichen bedeutsam war. Holzschnitt aus dem Almanach für 1493 von Joh. Grüninger (Straßburg)

> **Iatroastrologie:** Der Iatroastrologie liegt die Annahme einer Korrespondenz zwischen den Planeten und den Sternzeichen einerseits und dem menschlichen Organismus andererseits zugrunde. Dem Einfluss der Gestirne unterliegen also Gesundheit und Krankheit des Menschen, und der Arzt kann aus ihrer Konstellation Rückschlüsse auf die Krankheitsursachen, sein therapeutisches Vorgehen und die Heilungsaussichten ziehen. Auch der Aderlass sollte nur im Einklang mit den Kräften des Kosmos durchgeführt werden, wobei die Stellung des Mondes und die Organkorrespondenz der Tierkreiszeichen bedeutsam war. In der mittelalterlichen Krankheitsvorstellung verbinden sich Humoralpathologie, Qualitätenpathologie und Iatroastrologie zu festen Zuordnungen. Beispiel: Mars – Galle (Organ) – gelbe Galle (Saft) – trocken/heiß (Qualität).

Trennung von Chirurgie und Innerer Medizin. Folgenschwer für Jahrhunderte war der durch das IV. Laterankonzil (1215) auch für die Weltgeistlichkeit vorgeschriebene chirurgische Praxisverzicht. Er leitete die gewaltsame Zerstörung der segensreichen und seit der Antike völlig unumstrittenen Einheit von Chirurgie und »Innerer Medizin« ein. Die Chirurgie wurde 1215 dem Bereich der professionalisierten Hochschulmedizin entrissen und als Handwerk Badern, Bruch- und Steinschneidern oder Starstechern anvertraut. Der Chirurgie blieb somit der Zutritt zur Institution Universität weitestgehend verwehrt.

Dispens von dieser unsinnigen Trennung beschafften sich allerdings medizinische Schriftsteller besonders in Italien (Bologna: ***Hugo dei Burgognoni, Bruno von Longoburgo*** – Wundheilung »per primam et secundam intentionem« – ***Wilhelm von Saliceto***) und Frankreich (Collège de St. Come: ***Lanfranc, Henri de Mondeville, Guy de Chauliac***). Fatal war die positive Bewertung der Wundheilung per secundam intentionem (Wundinfektion, Eiterung) durch Guy de Chauliac, von dem wir andererseits eine bemerkenswerte Schilderung der katastrophalen Auswirkungen besitzen, die die große Pest von 1348 mit 60.000 Opfern auch über die Papststadt Avignon gebracht hatte.

3.5 Gesundheit und Krankheit

In älteren populären medizinischen Darstellungen des Mittelalters wird gern auf die großen gesundheitlichen Probleme der mittelalterlichen Gesellschaft hingewiesen: mangelnde Hygiene vor allem in den Städten, die Vernachlässigung des Körpers bis hin zu äußerster Unhygiene, die großen Seuchen, Hungersnöte oder theoretische und praktische Unzulänglichkeiten der mittelalterlichen Medizin.

Die Geschichtsschreibung hat sich inzwischen teilweise von Vorurteilen dieser Art gelöst und begonnen, auch das Mittelalter sachlicher zu schildern. Gesundheit war – trotz aller Jenseitsbezogenheit – auch für den mittelalterlichen Menschen ein von Gott geschenktes Gut von hohem irdischen Wert. Sie galt ihm – nach Glaube und Hoffnung auf ein seliges Leben nach dem Tode – sicher ebenso viel wie Familie, städtische und ländliche Gemeinschaft mit kollektivem Frohsinn und kollektiver Trauer, mit Essen und Trinken, mit Kleidung und Arbeit. Wie anders wäre sonst die häufige und kritische Erwähnung des »Arzet« etwa in den Fastnachtspielen des späten Mittelalters zu verstehen, wenn man diesem nicht doch eine bedeutende Rolle bei der Erhaltung der Gesundheit beigemessen hätte – wenn er sein Handwerk nur besser verstünde.

3.5.1 Hygiene und Badekultur

Private und öffentlichen Hygiene. Auch diese ist oft unterschätzt worden. Sicher gab es fürchterlichen Straßenschmutz oder verunreinigte Lebensmittel, aber wir kennen auch zahllose städtische Anordnungen gegen den Straßenschmutz und scharfe Strafen für unsauberen oder verfälschenden Umgang mit Nahrungsmitteln. Um die Individualhygiene wird es im Mittelalter kaum schlechter bestellt gewesen sein als heute – vielleicht sogar besser. Wie anders wäre sonst die Badekultur des späten Mittelalters zu verstehen, wenn nicht – neben der Befriedigung gesellschaftlicher Bedürfnisse (Mann/Frau aß, trank, scherzte, musizierte, neckte, liebte ... und badete) – auch die individuelle Hygiene und Gesundheitspflege von Körper und Geist eine Rolle gespielt hätte.

Einen schönen Beleg für die gesellschaftliche Bedeutung der Badekultur des hohen Mittelalters liefert das erotische Badegedicht von der Graserin in der Gastein, das um 1230 datiert und in Frühdrucken des 16. Jahrhunderts eine weite Verbreitung fand. Als Verfasser kommt der mittelhochdeutsche Dichter **Neidhart von Reuental** (um 1180–1250) in Betracht. In der Schlusszeile des Gedichts, das vom Liebesspiel im Bade handelt, heißt es: »Ir lokken, sokken macht uns geil, Wir haeten beide vröud unt heil, Da unser schimpf sich endet ane smerzen.«

Ende der mittelalterlichen Badekultur. Die sich hier in einer reuelosen Badeerotik äußernde Lebensfreude endete zunächst mit den großen Pestzügen der Jahre 1347 bis 1352, die das Ende dieser Badekultur einleiteten. Erst im ausgehenden Mittelalter und im frühen 16. Jahrhundert sollte diese Kultur eine zaghafte Renaissance erleben (◘ Abb. 3.3).

So unterstrich etwa Thomas Murner (um 1475–1537) 1514 die gesundheitliche Notwendigkeit des Badens, wenn er schrieb: »Nun zwingt die

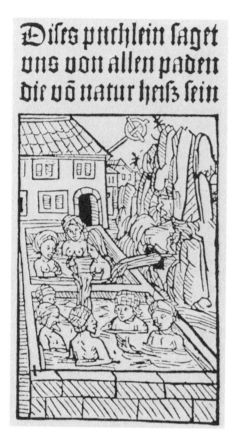

Abb. 3.3. Titelholzschnitt zu Hans Foltz (um 1440–1513) »Das puechlin von allen paden, die von natur hiess sein«, Nürnberg 1480

not deß libes mich / Das in ein bad muoß sitzen ych / Wil ich von kranckheit gar genesen.«

Ergänzen ließe sich dieses Zitat Murners durch eine Bemerkung des Johannes Dryander aus den dreißiger Jahren des 16. Jahrhunderts: »Wer nitt freüdig im bade ist, und alle sorge und anligens es gemüts auff die Zeit zu rück schlegt, soll nitt vil nutzens vom bade bekommen, wie dis dann auch mit andern artzeneien zu thun von nöten sein will.« Beide Zitate signalisieren, dass die gesellschaftlichen Aspekte der Badekultur zugunsten ihrer medizinischen Bedeutung zwischenzeitlich zurückgedrängt worden waren.

3.5.2 Krankheiten des Mittelalters

Es gab aber auch viel Krankheit im Mittelalter, und sie forderte in allen Schichten der Bevölkerung Opfer: zahllose in der einkommensschwachen Land- und Stadtbevölkerung, aber auch viele unter den Patriziern und in den feudalen Oberschichten. Todesursachen waren meistens *Infektionskrankheiten,* die sich in kaum mehr vorstellbaren Seuchenzügen über den europäischen Kontinent ausbreiteten. *Pocken, Masern,* sicher auch *grippale Infekte, Lepra,* vor allem aber die *Pest, der »schwarze Tod«,* forderten Opfer in Millionenhöhe.

Die erste große Pestwelle. Diese so genannte »Justinianische Pest« erschütterte Europa im frühen Mittelalter *zwischen 531 und 580* vor allem im östlichen Mittelmeerraum. In Konstantinopel sollen im Jahre 542 an die tausend Menschen pro Tag gestorben sein. Gallien und Germanien erlebten ihren Bevölkerungsaderlass 545/546.

Die zweite große Pestwelle. Als sie in den Jahren *1347 bis 1352* Europa überrollte, gab es keine konkreten Vorstellungen mehr von den Pestzügen des 6. Jahrhunderts. Sie traf daher die mitteleuropäische Bevölkerung unvermittelt als göttliche Strafe im Gewand einer großen neuen Krankheit, und sie traf Mitteleuropa in einer Entwicklungsphase, die durch vielerlei Krisen gekennzeichnet war.

Die Phase der ökonomischen Prosperität des 13. Jahrhunderts war definitiv zu Ende gegangen. Produktionsrückgänge im agrarischen Bereich, die durch Klimaverschlechterungen und Bodenauslaugungen bedingt waren, hatten bereits in der ersten Hälfte des Jahrhunderts zu schweren Hungersnöten geführt. Kriege erschütterten Zentraleuropa, und eine Vielzahl anderer epidemischer Erkrankungen (z. B. die Lepra, aber wohl auch Tuberkulose, Ruhr und die vielerorts endemische Malaria) hatten die physische Widerstandsfähigkeit der bereits durch Hunger geschwächten Bevölkerung weiter herabgesetzt. Die durchschnittliche Lebenserwartung lag bei 35 Jahren. Wegen der hohen Kindersterblichkeit konnte ein Kind, das die ersten zehn Lebensjahre überstanden hatte, davon ausgehen, 40 bis 50 Jahre alt zu werden. Ein Mann in den späten Dreißigern galt als alter Mann, ein Fünfzigjähriger war definitiv ein Greis. Der Tod drohte jedem zu jeder Zeit. Mit welcher Wucht die Pestzüge in der Mitte des 14. Jahrhunderts Stadt- und Landbevölkerung trafen, ist durch zahlreiche Stadtchroniken belegt.

Insgesamt kann man wohl von einer *Peststerblichkeit* ausgehen, die nur selten unter 30 % lag. Die Gesamtzahl der Opfer wird heute auf etwa 25 Millionen geschätzt.

Folgen der Pestepidemien. Die Konfrontation mit der unerklärlichen Naturkatastrophe Pest führte in der erklärungshungrigen und aufgeregten hochmittelalterlichen Gesellschaft zu Frustrationen, die sich in asketischen Exzessen (Geißler) und anderen fanatischen Auswüchsen äußerten. Diese wandten sich nicht selten gegen soziale, kulturelle oder ethnische Randgruppen. So wurden Angehörige des israelitischen Glaubens häufig für den Ausbruch von Pestepidemien verantwortlich gemacht und (auch) aus diesem Grunde bei Judenverfolgungen ohne Gnade gequält und ermordet.

Auch die fest an die Autorität von Hippokrates oder Galen glaubenden *Ärzte* wurden durch die Pest erheblich verunsichert. Paradoxerweise setzte mit der großen Pest der vierziger und fünfziger Jahre des 14. Jahrhunderts aber auch eine positive Entwicklung ein. So folgten gerade aus dieser Seuche erste systematische Ansätze im Sinne einer ***modernen Stadthygiene***, beispielsweise Absperrungen, Isolierungen, Quarantäne (40-tägige – quaranta – Quarantäne wohl zuerst in Marseille), Kontrollen und Pestreglements. Viele bedeutende europäische Hafenstädte des Mittelalters (Venedig, Ragusa, Reggio, Marseille) schlossen sich diesen Maßnahmen an. Als Desinfektion setzte man auch Räucherungen ein oder nutzte Essigwasser, verbrannte kontagiösen Hausrat, oft auch ganze Ortschaften, und ging gegen die verbreitete ***Rattenplage*** vor.

Insgesamt dürften die großen Pestzüge der Jahre 1347 bis 1352 einen außerordentlich bedeutsamen historischen Einschnitt dargestellt haben, der in seiner Tragweite bis heute noch nicht voll erfasst ist. Ob diese Zeit der Pest als »Geburtsstunde der Neuzeit« angesehen werden kann, wie es etwa Egon Fridell will, ist indes fraglich. Immerhin wird man aber wie der Wirtschaftshistoriker Friedrich Lütge die Zeit der Pest als einen gewaltigen Umbruch beschreiben müssen. In ihr wurden »Kräfte entfesselt, die das geistig-seelische, soziale, politische und wirtschaftliche Leben in einem Ausmaß umgestalteten wie kein anderes Ereignis bis zur Aufklärung hin«.

Das Ende der pandemischen Pestzüge des 14. Jahrhunderts bedeutete nicht das Ende der Pest insgesamt. Lokal begrenzte Endemien suchten Europa weiterhin heim, wie die seit dem 15. Jahrhundert blühende Verehrung des Pestheiligen St. Rochus durch zahllose Bildwerke, Kirchen, Kapellen, Altäre, Prozessionen, Andachten und Bruderschaften belegt.

Lepra. Auch andere Infektionskrankheiten verunsicherten die Menschen des Mittelalters. Dies waren vor allem die sichtbaren, die offen durch die Hülle des Leibes nach außen brechenden Krankheiten. ***Aussatz*** ist die Sammelbezeichnung all dieser Gebrechen, die nicht nur Angst und

Schrecken unter den Gesunden verbreiteten, sondern auch zur »Aussetzung« der Betroffenen führte.

Eine der Aussatzkrankheiten, die im 12. und 13. Jahrhundert wohl am meisten verbreitet war, ist Lepra. Ihre bedauernswerten Opfer mussten Signalhörner (bereits im frühen Mittelalter), Schellen und Klappern als Krankheitszeichen und Warninstrumente tragen, sodass man sie schon von weitem erkennen und meiden konnte. Die gesellschaftliche Isolierung Aussätziger wurde durch deren Unterbringung in *Leprosorien* (Siechenhäuser, Kinderhäuser) besiegelt. Sie lagen – anders als die christlichen Hospitäler – außerhalb der Mauern fast jeder mittelalterlichen Stadt und waren häufig dem Drachen tötenden heiligen Georg geweiht. In Frankreich sind für das 13. Jahrhundert mehr als 2.000 solcher Häuser belegt.

Lepraschau. Dieses Verfahren war der Aufnahme in ein Leprosenhaus seit dem 13. Jahrhundert als besonderes *Krankheitsfeststellungsverfahren* vorausgestellt, das von einer Kommission aus Ärzten und Scherern durchgeführt wurde. Solche Kommissionen wurden meist von den Stadträten eingesetzt, die sich seit dem Ende des 15. Jahrhunderts bisweilen auch der Mitarbeit medizinischer Fakultäten bedienten. Die Kommission reagierte auf eine Lepraanzeige, die von jedermann erstattet werden konnte, und zitierte dann die Beschuldigten zu sich. Ergab die Lepraschau, deren Kosten die Verdächtigen selbst zu tragen hatten, den begründeten Verdacht einer Erkrankung, so erfolgte die Verurteilung zur Sequestration, d. h. zur Absonderung in ein Leprahaus. Ergaben sich nur schwache Anhaltspunkte, so konnte eine Wiedervorstellung verfügt werden. Verlief die Untersuchung negativ, so lautete der Befund »rein«, »schön« oder »unschuldig«, und die Kommission plädierte für Freispruch.

Das Urteil selbst wurde in einem *beurkundeten Schaubrief* niedergelegt, der beim Eintritt in ein Leprosenhaus vorgewiesen werden musste. Diese Regelung war wichtig, denn als im Spätmittelalter die Inzidenz der Lepra allmählich abnahm, versuchte allerlei landfahrendes und mittelloses Volk, sich widerrechtlich in die Leprosorien einzuschmuggeln, die ja Schutz und soziale Absicherung boten. Aufnahmesuchenden ohne Lepraschaubrief blieben die Anstaltstore verschlossen. Sie waren ihrem unbestimmten Schicksal außerhalb des Leprosoriums und außerhalb der Sicherheit bietenden Stadtmauern wehrlos ausgesetzt.

Als *Zentren der Lepraschau* bildeten sich im deutschsprachigen Raum am Ende des 14. Jahrhunderts vor allem Konstanz und Köln heraus. Dorthin hatten Lepraverdächtige über weite Strecken zu reisen, und von dort wurden sie nach erfolgter Verurteilung in ihre lokalen Leprosorien zurückverwiesen.

Warum die Krankheit seit dem Ende des 14. Jahrhunderts kontinuierlich zurückging, lässt sich mit letzter Bestimmtheit nicht mehr klären. Es ist jedoch anzunehmen, dass dieser **Rückgang** mehrere Ursachen hatte, unter denen die wichtigste vermutlich die Pest war, die selbstverständlich auch in den Leprosorien ihren Tribut forderte. Eine wichtige Rolle dürfte auch das rigorose Vorgehen gegen die Krankheit gespielt haben. Im 17. Jahrhundert ist die Lepra als Seuche in Zentraleuropa praktisch erloschen, wenngleich Lepra und Leprosorien vielerorts bis ins 20. Jahrhundert weiter existierten.

Ernährungsbedingte Gesundheitsstörungen. Als dritte große Krankheitsgruppe sind schließlich die ernährungsbedingten Gesundheitsstörungen zu nennen. *Eiweiß- und Vitaminmangelkrankheiten*, etwa der Skorbut (Scharbock) der Kreuzfahrer, waren für die Mehrheit der Bevölkerung primär wohl kaum von größerer Bedeutung. Insbesondere im ausgehenden 14. Jahrhundert dürften sie im Gefolge allgemeiner Hungersnöte allerdings eine nicht unbedeutende Rolle gespielt haben.

Größere Probleme mit z. T. epidemischem Massencharakter verursachte das oft durch Mutterkornalkaloide verdorbene Getreide. Dadurch hervorgerufene Vergiftungen führten zum heute bekannten Krankheitsbild des *Ergotismus.* Aus bildlichen Darstellungen des Spätmittelalters, wie sie in den Werkstätten des **Hieronymus Bosch** (gest. 1516) oder des *Mathias Grünewald* (um 1500; Isenheimer Altar um 1515) entstanden sind, wissen wir, dass die Krankheit in allen auch heute bekannten Formen aufgetreten ist.

- Bei der gangränösen Form des Ergotismus handelte es sich um eine zunehmende Gefühllosigkeit der Zehen und Fingerglieder, an denen nach Gefäßkrämpfen eine akute Gangrän auftreten konnte, die häufig in tödlicher Sepsis endete;
- die konvulsive Form führte zu tetanischen Krämpfen und schmerzhaften Kontrakturen insbesondere der Beugemuskeln;
- die dritte Form zeigte allgemeine Lähmungen, Aphasie und schwere Psychosen.

An diesen Krankheitsbildern orientierten sich die mittelalterlichen Krankheitsnamen des Ergotismus, der bisweilen als »ignis sacer« (heiliges Feuer) oder »*Antoniusfeuer*« oder auch als »Kribbelkrankheit« in den Quellen in Erscheinung tritt. Wie der Name Antoniusfeuer bereits andeutet, war der *heilige Antonius* der Schutzpatron der Ergotismuskranken. Ihn rief man im Krankheitsfall an, und unter seinem Namen bildete sich auch die *Spitalbruderschaft der Antonier,* die sich ausschließlich in den Dienst der am Antoniusfeuer Erkrankten stellte. Als einzigem Orden war es den Antoniern erlaubt, Schweinezucht zu betreiben (Antoniusschweine), deren Ernährung der öffentlichen Mildtätigkeit anheim gestellt blieb. Die frei in den Städten herumlaufenden Schweine, aber auch die bisweilen aggressive Almosengeschäftigkeit dürften den Orden bekannter gemacht haben als seine Leistungen an den Ergotismuskranken, deren Zahl im 14. und 15. Jahrhundert ohnedies stark rückläufig war.

3.6 Das christliche Hospital des Mittelalters

3.6.1 Klösterliche und altstiftische Spitalbildungen

Der mittelalterliche Mensch erkrankte, genas oder starb in aller Regel in der solidarischen Gemeinschaft seiner engsten sozialen Gruppe, die ihm als Familie, als klösterliche, dörfliche oder höfische Gemeinschaft Sicherheit, Geborgenheit und Pflege gewährte. Hospitaleinrichtungen, wie sie sich aus dem byzantinischen Xenodochienwesen nachweislich seit dem 9. Jahrhundert auch im Westen als institutionalisierte Form klösterlicher Wohlfahrtspflege entwickelten, dienten fast immer nur den untersten Schichten der sozialen Stufenleiter der mittelalterlichen Gesellschaft – den Armen, Alten, Wohnungs- und Heimatlosen, deren soziale Bedürftigkeit überdies noch durch Krankheit verstärkt worden war.

Frühe Organisationsformen. Dem klösterlichen Spital sollte als Ausgangspunkt anstaltlicher Wohlfahrtspflege während des gesamten Mittelalters ein hervorragender Platz zufallen. Das altstiftische Spital orientierte sich am Beispiel der klösterlichen Einrichtungen und schloss sich meist an Bischofskirchen eng an. Während die frühen klösterlichen Formen des Spitals vor allem aus den Reformbestrebungen der burgundischen Abtei Cluny wichtige Impulse bezogen, waren es für die bischöflichen Spitalstiftungen vor allem die Regeln zur »vita canonica« des Aachener Konzils von 816, die die Armenfürsorge als integralen Bestandteil im Lebenskreis der Kanoniker fixierte. Frühe Beispiele für jene Form des christlichen Hospitals finden wir etwa in Köln und Bremen (9. Jahrhundert), in Augsburg, Hildesheim, Mainz, Speyer oder Meißen (10. bis 13. Jahrhundert). Sein Bedeutungshöhepunkt lag eindeutig im 13. Jahrhundert.

3.6.2 Kirchlich-bruderschaftliche Spitalbildungen

Danach trat diese erste Form des städtischen Hospitals hinter die der bruderschaftlich organisierten städtischen Hospitäler zurück. Diese neuen Formen hatten sich seit dem **Beginn des 12. Jahrhunderts** vor dem Hintergrund demographischer und sozialer Strukturveränderungen in den schnell wachsenden städtischen Zentren entwickelt. Mit der Bevölkerungszahl waren auch die sozialen Probleme der Städte gewachsen. Sie konnten nicht allen, die ihren Schutz und ihre Vorteile gesucht hatten, neben der Sicherheit auch Prosperität gewähren. Für das wachsende Armenelend in den expandierenden Städten waren die alten Spitalanlagen zu klein geworden. Seit der Mitte des 12. Jahrhunderts entwickelte sich vor dem Hintergrund dieses Mangels das bruderschaftlich organisierte Spital, das man seinen Hauptformen entsprechend in *selbstständige bruderschaftliche Anstalten*, sich aus ehemaligen klösterlichen Einrichtungen weiter entwickelnde *Hospitalstiftungen* und *Anstalten der eigentlichen Hospitalorden* unterteilt. Unter ihnen dominierten die erste und letzte der genannten drei Gruppen.

Laikale Spitalbruderschaften. Vom Beginn des 12. bis zum Ende des 13. Jahrhunderts schossen selbstständige bruderschaftliche Hospitäler in der Trägerschaft aller Schichten und Stände wie Pilze aus dem Boden; sie waren insbesondere im 13. Jahrhundert überwiegend dem Heiligen Geist gewidmet. Die christliche Karitasarbeit in diesen bruderschaftlichen Hospitälern übernahmen meist *Laienbrüder,* die ihr Leben zwar in Analogie zum klösterlichen Leben, jedoch ohne unmittelbaren Anschluss an ein Kloster organisierten. Einen besonderen Zweig der freien bruderschaftlichen Spitalbildung stellten *Spitalverbrüderungen* zur Versorgung der von der Gesellschaft ausgeschlossenen Leprösen dar. Solche Krankenpflegergenossenschaften können wir etwa für Halberstadt (vor 1206), für Frankfurt am Main (vor 1283), für Speyer (vor 1239) oder für Erfurt (vor 1247) nachweisen.

Hospitäler der Spitalorden. Anders als in den laikalen Spitalbruderschaften gestaltete sich das Leben in diesen Hospitälern des 12. bis 13. Jahrhunderts in strenger Analogie zum klösterlichen Leben. Bei den Spitälern der Spitalorden können wir nicht-ritterliche und ritterliche Ordensspitäler unterscheiden.

Unter den *ritterlichen Ordensspitälern* waren es vor allem die Hospitäler des *Johanniterordens* (1113), die des *Deutschordens* (1191) und die des *Lazaritterordens*, dessen Ursprünge etwa in der Mitte des 12. Jahrhunderts lagen. Alle drei großen ritterlichen Spitalorden sind im geistigen Klima der Kreuzzugsbewegung entstanden, hatten sich dann aber weitgehend auf die karitative Betätigung im alten Reich konzentriert. Eine Ausnahme bildete der Deutschorden, dem es im Rahmen der Ostkolonisierung gelang, im Gebiet der Prussen einen eigenen Ordensstaat zu gründen, dessen wichtigstes und beispielgebendes Spital das Heiliggeistspital zu Elbing (1242) war.

Unter den *nicht-ritterlichen* deutschen *Spitalorden* sind die *Ordensgemeinschaften der Antonier* (1297), vom *Heiligen Geist* (1198) sowie die *Gemeinschaften der Kreuzträger mit dem roten Stern* (Böhmen, 1238) und der *Brüder vom Heiligen Grabe zu Jerusalem* (1114) zu nennen. Während die beiden letztgenannten Hospitalorden in Deutschland nur spärlich vertreten waren, kam dem Antonierorden insbesondere im süddeutschen Raum seit dem 13. Jahrhundert einige Bedeutung zu. Der Orden vom Heiligen Geist fand sich zwar im gleichen geografischen Raum, wurde jedoch nur in geringem Maße heimisch. Die meisten der vielen Heiligen-Geist-Spitäler des Hoch- und Spätmittelalters standen zu diesem Orden in keiner Verbindung.

3.6.3 Das bürgerliche Spitalwesen

Mit der Entwicklung der mittelalterlichen Stadt zu einer christlichen, aber gerade auch gegenüber der Kirche selbstbewusst auftretenden politischen Körperschaft begann in der zweiten Hälfte des 12. Jahrhunderts der Prozess einer steten *Verbürgerlichung des städtischen Spitalwesens*. Die anfangs allmähliche Zunahme laikal brüderschaftlich organisierter Spitäler fand ihren Abschluss in der dominierenden Erscheinung des rein kommunal orientierten und der städtischen Verwaltungsorganisation zugeordneten Stadthospitals am Ende des 15. Jahrhunderts. Diese Entwicklung darf jedoch nicht zu dem Schluss verleiten, dass die Kommunalisierung des christlichen, mittelalterlichen Hospitals bereits zu diesem frühen Zeitpunkt mit seiner Säkularisierung einhergegangen wäre.

Die Spitalinsassen. Blieb die Gruppe derjenigen, die in den mittelalterlichen Spitaleinrichtungen Aufnahme fanden, während der ersten Phase der Hospitalentwicklung, also im Bereich des klösterlichen und altstiftischen Spitals, noch relativ konstant auf »pauperes, peregrini, debiles et egeni«, d. h. auf die Armen, Altersschwachen, Kranken, Gebrechlichen, Obdachlosen und landfremden Reisenden beschränkt, so erweiterte sich das Aufnahmespektrum nach Zahl und Qualität mit der Entwicklung der bruderschaftlich organisierten Spitalbildungen. Nun diente das bruderschaftliche Hospital nicht nur als Armen- und Krankenhaus, sondern auch als *Findelhaus* und *Entbindungsanstalt* und daneben in wachsendem Umfang auch als *Alterspfründe*. Insbesondere dieser letzte Zweig der Spitaltätigkeit signalisierte spätestens seit der Mitte des 13. Jahrhunderts den massiven Einbruch des organisierten Bürgertums in die bis dahin ausschließlich christlich-karitativ orientierte Spitalstruktur. Unter dem Einfluss wachsender städtischer Interessen wurde das Hospital zu einem wichtigen Faktor christlich motivierter, aber *bürgerlich organisierter Wohlfahrts- und Sozialpolitik*, die sich nicht mehr ausschließlich auf die sozialen Randgruppen der städtischen Bevölkerung konzentrierte. Dieser Prozess wurde noch zusätzlich verstärkt durch den Übergang der Spitalorganisation in die alleinige *Herrschaft der Stadtgemeinden* und manifestierte sich in der zunehmenden Zurückdrängung der alten Spitalkonvente zugunsten größerer Aufnahmezahlen.

Aufgabenbereiche. Allmählich engte sich auch der Raum für die alten, stark kirchlich orientierten Spitalverbrüderungen ein. Ihr Tätigkeitsbereich verlagerte sich vom Zentrum des Spitals in dessen Peripherie. Die eigentlichen Aufgaben der Kranken-, Armen- und Altenpflege gingen in den Tätigkeitsbereich städtisch bestellter Organe, Spitalpfleger und Spitalpflegerinnen über. Dieser Umstand darf nicht darüber hinwegtäuschen, dass sich in den Städten weiterhin zahlreiche Bruderschaften konstituierten, deren primäres, karitatives Ziel das alte, nun aber städtisch organisierte Spital blieb. Ihr Augenmerk galt weiterhin der Erbringung finanzieller oder unmittelbarer Hilfeleistungen, denn der tiefe Glaube an die Beförderung des eigenen Seelenheils durch die karitative Betätigung in den oder zugunsten der Hospitaleinrichtungen bildete ein starkes, zusätzlich motivierendes Element.

Wirtschaftliche Aspekte. Die wachsende Zahl der Spitalinsassen brachte auch neue wirtschaftliche Erfordernisse mit sich. So reduzierte sich das bei kleinen Aufnahmezahlen noch durchaus praktikable Prinzip der unentgeltlichen Aufnahme von Hilfsbedürftigen allmählich und wich dem *Grundsatz der Entgeltlichkeit*, der immer mehr zum Gebot der Selbsterhaltung wurde. Daneben entwickelten sich die städtischen Spitäler insbesondere in den großen Reichsstädten zu durchaus autarken und prosperierenden *Wirtschaftseinheiten*, die ihr Augenmerk auf die Bildung und Erweiterung eines reichen Kapital- und Grundvermögens richteten. Nicht selten dominierte im 14. und 15. Jahrhundert das Streben nach wirtschaftlicher Autarkie die eigentlichen Ziele der unmittelbaren Karitas. Ein End- und Höhepunkt dieser Entwicklung war am Anfang des Reformationsjahrhunderts erreicht. Gleichwohl dürfen die umfangreichen Sozialleistungen der mittelalterlichen Hospitäler auch in dieser Phase ihrer Entwicklung nicht unterschätzt werden. Zu einer umfassen-

3.6 · Das christliche Hospital des Mittelalters

den Versorgung aller sozialen Randgruppen freilich hatte ihre Kapazität nie ausgereicht.

Während des gesamten Mittelalters finden wir nur selten Ärzte im Umfeld der Spitäler (◘ Abb. 3.4). Die Ausweitung auf eine medizinisch orientierte Versorgung der Spitalinsassen unter Hinzuziehung eigens angestellter Spitalärzte sollte erst im 16. Jahrhundert erfolgen. ◘ Abb. 3.5 gibt einen Überblick über Spitalträger und Spitaltypen im Mittelalter.

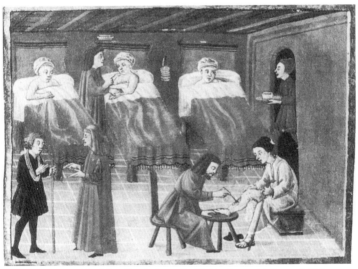

Abb. 3.4. Spätmittelalterliches Hospitalszenario (fiktiv) mit verschiedenen ärztlichen Konsultationen: Uroskopie (Urinkörbchen an der Rückwand), Pulsdiagnostik, Ausbrennen einer Wunde

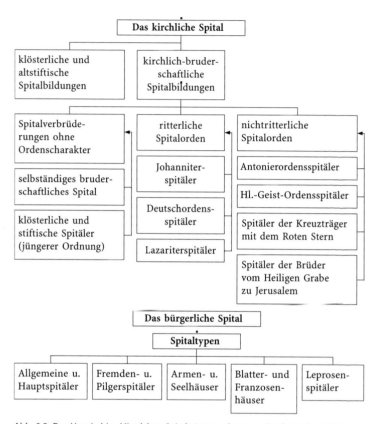

Abb. 3.5. Das Hospital im Mittelalter, Spitalträger und -typen. (Nach Reicke 1932)

3.6 · Das christliche Hospital des Mittelalters

Zusammenfassung

Epochen/Phasen
- Arabisch-islamische Medizin (7. bis 13. Jahrhundert): Rezeption und Kompilation der antiken Medizin (7. bis 9. Jahrhundert); Assimilation und eigenständige Ergänzung der antiken Medizin (10. bis 12. Jahrhundert); Kanonisierung und Stagnation (12. bis 13. Jahrhundert)
- Monastische Medizin (5. bis 12. Jahrhundert)
- Scholastische Medizin (12. bis 16. Jahrhundert)

Grundlagen
- Anatomie und Physiologie folgen Galen; Weiterentwicklung von Diätetik und Arzneimittellehre (bes. im arabischen Mittelalter)

Krankheits- und Heilungskonzepte
- Humoralpathologie (Blut, gelbe Galle, schwarze Galle und Schleim), Qualitätenlehre, Signaturenlehre, magisch-religiöse Konzepte, astrologische Konzepte; Chirurgie; Heilung »per secundam intentionem«, »pus bonum et laudabile«

Ärztliche Praxis
- Uroskopische Diagnostik, Pulsdiagnostik, Diätetik, Medikamente, Aderlass, Purgieren

Zentren/Institutionen
- Persisch-arabische Übersetzungszentren (Nisbis, Edessa, Gondishapur, Antiochia, Damaskus, Bagdad, Basra, Kairo);
- christliche Sammlungs- und Übersetzungszentren (Monte Cassino, Salerno, Toledo);
- ärztliche Ausbildungszentren und frühe medizinische Fakultäten (Salerno, Montpellier, Paris, Bologna, Padua)

Universitätsmedizin
- Medizin ist Lehrfach an den frühen Universitäten; Methode ihrer Vermittlung ist die Scholastik; Trennung von Medizin und Chirurgie durch das 4. Laterankonzil (1215)

Wichtige Krankheiten
- Pest (Justinianische Pest; 531–580; Große Pest, 1347–1352), Pocken, Lepra, Ergotismus (Antoniusfeuer), Skabies, Tuberkulose, Epilepsie (St. Veltins-Weh, St. Cornelius-Siechtum, St. Veits-Plage, St. Johannes-Übel), Mangelerkrankungen

Hospitäler
- Klösterliche Bildungen, bruderschaftliche Bildungen, Verbürgerlichung des Spitals im 14. Jahrhundert (Kommunalisierung, keine Säkularisierung); Pesthäuser, Leprosenspitäler

Gesundheitswesen
- Medizinal- und Approbationsordnungen Rogers II. (1140) und des Staufers Friedrich II. (1240);
- Quarantänemaßnahmen (Pest); Beginn stadthygienischer Bestrebungen; Pestreglements; erste Stadtärzte

Schutzpatrone der Ärzte und Apotheker
- Märtyrer der diokletianischen Christenverfolgung Cosmas und Damianus

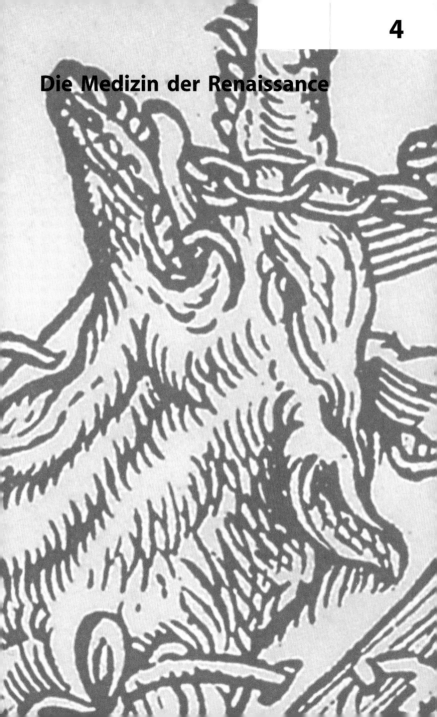

Die Medizin der Renaissance

4

4.1	**Die Wissenschaft der Renaissance**	– 81
4.2	**Die ärztliche Botanik des Humanismus**	– 82
4.3	**Andreas Vesalius (1514–1564) – Wiedergeburt der anatomischen Zergliederungskunst**	– 84
4.3.1	Die mittelalterliche Anatomie vor Vesalius	– 84
4.3.2	Das anatomische Werk des Vesalius	– 85
4.4	**Andere Anatomen des 16. Jahrhunderts**	– 89
4.5	**Neuerungen in der Chirurgie**	– 90
4.5.1	Grundlagen	– 90
4.5.2	Die neuen Erkenntnisse der Wundbehandlung	– 94
4.5.3	Ambroise Paré	– 94
4.6	**Neuerungen in der Geburtshilfe des 16. Jahrhunderts**	– 96
4.7	**Neue Aspekte: Die Kritik an der Humoralpathologie und das Entstehen der Iatrochemie**	– 98
4.8	**Das Syphilisproblem – Ursprünge der Kontagienlehre im 16. Jahrhundert**	– 101
4.9	**Medizinische Ausbildung im 16. Jahrhundert**	– 103
4.10	**Gesundheitswesen**	– 104

Unter dem Einfluss von Renaissance und Humanismus wendet sich auch die Medizin als Teil der studia humaniora ihren antiken Grundlagen und Quellen philologisch-kritisch zu. Medizinisch-naturwissenschaftliche Erkenntnisbildung erfolgt durch die Lektüre der von Verfälschungen gereinigten Klassiker, aber auch bereits durch das Prinzip der unabhängigen autopsia. Das Buch der Natur tritt als Sachautorität neben die Personalautoritäten der Antike. Besonders in Botanik, Zoologie und Anatomie wird dies deutlich. Die kritische Auseinandersetzung mit den antiken Lehrern und ihren mittelalterlichen Kommentatoren befördert daneben die Entstehung neuer medizinischer Konzepte, so etwa die der paracelsischen Iatrochemie. Generell jedoch bleibt die ergebene Treue zum gereinigten antiken Vorbild beherrschendes Kriterium der Epoche.

4.1 Die Wissenschaft der Renaissance

Studium der Antike. Im Mittelpunkt der Wissenschaften in der europäischen Renaissance (in Italien, geführt durch **Francesco Petrarca** [1304–1374], etwa mit der Mitte des 14., in Deutschland mit dem Ende des 15. Jahrhunderts) stand das Bemühen, die klassischen Autoren der Antike unter Umgehung arabischer Verfälschung oder Verkürzung aus ihren griechischen und lateinischen Quellen sprachlich und rezeptionsgeschichtlich möglichst unmittelbar zu studieren. Der Gelehrte dieser Zeit zeichnet sich durch unermüdliche Bibliotheksarbeit und die rastlose Suche nach immer neuen griechischen Manuskripten aus, die dann nach der neuen *philologischen Methode* rezeptionskritisch bearbeitet und ediert wurden. Ein jeder Humanist strebte nach *eruditio* und *prudentia*, den klassischen Merkmalen der Gelehrsamkeit, die zum Leitbild und Ziel aller *studia humanitatis* (Rhetorik, Eloquenz, Moralphilosophie, Geschichte) wurden.

Orte der neuen Wissbegierde und Gelehrsamkeit waren die Universitäten und akademischen Gymnasien, die sich unter dem Einfluss der humanistischen Bewegung aus ihrer scholastisch-syllogistischen Erstarrung lösten. Die Bewegung bemühte sich vor allem um das literarische, philosophische und politisch-historische Erbe der Antike. Ihm widmeten sich im deutschen Raum u. a. Erasmus von Rotterdam, Ulrich von Hutten, Willibald Pirckheimer, Peutinger, Wimpfeling, Geiler, Rufus, Reuchlin und Melanchthon.

»O saeculum, o litterae! Juvat vivere, etsi quiescere nondum iuvat, Bilibalde. Vigent studia, florent ingenia«, schrieb Ulrich von Hutten seinem Freund Willibald Pirckheimer am 25. Oktober 1518 und brachte so sicherlich auch die Begeisterung anderer Humanisten über die Wiedergeburt der Wissenschaften zum Ausdruck, die mehr war als nur eine Renaissance der Antike.

Medizinwissenschaft. Selbstverständlich fand auch die Medizin in dieser neuen Geisteshaltung ihren Raum, denn gerade sie war klassische, antike Wissenschaft. Und hatte nicht gerade sie so unendlich unter der arabistischen Verzerrung ihrer Ursprünge gelitten? Mit neuem Eifer beschäftigten sich nun vor allem Männer wie die Italiener *Lorenzo Lorenzano* (gest. 1502), *Niccolo Leoniceno* (1428–1524) und *Johann Guinther von Andernach* (1487–1574) mit den griechischen Handschriften der Werke des Galen, ohne die arabische Überlieferungstradition zu beachten. Sie begannen, aus dem scholastischen Rezeptionskonglomerat die tatsächlichen Charakterzüge dieser klassischen Wissenschaft herauszuarbeiten.

Am deutlichsten wurde dieses Bemühen in der *Humananatomie,* also in der medizinischen Grunddisziplin. Diese hatte Galen nach Meinung der neuen Anatomen durch seine Beschränkung auf die Tieranatomie und deren Übertragung auf menschliche Verhältnisse in ganz entscheidenden Punkten vernachlässigt. Bevor wir uns ihr, vor allem aber ihrem Hauptvertreter, *Andreas Vesalius* (1514/15–1564) zuwenden wollen, soll zunächst ein Blick auf die Situation der humanistischen Botanik und Zoologie geworfen werden, in der ganz ähnliche Veränderungen und Neuerungen offensichtlich wurden.

4.2 Die ärztliche Botanik des Humanismus

Erste Klassifizierungsversuche. Unter dem Einfluss des Humanismus entwickelte sich auch die Pflanzenkunde in enger Verbindung mit der Medizin zu einer eigenständigen, neuzeitlichen Wissenschaft. Den Verfassern einer Vielzahl von *Kräuterbüchern* des 16. Jahrhunderts kam es zunächst darauf an, das antike pflanzenkundliche Wissen von den Fehlern arabisch- und lateinisch-mittelalterlicher Textüberlieferung und -kommentierung zu reinigen, kritisch zu verbessern und aus den griechischen Originalquellen neu zu edieren. Diese Arbeit war auch gekennzeichnet durch das Bestreben, möglichst alle Lücken in der Textüberlieferung durch eigene Naturbeobachtung, durch eigene Zuwendung zum *liber naturae*, zu schließen.

Man wollte die bekannten Pflanzenarten zunächst in Anlehnung an das antike Schema, vor allem an das des Theophrast von Eresos (373–288) sowie des antiken Naturenzyklopädisten Plinius (23–79), aber schon bald auch darüber hinaus praktikabel klassifizieren. Immer noch

4.2 · Die ärztliche Botanik des Humanismus

fehlte freilich eine einheitliche Nomenklatur, und die Nichtbeachtung genealogischer oder verwandtschaftlicher Beziehungen führte zu Einordnungsversuchen, die uns heute vielfach willkürlich erscheinen.

Als erstes umfangreiches Kräuterbuch des Renaissance-Humanismus, richtungsweisend in seiner anschaulichen und exakten Illustrierung, erschien 1530 die *Herbarum vivae eicones* des Arztes **Otho Brunfels** (1488–1534), ein Pflanzenatlas mit mehr als 300 naturgetreuen Holzschnitten. Ihm folgten schon wenig später das *New Kreütterbuch* (1539) von **Hieronymus Bock** (1498–1554) und die *De historia stirpium commentarii* (1542) von **Leonhard Fuchs** (1501–1566).

Weiterentwickelte Ordnungskategorien. Hatten die Kräuterbuchautoren der ersten Hälfte des 16. Jahrhunderts zunächst noch weitgehend an die Klassifizierung nach Theophrast und Plinius gehalten, so entwickelten sich in der zweiten Hälfte des Jahrhunderts zunächst noch nicht allgemein wahrgenommene, aber schon gelegentlich verwendete, später explizite neuen Ordnungskategorien. ***Carolus Clusius*** (1526–1609) etwa hat als solche 1576 den Pflanzensaft eingeführt und bereits natürliche Gruppen nach diesem Kriterium einander zugeordnet. Ähnlich verfuhren **Lobelius** (1570) oder **Dodonaeus** (1583). Bei **Caspar Bauhin** (1560–1624), dem Arzt und wohl bedeutendsten Botaniker seiner Zeit, zeichnete sich dann am Anfang des 17. Jahrhunderts insbesondere in seinem *Pinax theatri botanici* ausgehend von den Ordnungsversuchen des 16. Jahrhunderts bereits deutlich die beginnende Differenzierung zwischen Pflanzengattung und Pflanzenart und damit die neue Methode der **binären Nomenklatur** in der Botanik ab.

Bereits 1583 hatte **Andreas Caesalpinus** in seinen *De plantis libri XVI* neuartige Klassifizierungsversuche unternommen und hierbei nicht nur Merkmale der äußeren Pflanzenmorphologie herangezogen. So besitzen wir von ihm die ersten exakten Beschreibungen zur Pflanzenphysiologie überhaupt. Sein Analogiedenken vergleicht die Zirkulation des Saftes bei Pflanzen mit der Strömung des Blutes bei Tieren; das Pflanzenmark ist für ihn Sitz des Herzens und damit der Pflanzenseele. Freilich wurde auch noch von Caesalpino jede Bisexualität bei Pflanzen abgelehnt, infolgedessen auch jegliche Genealogie; sein Ordnungssystem musste daher künstlich bleiben. Änderungen in dieser Hinsicht erfolgten dann erst durch die Systematiker des 17. Jahrhunderts und müssen hier noch nicht abgehandelt werden.

4.3 Andreas Vesalius (1514–1564) – Wiedergeburt der anatomischen Zergliederungskunst

4.3.1 Die mittelalterliche Anatomie vor Vesalius

Reproduktion antiker Lehrauffassungen. Wie in den vorausgegangenen Kapiteln bereits erläutert wurde, waren Sektionen menschlicher Leichen im Mittelalter keineswegs durchgängig verboten; so besitzen wir eine ganze Reihe von Nachrichten und Abbildungen über *mittelalterliche Humansektionen,* die alle in mehr oder weniger typischer Manier ein klassisches Sektionsszenario wiederholen. Der Hochschullehrer thront auf seinem erhobenen Lehrstuhl und liest aus den mittelalterlichen Manuskripten Anatomie nach Galen. Unter ihm wird von einer Reihe von Studenten der Leichnam streng nach Anweisungen seziert und auf das Vorgelesene in der Reihenfolge der Schrift hingewiesen. Es ging bei diesen Sektionen allerdings keineswegs darum, einen medizinischen Erkenntniszuwachs aus der Anatomie des menschlichen Körpers zu gewinnen, wie wir heute vielleicht vermuten könnten, sondern lediglich darum, die antiken überlieferten Lehrauffassungen zu reproduzieren und dadurch zu verifizieren. Von einer »autopsia« im modernen Sinne, d. h. von einer eigenen Betrachtung und Interpretation der tatsächlichen Sektionsbefunde konnte keine Rede sein.

Dies darf nicht weiter verwundern, denn das in sich geschlossene *Dogma der Humoralpathologie* und der in diese Lehre eingebundenen Anatomie und Physiologie bot für fast alle Erkrankungen ein nachvollziehbares Erklärungs- und Handlungskonzept. Welche neuen Erkenntnisse hätte man also aus einer auf Autopsie beruhenden und durch eigene Anschauung erlangten Kenntnis der Anatomie gewinnen können, und warum überhaupt hätte man nach ihnen suchen sollen?

Rezeption Galens. Ein Übriges hatte daneben die Abneigung der Araber gegenüber der Anatomie bewirkt, die sich in ähnlicher Weise begründete. So hat die Anatomie des Galen über diesen Rezeptionsweg nur verstümmelt ins lateinische Mittelalter gelangen können. Selbst die anatomische Darstellungssystematik des Galen (Skelett, Muskeln, Gefäße, Nerven, Organe) war nicht mehr gängiges Darstellungsprinzip. Zwar hatte **Mondino dei Luzzi** (1275–1326) am Anfang des 14. Jahrhunderts durch seine *Anathomia* (Bauchhöhle, Kopf, Extremitäten) die mittelalterlichen Anatomiekenntnisse standardisiert, dadurch aber auch deren Erstarrung weiter gefördert. Eine ganze Reihe von Skelett- und Situsdarstellungen des hohen und späten Mittelalters belegen diese Erstarrung, in der für differenzierte Darstellungen kaum Raum war. Das Interesse an neuer

4.3 · Andreas Vesalius (1514–1564)

Erkenntnis blieb gering: Der Hochschullehrer las (einen heruntergekommenen) Galen nach Mondino; der Prosektor schnitt nach dieser Anleitung und bestätigte so Mondino bzw. Galen; die Studenten aber vertrauten ausschließlich dem gelesenen und vor allem gehörten Wort, nicht jedoch ihrem Augenschein.

Kritische Ansätze im Humanismus. Einen *grundlegenden Wandel* konnte auch in der Anatomie erst die quellen- und rezeptionskritische Rückwendung zu den antiken Originalvorlagen bewirken. Erste Bemühungen, das erstarrte Wissenssystem der Anatomie aufzubrechen, sind dann auch folgerichtig bei den ›Humanisten-Ärzten‹ zu verzeichnen, wie sie etwa durch **Johannes Guinther von Andernach** (1487–1574), **Berengario da Carpi** (1460–1530) und **Charles Estienne** (1504–1564) repräsentiert wurden. Sie legten zum ersten Male tatsächlich an Galen orientierte *Dissektionsanleitungen* vor, behielten aber die Vielzahl der anatomischen Irrtümer der großen, alten und schon darum nicht anzuzweifelnden Autorität des Galen ohne jede Kritik bei.

4.3.2 Das anatomische Werk des Vesalius

Dies änderte sich erst durch die Sektionspraxis und das darauf beruhende Werk des bedeutendsten Anatomen des 16. Jahrhunderts, des Andreas Vesalius (1514–1564) (◘ Abb. 4.1). Ihm verdanken wir das erste an den tatsächlichen Situsbefunden orientierte anatomische Werk der Neuzeit.

Leben. Die Universitätslaufbahn des Flamen mit deutscher Herkunft hatte zunächst recht traditionell begonnen. Die Dissertation des späteren Anatomen war eng an der scholastischen Medizin seines Lehrers *Jacobus Sylvius* (1478–1555) orientiert. Offensichtlich ist es Vesal in seiner fünfjährigen praktischen Tätigkeit als Prosektor an der Universität zu Padua aber bereits gelungen, eine Vielzahl von Inkongruenzen zwischen den anatomischen Kenntnissen seiner Zeit und eigenen Befunden, die er Tag für Tag durch eine Vielzahl von Sektionen erheben konnte, zu entdecken.

Außerordentlich bewegt und erfahrungsreich war auch das Leben des Arztes Andreas Vesalius, der 1544 Leibarzt Kaiser Karls V. (1500–1558) wurde und ihn auf allen Reisen und Kriegszügen begleitete. Nach dem Tod des Kaisers und der Auflösung des Hofstaates wurde Vesal entlassen und trat unmittelbar darauf in den Dienst Philipps II. (1527–1598) ein, den er 1559 nach Spanien begleitete. Anfang 1564 bereiste der Anatom und Arzt von Venedig aus das Heilige Land und starb auf dem Rückweg von Jerusalem noch im gleichen Jahr auf der griechischen Insel Zantos im Ionischen Meer.

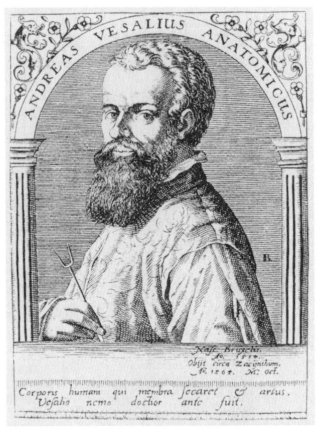

Abb. 4.1. Andreas Vesalius (1514–1564); Kupferstich 1599. Lateinische Subscriptio: »Niemand war vor Versalius gelehrter als er, der die Glieder des menschlichen Körpers aufgeteilt hat.«

Werke. Neudrucke der wichtigsten Werke Vesals wurden bis ins 18. Jahrhundert aufgelegt.

Sorgfältige Menschensektionen und der kritische Vergleich dessen, was sich dem frühneuzeitlichen Anatomen am Sektionstisch tatsächlich offenbarte, mit der klassisch-anatomischen Doktrin Galens und seiner Interpreten haben Vesal geleitet und in seinem Werk stark beeinflusst. Sie fanden ihren Niederschlag in den berühmten ***De humani corporis fabrica libri septem***, die zuerst **1543** in der Offizin seines Freundes, des Paracelsus-Famulus Johannes Oporinus, in Basel mit Illustrationen des

4.3 · Andreas Vesalius (1514–1564)

Tizian-Schülers Jan Stefan von Calcar (ca. 1499–1545) ausgestattet und publiziert wurden. Die phantastischen Holzschnitte dieser Ausgabe – Skelett- und Muskeldarstellungen neben einer Reihe von Detailabbildungen vor dem Hintergrund einer Landschaft (◘ Abb. 4.2) – versuchten zum ersten Male in der Geschichte der Anatomie, die tatsächlichen Gegebenheiten des menschlichen Körpers wiederzugeben und sollten für weit

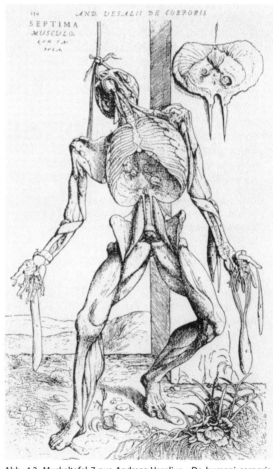

Abb. 4.2. Muskeltafel 7 aus Andreas Vesalius. »De humani corporis fabrica libri septem«, Basel 1543

mehr als ein Jahrhundert die Norm aller folgenden anatomischen Abbildungen liefern. Sie sind von einer ganzen Reihe berühmter anatomischer Illustratoren, unter ihnen Ryff, Valverde di Hamusco, Casserius und Bidloo immer wieder kopiert worden. Eine zweite Ausgabe folgte in den Jahren 1552–1555 und korrigierte kleinere Fehler der ersten Auflage.

Weit verbreitet waren auch die gleichzeitig mit der *Fabrica* publizierten **Epitome**, die einen knappen Auszug aus dem Werk darstellten. Wir können heute sicher davon ausgehen, dass es vor allem diese Epitome waren, auf die sich der anatomische Unterricht seit der zweiten Hälfte des sechzehnten Jahrhunderts stützte. Entscheidendes Charakteristikum der *Fabrica* des Andreas Vesalius war, dass durch sie viele Fehler der Anatomie Galens aufgedeckt wurden, die sich durch den unzulässigen Analogieschluss von der Tier- auf die Menschenanatomie eingeschlichen hatten. So konnte der große Anatom der Neuzeit etwa auch die von Galen postulierten Poren der Herzscheidewand durch »autopsia« nicht unmittelbar bestätigen. Ein folgenreiches Unvermögen, wie sich kaum hundert Jahre später durch William Harveys Beschreibung des Blutkreislaufs erweisen sollte, für den die Nichtexistenz der Foramina des Septum interventriculare eine zentrale Grundvoraussetzung seiner neuen Theorie bedeutete. Typisch für die Haltung Vesals war die Kommentierung dieser Beobachtung: »Wir müssen«, so schrieb Vesal,

> »die Schöpfung des Allmächtigen bewundern, denn ihm ist es offensichtlich gelungen, den Durchtritt des Blutes von der rechten zur linken Herzkammer durch Poren zu bewerkstelligen, die so winzig sind, dass das menschliche Auge sie nicht mehr zu erkennen vermag.«

Auswirkungen. Theoretisch hätte Vesal das ganze Gebäude der Humoralpathologie durch die Verneinung einer durchlässigen Herzscheidewand bereits in der Mitte des 16. Jahrhunderts zum Einsturz bringen können. Dies war aber nicht das Ziel des Anatomen. Schon gar nicht wollte er vermessene Kritik an der antiken Personalautorität des Galen üben, sondern vielmehr die Harmonisierung der Lehrmeinungen Galens mit den Ergebnissen der Autopsia und damit die Rettung des antiken Vorbildes erreichen. Gleichwohl ist Vesal eine solche frevelhafte Radikalität von aufgebrachten Zeitgenossen insbesondere von seinem Lehrer Sylvius, aber auch von seinem Nachfolger in Padua (1544) **Realdo Colombo** (1516–1559) immer wieder unterstellt worden. Vesal hat bis an sein Lebensende unter diesen Vorwürfen gelitten.

4.4 Andere Anatomen des 16. Jahrhunderts

So unbestritten die führende Rolle des Andreas Vesalius in der neuen Anatomie des 16. Jahrhunderts auch gewesen sein mag, wir können doch nicht umhin, auch andere wichtige Anatomen dieses für die gesamte medizinische Wissenschaft so entscheidenden Jahrhunderts zu nennen.

Miguel Serveto (1511–1553). An erster Stelle muss hier dieser spanische Arzt und Theologe genannt werden, der am 27. Oktober 1553 in Genf als Ketzer öffentlich verbrannt wurde, nachdem er wegen seiner Zugehörigkeit zu den Antitrinitariern denunziert worden war, man ihn in Genf auf der Flucht gefasst und Calvin seine Verurteilung wegen Trinitäts- und Gottesleugnung persönlich betrieben hatte. Serveto ist für die Medizingeschichte einerseits wegen seiner konsequenten *Ablehnung des spätmittelalterlichen Arabismus*, andererseits aber wegen seiner annähernd richtigen *Beschreibung des kleinen Kreislaufs* von Bedeutung, die in der theosophischen Schrift *Christianismi restitutio* zuerst 1553 publiziert worden war. Abweichend von den herzphysiologischen Vorstellungen des Galen hatte Serveto festgestellt, dass die Vermischung des Blutes mit der eingeatmeten Luft ausschließlich in den Lungen geschehe und das Blut so angereichert über diesen Weg in den linken Ventrikel gelange, nicht aber über die vermeintlichen Poren des Herzseptums. In anderen Auffassungen freilich blieb auch Serveto der antiken Blutphysiologie verpflichtet.

Berühmte Anatomen des 16. Jahrhunderts. Zu ihnen gehören:
- *Bartolomeo Eustachi* (1520–1574),
- der Vesal-Schüler *Gabriele Falloppio* (1523–1562) oder
- *Fabricius ab Aquapendente* (1537–1619), der Lehrer William Harveys in Padua.

Auch diesen Anatomen verdanken wir die Aufdeckung und Beschreibung einer Vielzahl neuer Details in der Humananatomie. So ist etwa noch heute die Tuba pharyngotympanica als *Tuba auditiva Eustachii* bekannt, und die Eileiter der Frau werden in der medizinischen Terminologie immer noch als *Tubae uterinae Falloppii* bezeichnet. Fabricius Aquapendente schließlich bemühte sich insbesondere um die Beschreibung der Venenklappen, die seinen Schüler Harvey zu den wichtigsten Experimenten anregte, die im 17. Jahrhundert u. a. der Zirkulationstheorie des Blutes im großen Kreislauf zugrunde lagen.

4.5 Neuerungen in der Chirurgie

4.5.1 Grundlagen

Neuerungsbestrebungen sind in der Chirurgie seit dem Hochmittelalter insbesondere im französischen und italienischen Raum zu verzeichnen. Sie waren gekennzeichnet durch die Übernahme wissenschaftlicher Erkenntnismethoden der Scholastik und den zunehmend stärkeren Rückgriff auf die chirurgischen Texte der Antike, wie sie in mittelalterlichen Manuskripten überliefert worden waren. Auf der Grundlage eines solchen wissenschaftlichen Selbstverständnisses hatte sich die Chirurgie in den genannten Ländern, insbesondere in Frankreich und hier vor allem in Paris seit dem 14. Jahrhundert zu einer durchaus akademischen Profession mit hohem sozialen Status entwickelt.

Methoden. Das theoretische Grundkonzept dieser Chirurgie basierte zwar auf den antiken Vorbildern, war aber in der praktischen Methodik im Detail erweiterungsfähig. Bei den offenen Verletzungen dominierten bis zur Einführung der Schusswaffen Stich-, Hieb- und Quetschwunden, wie sie durch Schwerter, Dolche, Armbrustpfeile, Handkeulen, Picken und Lanzen verursacht wurden (◘ Abb. 4.3). Die *chirurgische Methode* bestand hauptsächlich in der Anwendung von *Eisen und Feuer*, d. h. es wurde vornehmlich geschnitten und durch das Glüheisen ausgebrannt. Immerhin ist jedoch eine bemerkenswerte Fertigkeit in der Technik der Blutstillung, der blutigen Naht oder im Anlegen von Schutz-, Druck- und Salbenverbänden zu verzeichnen. Auch ein häufig durchgeführter Verbandswechsel setzte sich allmählich durch.

Medikation. Im medikamentösen Bereich dominierte grundsätzlich ein *polypragmatisches Vorgehen.* Wundtränke, Pulver, Balsame, Salben und Pflaster kamen zur Anwendung. Die Rezepturen enthielten verschiedenste Ingredienzien, unter denen auch magisch besetzte Elemente der Pharmakotherapie, wie etwa Mumia und Menschenhirn nicht fehlten.

Zwar veränderte sich vor dem Hintergrund der antiken Chirurgie in der chirurgischen Praxis des späten Mittelalters und der frühen Neuzeit inhaltlich wie methodisch nicht viel, aber dennoch zeigte sich wachsendes Streben nach einer *systematischen Erweiterung* der chirurgischen Kenntnisse. Dafür stehen beispielhaft im deutschsprachigen Raum *Hieronymus Brunschwig* (ca. 1430–1512) mit seinem Buch der *Cirurgia* (1497) und *Hans von Gersdorff* um (1450/60–1529) mit seinem *Feldtbuch der Wundartzney* (◘ Abb. 4.4 und ◘ Abb. 4.5) (1515/7).

4.5 · Neuerungen in der Chirurgie

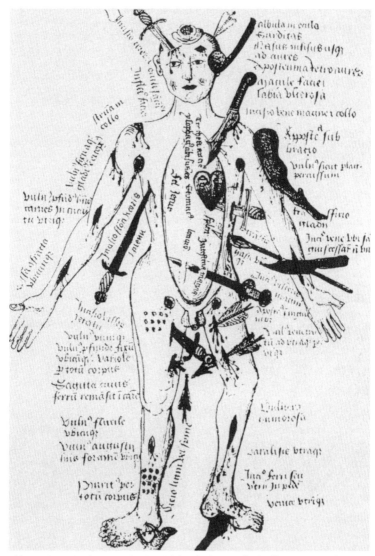

Abb. 4.3. Der »Wundenmann« (15./16. Jahrhundert) zeigt alle denkbaren Verwundungstypen der Zeit; Verletzungen durch Feuerwaffen fehlen noch

Kapitel 4 · Die Medizin der Renaissance

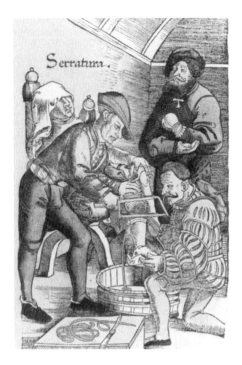

Abb. 4.4. Unterschenkelamputation. Aus Hans von Gersdorff (um 1490–1598), Feldtbuch der Wundartzney, Straßburg 1540

4.5 · Neuerungen in der Chirurgie

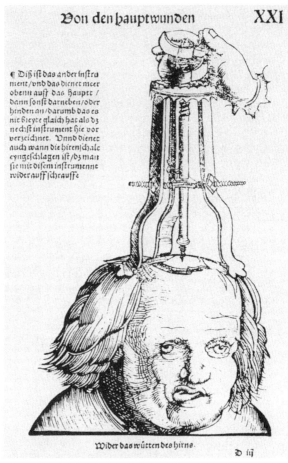

Abb. 4.5. Reposition einer Impressionsfraktur. Hans von Gersdorff, Feldtbuch der Wundartzney, Straßburg 1540

4.5.2 Die neuen Erkenntnisse der Wundbehandlung

Verletzungsarten. Dramatische Änderungen für die *Feldchirurgie* ergaben sich am Ende des 15., vor allem aber am Beginn des 16. Jahrhunderts durch den zunehmenden Gebrauch von Schusswaffen. Nun waren es nicht mehr »nur« die schlimmen Durchtrennungen, Hieb- und Stichverletzungen des Mittelalters, die den Chirurgen ihr ganzes Können abverlangten. Hinzu traten zunehmend auch schwere Wunden, wie z. B. furchtbare Zerreißungen, Quetschungen, Frakturen, Verbrennungen und Verunreinigungen, die durch die leicht deformierbaren Bleigeschosse hervorgerufen wurden und fast immer erhebliche Komplikationen nach sich zogen.

Neue Theorien. Bald rankten sich auch Theorien um diese neuen Verletzungsarten, unter denen die von der Giftigkeit der Schusswunden bald dominierte. Ihr Hauptvertreter war der Italiener *Giovanni da Vigo* (um 1450–1525), dessen Entgiftungsmethode durch den Gebrauch von Brenneisen, durch Eingießen von kochendem Öl und durch Anwendung ätzender Stoffe bald weite Verbreitung fand. Nun traten neben die furchtbaren Wirkungen der unmittelbaren Schussverletzungen auch noch die Folgen dieser üblen »Entgiftungstherapie«.

4.5.3 Ambroise Paré

Was Andreas Vesal durch sein Bemühen um eine »renata dissectionis ars« – durch seine in der Methode begründete Neudefinition der Anatomie und damit auch der Stellung zu Galen – für die Anatomie des 16. Jahrhunderts war, das war Ambroise Paré (1510–1590) für die Chirurgie.

Leben. Die Praxis der Wundbehandlung war auch dem jungen Feldchirurgen (◘ Abb. 4.6) nur zu gut bekannt. Paré hatte in den dreißiger Jahren des 16. Jahrhunderts seine praktische Ausbildung im Pariser Hôtel Dieu erhalten und war am Ende dieser Ausbildung unmittelbar in die Kriege seiner Zeit geworfen worden. Eines Tages, so die Legende, ging dem Chirurgen das Wundöl aus, sodass er seine Patienten – dem Verständnis der Zeit entsprechend nur unzureichend – mit einem kühlenden Wundmittel aus Rosenöl, Terpentinöl und Eiern behandeln konnte, das sich später als mild adstringierend und entzündungslindernd herausstellte. Wegen dieser vermeintlich mangelhaften Behandlung plagten ihn schwere Vorwürfe, doch am nächsten Morgen waren die Wunden entzündungs- und schwellungsfrei, während die klassisch behandelten Patienten sich in üblem Zustand befanden.

4.5 · Neuerungen in der Chirurgie

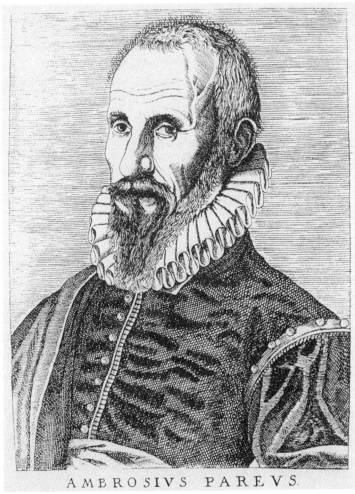

Abb. 4.6. Ambroise Paré (1510–1590), Kupferstich 1682

Behandlungsprinzipien. Im Jahre 1545 publizierte der Feldchirurg seine praktischen Erfahrungen in einer Schrift über *La méthode de traicter les playes faictes par hacquebutes et autres bastons é feu.* Paré entschied sich eindeutig gegen die alte Auffassung des Vigo und der Schule der Feldchirurgie, die sich um ihn gebildet hatte. Er erläuterte seine Position:

> »Wir dürfen ... die schweren Komplikationen (der Schussverletzungen) keinesfalls auf Verbrennungen durch die Kugel zurückführen, auch nicht auf die Giftigkeit oder Schärfe des Schießpulvers, sondern als Ursache haben wir allein die Quetschungen, Zerreißungen und Durchtrennungen zu betrachten, die eine Kugel durch ihre Wucht und durch ihre runde Gestalt in den Sehnen und Knochen hervorruft.«

Auch das Ausbrennen der Wunden mit dem Glüheisen lehnte Paré entschieden ab. Stattdessen versuchte er, die entzündlichen Prozesse der Verletzung durch *kühlende Umschläge* und mild adstringierende Medikamente zu behandeln. Als Ersatz für die Kauterisation mit dem Glüheisen führte er die bereits bei den Alexandrinern bekannte, aber zwischenzeitlich wieder in Vergessenheit geratene Methode der *Gefäßligatur* ein. Bei Amputationen bevorzugte der Chirurg das Absetzen des verletzten Gliedes im Gesunden und nicht in der unmittelbaren Umgebung der Verletzung, wie es in seiner Zeit noch weitgehende Praxis war.

Rezeption. In den siebziger Jahren des 16. Jahrhunderts erschienen Parés *Gesammelte Werke,* und auch sie erfreuten sich bald, wie seine Frühschrift, großer Beliebtheit. Selbst Anfeindungen der Pariser Fakultät, die Paré vor allem wegen seiner spöttischen Ablehnung von Mumien- und Einhornmedikamenten kritisierte, vermochten die neue und erfolgreiche Technik der Schusswundenbehandlung nicht aufzuhalten. In anderen Punkten blieb Paré Traditionalist. So hielt er deutlich fest am Prinzip des »lobenswerten Eiters« (»pus bonum et laudabile«), das die Wundversorgung in Theorie und Praxis seit der Antike beherrscht hatte. Eine bewusste Abkehr von dieser Praxis sollte sich erst in der Chirurgie des 19. Jahrhunderts durchsetzen.

4.6 Neuerungen in der Geburtshilfe des 16. Jahrhunderts

Wie bereits im Mittelalter, so lagen auch im 16. Jahrhundert die praktischen Aufgaben der Geburtshilfe weitgehend in den Händen von **Hebammen und weisen Frauen.** In den meisten Städten regelten Hebammenordnungen die Tätigkeit der Geburtshelferinnen, die unter der Oberaufsicht des jeweiligen Stadtphysikus stand. Langsam begann jedoch die Chirurgie und akademische Medizin des 16. Jahrhunderts sich diesem Teilgebiet der Medizin zuzuwenden.

Geburtshilfliche Methoden. Auch hier war es der Franzose Ambroise Paré, dem wir Neuerungen in der Praxis der Geburtshilfe, so etwa die »*Wendung auf die Füße*« mit nachfolgender Extraktion zuschreiben können. Diese war bereits von Soranos vorgeschlagen worden, aber wieder in Vergessenheit geraten. Die »neue« Methode war bald akzeptiert und setzte sich durch.

4.6 · Neuerungen in der Geburtshilfe

Der *Kaiserschnitt* (Sectio caesarea) wurde im 16. Jahrhundert erneut heftig diskutiert und wohl bisweilen versuchsweise praktiziert. Er blieb aber eine Entbindungsmethode, die fast regelmäßig mit dem Tod der Mutter einherging und deshalb auch fast nur an verstorbenen Schwangeren praktiziert wurde. Von einem ersten erfolgreichen Kaiserschnitt wird erst im 17. Jahrhundert durch Daniel Sennert berichtet. Er soll 1610 in Wittenberg stattgefunden haben.

Hebammenbücher. Das erste Hebammenbüchlein ist im deutschsprachigen Raum im Jahre 1513 durch den Frankfurter und Wormser Stadtphysikus *Eucharius Rösslin* publiziert worden. Die kleine Schrift *Der swangern frawen und Hebammen Rose[n]garten* ist reich illustriert und repräsentiert das geburtshilfliche Wissen seiner Zeit umfassend und in deutscher Sprache. Es handelt sich um eine Zusammenschrift von Textstellen aus Hippokrates, Moschion, Aetius, Avicenna, Albertus Magnus und anderer. Die Abbildung der Kindslagen, die der Schrift beigegeben sind, lehnen sich an Soranos-Handschriften an (◘ Abb. 4.7). Das Büchlein

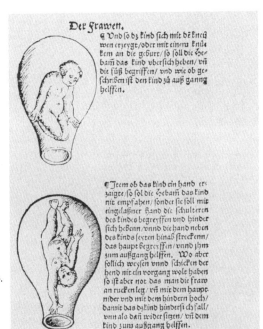

Abb. 4.7. Föten in utero. Aus Eucharius Rösslin (gest. 1526), Der swangern frawen und Hebammen Rose[n]garten (1513)

dürfte weit über die Grenzen des deutschsprachigen Raums hinaus erfolgreich gewesen sein. Dafür spricht eine 1532 veröffentlichte lateinische Ausgabe (*De partu hominis et quae circa ipsum accidunt*) und eine französische Edition des Jahres 1536. Der *Rosengarten* des Eucharius Rösslin ist das erste bekannte neuzeitliche Hebammenbüchlein und dürfte vor allem als Ausbildungs- und Handlungsanweisung für Geburtshelferinnen, nicht indessen für akademische Ärzte gedient haben.

4.7 Neue Aspekte: Die Kritik an der Humoralpathologie und das Entstehen der Iatrochemie

Allgemeines. Die internistische Medizin des 16. Jahrhunderts folgte noch ausschließlich der alten antiken humoralpathologischen Konzeption, wenngleich erste zaghafte Ansätze zu ihrer Erweiterung um solidarpathologische Fakten zu verzeichnen sind – etwa bei dem berühmtesten französischen Arzt jener Zeit, **Jean Fernel** (1497–1558). Fernel bemühte sich um eine erweiterte Klassifikation der Krankheiten und konzentrierte sich auch auf ihre pathogenetischen Aspekte. Er propagierte den anatomischen Unterricht und wollte eine stärkere Beachtung der postmortalen Sektion erreichen. Auf dem Gebiet der humoralpathologischen Therapie empfahl er ein zurückhaltenderes Vorgehen in der Praxis des Aderlasses.

Wir dürfen uns durch solche Ansätze aber nicht darüber hinwegtäuschen lassen, dass die Medizin jener Zeit in Theorie und Praxis noch weitgehend von den antiken Vorbildern in ihrer mittelalterlichen Rezeption geprägt wurde. Evakuierende Methoden wie der Aderlass, das Schröpfen und das Abführen bestimmten nach wie vor das Vorgehen der Ärzte. Im Bereich der *Arzneimitteltherapie* wurde zwar nun auch verstärkt auf die neueren Publikationen der Botanik und Kräuterlehre zurückgegriffen, aber nur soweit sie im Einklang mit humoralpathologischen Konzeptionen angewendet wurden. Immerhin regten sich aber auch kritische Stimmen, die das alte Dogma auf Teilgebieten der Medizin, so etwa in der Lehre von den epidemischen Krankheiten, vor allem aber in der Arzneimittellehre, in Zweifel zogen.

Zu den bedeutendsten Persönlichkeiten in der Medizin des 16. Jahrhunderts gehörte in diesem Zusammenhang zweifellos **Theophrast von Hohenheim** (1493/94–1541), genannt *Paracelsus* (◘ Abb. 4.8). Seine Persönlichkeit und sein Werk sollen daher im Folgenden charakterisiert werden.

Leben. Über das Leben des Theophrast von Hohenheim wissen wir nur wenig. Die Unsicherheiten beginnen mit Jahr und Tag der Geburt 1493/94. Der Sohn einer Hörigen des Klosters Einsiedeln und des Arztes

4.7 · Neue Aspekte

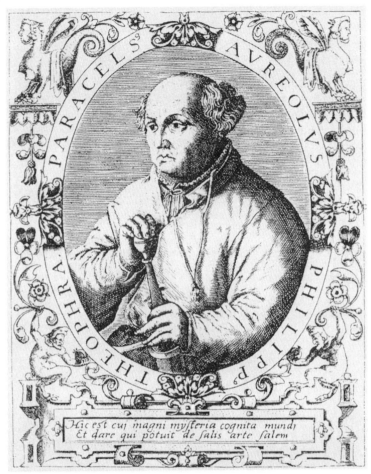

Abb. 4.8. Theophrast von Hohenheim (1493/94–1541). Kupferstich 1597/98

Wilhelm Bombast v. Hohenheim zieht 1502 nach Villach und studiert nach der Schulzeit in Ferrara, wo er um 1515 zum *Doctor medicinae* promoviert worden sein will. Danach zieht er durch Europa und wirkt als Feldarzt. Um 1524/25 finden wir ihn in Salzburg, wo er an Bauern- und Handwerkeraufständen teilnimmt. Wenig später ist er 1526 in Straßburg und folgt 1527 einem Ruf nach Basel als Stadtarzt und Hochschullehrer. Paracelsus liest deutsch, kritisiert polternd und rücksichtslos die traditionelle Medizin seiner Zeit, überwirft sich mit der medizinischen Fakultät und muss bereits 1528 aus Basel fliehen. Danach führt ihn sein unsteter Weg über Colmar, Esslingen und St. Gallen (1531) zurück ins Salzburger Land (1540). In Salzburg verstirbt er am 24. September 1541.

Charakteristik seiner Werke. Die weitgefächerte Aufmerksamkeit, die dem zu Lebzeiten weitgehend Unbekanntem seit der zweiten Hälfte des 16. Jahrhunderts bis heute zuteil wurde, entspricht der medizinischen Bedeutung des größtenteils posthum gedruckten Werkes nicht. Hohenheim ist in der Medizingeschichte fraglos eine der am meisten überschätzten Persönlichkeiten. Herausragendstes Charakteristikum seiner Werke ist das *Aufbegehren gegen die klassischen antiken und arabisch-mittelalterlichen Autoritäten* in der Medizin. Das typischste Beispiel hierfür ist sicherlich die vielzitierte Baseler Vorlesungsankündigung des Jahres 1527, in der es heißt:

»**Wer weiß es denn nicht, dass die meisten Ärzte heutiger Zeit zum größten Schaden der Kranken in übelster Weise daneben gegriffen haben, da sie allzu sklavisch am Worte des Hippokrates, Galenos und Avicenna und anderer geklebt haben ... Nicht Titel und Beredsamkeit, nicht Sprachkenntnisse, nicht die Lektüre zahlreicher Bücher ... sind Erfordernisse eines Arztes, sondern die tiefste Kenntnis der Naturdinge und Naturgeheimnisse.**«

Paracelsus schilt die alten Autoritäten und begibt sich damit in einen krassen Gegensatz zur immer noch herrschenden Lehrtradition an den medizinischen Fakultäten seiner Zeit. Dort ist die autoritative Kraft der klassischen, antiken Autoritäten der Medizin allemal noch Beweis genug für die Richtigkeit der humoral- und qualitätenpathologischen Grundmauern der Medizin jener Zeit. So ist die Lehre von den Vierkörpersäften, vom Blut, vom Schleim, von der schwarzen und gelben Galle immer noch nahezu unumstößliches Dogma, und sie sollte es bleiben bis weit ins 17. Jahrhundert hinein.

Neue Konzeptionsversuche. Was aber will Hohenheim den alten Autoritäten entgegensetzen? Erfahrung *experientia* und eigene Mühewaltung *labor* sollen die *Grundlage für die neue Lehre in der Medizin* sein. Beweiskräfte dieser Lehre sind nicht mehr die Schriften der alten, sondern *experientia, experimenta* und *ratio*, also Erfahrung, dem Volk »aufs Maul schaun«, das Erproben und die Vernunft. Auf solcher Basis will er seine Lehre entwickeln, sein eigener Herr und keinem hörig sein (»Alterius non sit, qui suus esse potest«), seine Bücher – in deutscher Sprache – schreiben.

Auswirkungen. Legen wir diesen anspruchsvollen Maßstab an das gesamte überlieferte Werk des Paracelsus an, so wird das meiste nicht eingelöst. Theophrast von Hohenheim gehört im Sinne einer am wissenschaftlichen Fortschritt orientierten Medizingeschichtsschreibung nicht zu den Neuerern. Das als wissenschaftliche Beweishilfe selbst gewählte *Motto experimenta ac ratio* hat mit dem modernen Erfahrungsbegriff, mit der modernen Experimentaltheorie, wie sie erst im 17. Jahrhundert ihren Ausgang nehmen wird, noch nichts gemein.

4.8 Das Syphilisproblem – Ursprünge der Kontagienlehre im 16. Jahrhundert

Zwei Krankheiten verunsicherten die europäische Gesellschaft zu Beginn des 16. Jahrhunderts; beide Krankheiten waren noch dazu, anders als die Pest, offensichtlich ganz neu aufgetreten und von den antiken Autoritäten nicht beschrieben worden. Es handelt sich hierbei um
- die *Syphilis* (auch »Franzosenkrankheit« oder »Morbus Gallicus«) und
- den *Englischen Schweiß*.

Bereits in der Diskussion um Entstehung, Ausbreitung und Verbreitung der Pest hatte man die Möglichkeit eines besonderen, kontagiösen Verbreitungsmodus erwogen. In der Ursachendiskussion war man freilich zwischen *astralischen* (Einflüsse der Sterne), *tellurischen* (Einflüsse des Bodens) und *diskriminierenden* (Verdächtigung ethnischer und religiöser Randgruppen, insbesondere der Juden) *Erklärungsmodellen* unschlüssig geworden. Dieses Problem brach nun an den neuen Krankheiten wieder auf und verlangte dramatisch nach einer Entscheidung.

Girolamo Fracastoro (1478–1553). Unter den Ärzten, die die neuen Seuchen studierten, tat sich besonders dieser italienische Arzt, Sohn einer der vornehmen Patrizierfamilien Veronas hervor. 1530 veröffentlicht er ein in Stil und Inhalt bemerkenswertes Lehrgedicht mit dem Titel *Syphilidis, sive morbi gallici, libri tres, ad Petrum Bembum*, das aber schon wenigstens zehn Jahre zuvor im Manuskript fertig gestellt war.

Darin beschreibt Fracastoro Symptome, Verlauf und Therapie der von ihm nach Sypilos, dem Sohn der Niobe (Ovid, Metamorph. VI, 231), benannten Krankheit. Über die Herkunft der Syphilis kann er nur spekulieren; sie sei wohl durch eine besondere Konstellation der Sterne bedingt. Immerhin hat diese erste intensive Beschäftigung mit der Krankheit, die sich seit dem Ende des 15. Jahrhunderts (1495, Belagerung Neapels) in ganz Europa schnell verbreitete, den Anstoß zu weitergehenden Überlegungen über den Ursprung der ansteckenden Krankheiten gegeben. Schließlich führte sie zur Entwicklung erster kontagionistischer Krankheitskonzepte.

Fracastoros Werke. Literarisch schlugen sich die Beobachtungen und Überlegungen Fracastoros in den 1546 in Venedig publizierten drei Büchern *De contagionibus et contagiis morbis et eorum curatione* nieder. Schon im *ersten Buch* wird die Theorie von kontagiösen Erkrankungen und von der **Ansteckung durch spezifische Keime** (seminaria morbi oder seminaria contagionum) dargelegt; diese Keime, so der Autor, verbreiten sich z. B. über die Kleidung von Person zu Person, durch verseuchte Materialien (fomes) oder über größere Entfernungen durch die Luft (contactu, per fomitem et ad distans) weiter. Sie seien dann fähig, den gleichen Krankheitsprozess, dem sie selbst entstammen, wieder in Gang zu setzen.

Das *zweite Buch* der Schrift beschäftigt sich mit der *speziellen Pathologie* der kontagiösen Krankheiten; hier wird zum ersten Mal das charakteristische Erscheinungsbild der Pest beschrieben und von der Gruppe der nicht-pestilenzialischen Fieber (febres lenticulae vel puncticulae aut peticulae) unterschieden. Diese Fieber konnten z. B. identisch sein mit dem sich über Europa verbreitenden *Englischen Schweiß* – heute bekannt als *exanthematischer Typhus*, Flecktyphus oder Fleckfieber.

Im *dritten Buch* schließlich geht es um die **Therapie der kontagiösen Krankheiten**. Neben der hauptsächlich humoralpathologisch orientierten Bekämpfung der Überträgerkeime wird auch zu vorbeugenden, roborierenden Maßnahmen geraten. Die Therapie mit Guajakholz und Quecksilber ist ausführlich dargelegt. Beide, vor allem aber letztere Maßnahme sollten die Syphilistherapie bis zum Beginn der chemotherapeutischen Ära im frühen 20. Jahrhundert beherrschen.

> ❗ *Kontagienlehre:* durch den Veroneser Girolamo Fracastoro (1478–1553) zuerst formulierte (1546) Auffassung, dass bei epidemischen Krankheiten eine Ansteckung durch spezifische Keime (seminaria morbi), durch direkten Kontakt oder durch die Luft (ad distans) erfolge. Die Idee geriet nie ganz in Vergessenheit und wurde noch im 19. Jahrhundert etwa durch **Jakob Henle** (1809–1885) wieder aufgegriffen (contagium vivum). Begriff und Idee werden dann in der frühbakteriologischen Ära im Streit zwischen Kontagionisten und Miasmatikern (vgl. Miasmalehre) wieder virulent.

Es wäre sicher falsch, Girolamo Fracastoro als den Vorläufer der modernen Bakteriologie zu bezeichnen. Doch muss man zugeben, dass viele seiner Ideen und Diskussionsbeiträge in der vorbakteriologischen Auseinandersetzung des 19. Jahrhunderts (Miasmatheorie vs. Infektionstheorie) wieder aufgetaucht sind und diese, wenn auch in einer anderen Terminologie, mehr als 300 Jahre nach ihrer Entstehung nachhaltig beeinflusst haben.

4.9 Medizinische Ausbildung im 16. Jahrhundert

Die tief greifenden Veränderungen, die sich durch die Rückbesinnung auf das antike Vorbild im Wissenschaftsverständnis des 16. Jahrhunderts ergeben hatten, schlugen sich auch in der medizinischen Ausbildung nieder. Allerdings verlief der Wandlungsprozess an den medizinischen Fakultäten entschieden langsamer als in den geisteswissenschaftlichen Disziplinen.

Situation an den medizinischen Fakultäten. Am Beispiel der 1502 gegründeten Universität Wittenberg lässt sich dieser Prozess sehr schön verdeutlichen. Dort war die *erste Studienordnung* für das Fach Medizin, wie sie in der Satzung der Medizinischen Fakultät vom 15. November 1508 festgelegt wurde, noch ganz vom Geist der mittelalterlichen Ausbildung zum Arzt bestimmt. Das Curriculum der praktischen Medizin orientierte sich in erster Linie an den arabischen Kompilatoren und deren westlichen Kommentatoren. Im Vordergrund des Unterrichts stand die Lektüre der Schriften des arabischen Arztes Rhazes (865–923/32) und des Ibn Sina oder Avicenna (980–1037). Daneben waren die Schriften der westlichen Kommentatoren dieser beiden Araber zu lesen. Genannt wurden in der Studienordnung u. a. Giovanni Arcolani, Gerhardus de Solo, Gentile da Foligno, Laurentius Laurentianus oder Hugo Senensis. Das Medizinstudium war also insgesamt von der *mittelbaren Rezeption der antiken Schriftsteller* geprägt.

Neue Unterrichtsziele. Vergleicht man die Studienordnung des Jahres 1508 mit der Neufassung des Jahres 1572, so ergibt sich ein völlig anderes Bild. Nun stehen die *antiken Autoren unmittelbar im Zentrum* des Unterrichtsinteresses. Hippokrates und Galen sind nicht mehr aus den Schriften ihrer arabischen Kompilatoren und westlichen Kommentatoren zu lernen, sondern möglichst unverfälscht. Ziel des Unterrichts ist es, so legt die Satzung fest, die Hörer zu den Quellen selbst zurückzuführen (auditores ad veros fontes rationum et autoritatum). Erst dann, also im zweiten Zugriff, sind die arabischen Autoritäten hinzuzuziehen.

Auch zeitgenössische Autoren werden nun in der Studienordnung expressis verbis angeführt. So seien die Schriften des Vesal und des Fallopio zu studieren, weil durch diese Autoren viele Irrtümer der vorangegangenen Jahrhunderte korrigiert worden seien (superioris seculi errores corrigunt). In weniger als 60 Jahren hatte sich also die medizinische Ausbildung ganz im Sinne der neuen humanistischen Bildungsideale verwandelt, und über die Lektüre der neuen Autoren war nun auch die »autopsia« zum Unterrichtselement avanciert.

4.10 Gesundheitswesen

Hospitäler. Die neuen Entwicklungen im Bereich des Gesundheitswesens können hier nur kurz umrissen werden. Hinzuweisen ist u. a. auf die *Fortsetzung der Verbürgerlichung des Hospitalwesens*, die ja bereits im 14. und vor allem im 15. Jahrhundert vehement eingesetzt hatte. Die Hospitäler gehen nach und nach in die Verwaltung der Städte über, die auch für die Auswahl des Hospitalpersonals Sorge tragen. Den Hospitälern sind zunehmend auch Ärzte zugewiesen, die die Anstalten regelmäßig besuchen und für eine fachgerechte Betreuung der Kranken verantwortlich sind. Im Dienst fast jeder größeren Stadt steht nun auch ein sog. Stadtphysikus, ein akademisch gebildeter Arzt, der für alle Belange des öffentlichen Gesundheitswesens die Verantwortung trägt.

Regelungen und Verordnungen. Städtische und landesherrliche *Medizinalordnungen* werden verfasst. Sie definieren die Abhängigkeitsverhältnisse des breiten heilberuflichen Spektrums. Eine solche Regelung ist dringend notwendig geworden, denn neben den akademischen Ärzten hat sich eine Vielzahl medizinischer Berufe herausgebildet; allen voran die Chirurgen, Bader und Barbiere, aber auch Bruch- und Steinschneider, Starstecher, Zahnbrecher, Hebammen und natürlich die Apotheker sind hier zu nennen. Diese Berufswahl ist Ausdruck der beginnenden *fachlichen Differenzierung* innerhalb des Heilwesens, das sich zu einem komplizierten Versorgungssystem mit unterschiedlichen Kompetenzbereichen entwickelt hat.

Zusammenfassung

Renaissance und Medizin
- **Humanistische Rezeption der Antike:** Versuch der unmittelbaren Hinwendung zu den antiken Quellentexten, philologische Methode (Lorenzo Lorenzano, Niccolo Leoniceno, J. Guinther v. Andernach)
- Medizin als Teil der ***studia humanitatis;*** medizinisch-naturwissenschaftliche Erkenntnisbildung durch Lektüre der Klassiker und autopsia

Botanik und Zoologie
- Neubearbeitung, Korrektur und Erweiterung des antiken botanischen Wissens
- Erneuerung der botanischen Nomenklatur (Otho Brunfels, Hieronymus Bock, Leonhard Fuchs, Carolus Clusius, Caspar Bauhin, Andreas Cesalpinus, Conrad Gesner, Edward Wotton, Ulysses Aldrovandus)

4.10 · Gesundheitswesen

Anatomie
- Zunächst Harmonisierung der Dissektion mit den Schriften Galens, Wiederherstellung der im MA verlorenen Textintegrität (J. Guinther v. Andernach, Berengario da Carpi, Charles Estienne)
- dann Versuch der Harmonisierung des »wiederhergestellten« Galen mit den Ergebnissen der Autopsie, d.h. mit der Natur (Andreas Vesal)

Chirurgie
- Einführung einer schonenderen Wundchirurgie durch Ambroise Paré
- Wiederentdeckung der Gefäßligatur

Innere Medizin
- Grundsätzliches Festhalten an humoralpathologischen Vorstellungen
- Anfänge der Chymiatrie bzw. Iatrochemie (Paracelsus)
- Kontagienlehre des Girolamo Fracastoro

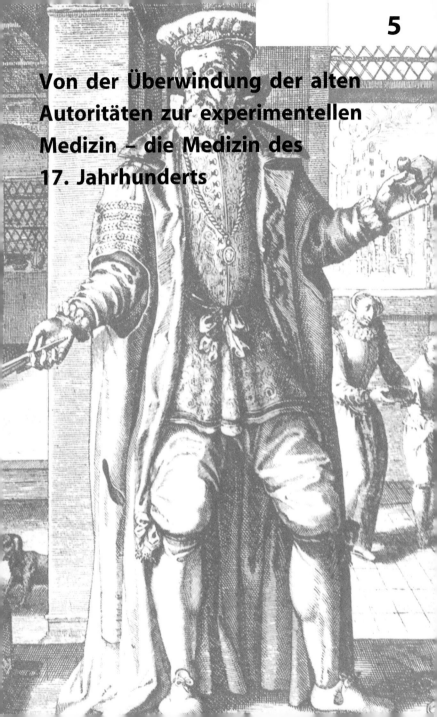

5

Von der Überwindung der alten Autoritäten zur experimentellen Medizin – die Medizin des 17. Jahrhunderts

5.1	**Ablösung von den alten Autoritäten**	**– 109**
5.2	**Physiologische Forschungen des 17. Jahrhunderts**	**– 114**
5.2.1	Die Beschreibung des großen Blutkreislaufs durch William Harvey (1578–1657)	– 114
5.2.2	Muskelphysiologie	– 119
5.2.3	Lungenphysiologie und Atemmechanik	– 119
5.2.4	Organhistologie und -physiologie	– 121
5.3	**Die theoretische und praktische Medizin des 17. Jahrhunderts**	**– 123**
5.3.1	Ausgangssituation	– 123
5.3.2	Erste Systematisierungsversuche	– 124
5.4	**Iatrochemie und Iatrophysik – die neuen Lebens- und Krankheitskonzepte**	**– 126**
5.4.1	Die nachparacelsische Iatrochemie	– 127
5.4.2	Iatrophysik, Iatromechanik, Iatromathematik – die kartesianische Physiologie	– 132
5.5	**Die medizinischen Fakultäten**	**– 137**
5.5.1	Medizinische Fakultäten in den Niederlanden	– 138
5.5.2	Medizinische Fakultäten in Deutschland	– 138
5.6	**Das öffentliche Gesundheitswesen**	**– 139**

5.1 · Ablösung von den alten Autoritäten

Im 17. Jahrhundert werden die alten Autoritäten der Universitätsmedizin überwunden, und es beginnt die Epoche der empirisch-experimentellen Medizin. Francis Bacon begründet die moderne Naturwissenschaft und entwickelt die bis heute in ihren Grundzügen gültige Theorie des Experiments, René Descartes setzt den Menschen als Meister und Eigner der Natur ein und postuliert die methodische Skepsis als Ausgangspunkt des Philosophierens und Erkennens. In der Medizin erschüttert William Harvey durch seine Beschreibung des Blutkreislaufs die antike Humorallehre, deren angestammten Platz nun neue Konzepte des ärztlichen Denkens und Handelns einnehmen: die nachparacelsische Iatrochemie und die kartesianische Iatrophysik. Chemisches und mechanistisches Denken beherrschen nun die Heilkunst.

5.1 Ablösung von den alten Autoritäten

Neue Verifikationsinstanzen und -methoden. In der Medizin des 17. Jahrhunderts setzte sich der im 16. Jahrhundert begonnene Ablösungsprozess von den klassischen antiken und arabisch-mittelalterlichen Personalautoritäten konsequent fort. Hierzu hatten insbesondere Andreas Vesal, aber auch Theophrast von Hohenheim (Paracelsus) wichtige Vorarbeiten geleistet. An die Stelle der alten, personalorientierten Medizin trat nun nach und nach eine Medizin, die zwar auch noch autoritätsabhängig war, als Berufungsinstanz aber zunehmend stärker auf die nonpersonale Autorität des *liber naturae* setzte.

Der liber naturae verlangte indes als neue Verifikationsinstanz auch nach einer *neuen Verifikationsmethode*. Sie war als autopsia ebenfalls bereits von Andreas Vesal vorexerziert worden und gestattete einen unmittelbareren Erkenntniszugang als die mittelalterliche Wort- und Schriftgläubigkeit. Zwar finden wir im 17. Jahrhundert als Beleg für die Richtigkeit einer wissenschaftlichen Aussage in der Medizin immer noch häufig die alten Namen, es verstärkte sich daneben aber auch das Bemühen, die Aussagen der medizinischen Klassiker durch eigenes Sehen, durch autopsia zu verifizieren. Trotz der neuen Verifikationsinstanzen blieben die Muster der Erkenntnisbestätigung freilich gleich; kam doch das beweiskräftige Kriterium des Alters – der »antiquitas« – dem liber naturae ebenso zu wie den klassischen Personalautoritäten.

Gleichwohl vollzog sich durch den Wechsel der Verifikationsinstanz langfristig ein entscheidender ***Wandel im Verhältnis des Wissenschaftlers zur Natur.*** Dieser Wandel setzte sich während des 17. Jahrhunderts nicht nur in der Medizin, sondern auch in den übrigen Naturwissenschaften durch und war schließlich am Ausgang des Jahrhunderts zur gefestigten erkenntnisleitenden Grundhaltung geworden.

Neue Erkenntnishaltung. Die herausragende philosophische Persönlichkeit in diesem erkenntnistheoretischen Umgestaltungsprozess ist zweifellos der englische Politiker-Philosoph *Francis Bacon* (1561–1626) gewesen. Unter seinem maßgeblichen Einfluss vollzog sich die Abkehr vom scholastisch deduktiv-logischen Denken und die Hinwendung zum *induktiven Erkenntnisverfahren*. Beobachtung, Experiment und induktives Erkennen bildeten die tragenden Säulen der von Bacon angestrebten »instauratio magna«. Freilich hatten die Notwendigkeit einer neuen naturwissenschaftlichen und medizinischen Erkenntnisbildung sowie das Bedürfnis nach einer rational geplanten Empirie auf der Grundlage autoptischer Beobachtung an der Wende vom 16. zum 17. Jahrhundert gerade in der Medizin in der Luft gelegen.

Neue Erkenntnismethoden. Die neue Erkenntnishaltung bestimmte die neuen Forschungsziele ebenso wie die Wege dorthin. Sie weckte das Bedürfnis nach geistig und technisch verfeinerten Erkenntnismethoden, die sich dem neuen Forscher quasi zwangsläufig bei seiner Beschäftigung mit den Problemstellungen in Physik, Chemie, Mathematik und Medizin anboten. Sie befähigten ihn, das Erkannte nicht mehr im alten Sinne dogmatisch, sondern *modern naturwissenschaftlich* zu erkennen, zu interpretieren und schließlich *naturphilosophisch* einzuordnen. Dieser Prozess hatte ja seinen Ausgang in der Anatomie mit Andreas Vesal bereits im 16. Jahrhundert genommen. Er schritt nun im 17. Jahrhundert konsequent voran:

- in der **Anatomie**, etwa durch Männer wie *Caspar Bauhin* (1560–1624) (◘ Abb. 5.1), dem wir die erste Beschreibung der Valvula ileocoecalis verdanken, oder den Niederländer *Adriaan van der Spiegel* (1578–1625);
- in der **Physiologie**, vor allem in der Beschreibung des großen Blutkreislaufs durch *William Harvey*;
- in den experimentell gewonnenen Erkenntnissen der *medizinwissenschaftlichen Mikroskopie* durch herausragende Forscher wie *Antony van Leeuwenhoek* (1632–1723), *Jan Swammerdam* (1637–1680) oder *Marcello Malpighi* (1628–1694);
- in der **Klinik** des 17. Jahrhunderts, z. B. in der vorurteilslosen Diagnostik und Therapie des großen englischen Systematikers *Thomas Sydenham* (1624–1689).

Neue Medizinkonzepte. Die Medizin der zweiten Hälfte des 17. Jahrhunderts war aber auch durch eine Vielzahl neuer Konzepte gekenn-

5.1 · Ablösung von den alten Autoritäten

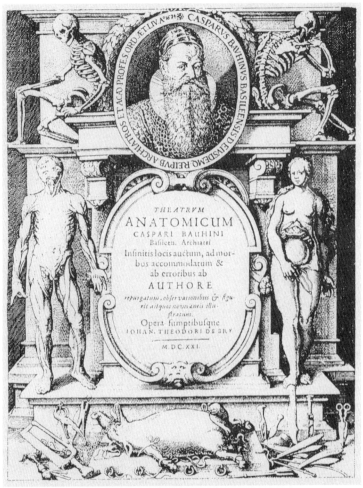

Abb. 5.1. Titelblatt des *Theatrum Anatomicum* (1621) von Caspar Bauhin (1560–1624)

zeichnet. Sie alle einte das Bemühen, dem alten humoralpathologischen Medizinkonzept neue **pathogenetische Erklärungssysteme** entgegenzusetzen.

Hier ist an erster Stelle die nachparacelsische *Iatrochemie* zu nennen. Durch sie wurden die fruchtbaren Neuansätze des Paracelsus fortgeführt und zur Theorie und Praxis einer Krankheitslehre ausgeweitet, die stark

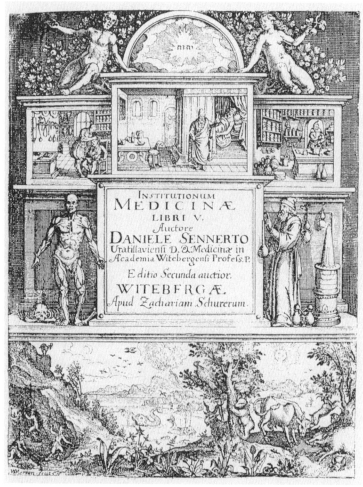

Abb. 5.2. Titelblatt der *Institutionum Medicinae* (1628) von Daniel Sennert (1572–1637)

am vermeintlichen oder tatsächlichen Chemismus des Körpers orientiert war. Als Hauptvertreter dieser Richtung im 17. Jahrhundert sind Ärzte und Forscher wie **Johann Baptist van Helmont** (1577–1644), **Oswald Croll** (ca. 1580–1609), **Franciscus de le Boë Sylvius** (1614–1672) oder **Thomas Willis** (1621–1675) zu nennen.

Neben diesen gab es aber auch Ärzte, die ihr Hauptaugenmerk auf den Ausgleich zwischen der neuartigen *Chymiatrie* und den alten humoral-

5.1 · Ablösung von den alten Autoritäten

pathologischen Konzeptionen der Medizin suchten. Als ihr Hauptvertreter hat der Wittenberger **Daniel Sennert** (1572–1637) zu gelten, dem in der akademischen Medizin der ersten Hälfte des 17. Jahrhunderts eine geradezu kanonische Bedeutung zufiel. Insbesondere seine *Institutionum Medicinae* (1628) sind das führende Lehrbuch der Zeit (◘ Abb. 5.2 und ◘ Abb. 5.3). Im Zusammenhang mit diesem Autor wird auch auf den Versuch einzugehen sein, unter Zuhilfenahme der alten klassischen Atomistik neue physikalische Erklärungselemente in die Chymiatrie einzubringen.

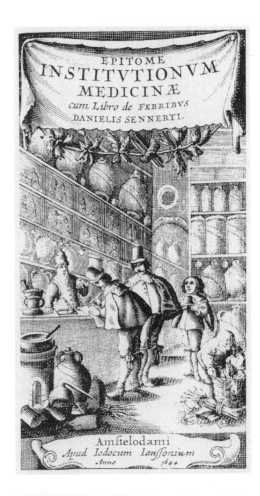

Abb. 5.3. Titelblatt der *Epitome institutionum Medicinae* (1644) von Daniel Sennert (1572–1637)

Ausgehend von den humanphysiologischen Schriften des Arztes und Philosophen René Descartes (1596–1650) wurden gegen Ende des 17. Jahrhunderts medizinische Theorien entwickelt, die als *Iatrophysik, Iatromechanik* oder *Iatromathematik* stark mechanistisch orientiert waren und auf dieser Basis neue Erklärungsansätze in der Physiologie und Pathophysiologie liefern sollten. Diese Versuche weisen bereits auf die von animistischen und vitalistischen Konzepten bestimmte Theorienvielfalt der Medizin des 18. Jahrhunderts.

5.2 Physiologische Forschungen des 17. Jahrhunderts

5.2.1 Die Beschreibung des großen Blutkreislaufs durch William Harvey (1578–1657)

Die erstmalige Beschreibung des großen Blutkreislaufs durch den englischen Physiologen William Harvey stellt zweifellos eines der bedeutendsten Forschungsergebnisse neuzeitlicher Medizin dar. Sie war freilich nicht die Folge eines genialen Einfalls oder das verblüffende Resultat einer plötzlichen Entdeckung. Vielmehr ist sie einerseits als die Synthese einer Reihe gefäßphysiologischer Einzeluntersuchungen, andererseits als vorläufiger Kulminationspunkt eines gewandelten ärztlichen Verhältnisses zu den antiken Autoritäten schlechthin zu charakterisieren.

Bedeutung Harveys. Die Zusammenschau jener Einzelergebnisse, die bereits von Anatomen des 16. Jahrhunderts vorgelegt worden waren, ihre Synthese zu einer *neuen Blutzirkulationstheorie* und deren *experimentelle Überprüfung* im Tier- und Humanexperiment erforderten in besonderer Weise die Kreativität des neuzeitlichen Wissenschaftlers Harvey. Die Abkehr von der antiken Blutbewegungstheorie, die zwangsläufig eine Distanzierung von der gesamten humoralpathologischen Lehre einleitete, setzte darüber hinaus in ihrer Zeit wissenschaftliche Unerschrockenheit und einen Mut voraus, den wir heute kaum noch ermessen können. Beide Eigenschaften, physiologische Kreativität des Denkens und Experimentierens, aber auch der Mut zur Präsentation einer revolutionären Neuerung trafen und ergänzten sich in der Person dieses englischen Arztes und Physiologen. Ihn proklamiert die Medizingeschichte wegen seiner wichtigen Entdeckung, vor allem aber wegen der zuletzt charakterisierten Eigenschaften mit Recht als einen der wichtigsten Vertreter der frühen neuzeitlichen Medizin.

Werdegang. Der wissenschaftliche Werdegang Harveys begann im Jahre 1593 am Caius College zu *Cambridge*, das er sechs Jahre später als Baccalaureus artium verließ, um in Padua ein Studium der Medizin aufzunehmen. Dort war sein wichtigster Lehrer der Anatom *Fabricius ab Aquapendente* (1537–1619), der die Medizinstudenten seiner Zeit wie kein anderer aus allen Teilen Europas anzog. Fabricius hatte sich in Padua als Erster um die Funktionsdeutung der Venenklappen bemüht, deren Beschreibung wir bereits bei Giambattista Canano (1515–1579), Charles Estiennes (1504–1564) und Jacques Dubois (1478–1555) finden. Die Erklärungsversuche des Fabricius dürften Harvey maßgeblich zu seinen späteren Untersuchungen angeregt haben. Im April des Jahres 1602 wurde Harvey in **Padua** zum **Doktor der Medizin** promoviert und kehrte bald darauf in seine Heimat zurück, wo er sich zunächst in **London** als Praktischer Arzt niederließ. Bereits fünf Jahre nach seiner Promotion wurde der junge Arzt ins Royal College of Physicians aufgenommen, und seit 1615 las er über Physiologie und Anatomie.

Theorie des Kreislaufs. Bereits ein Jahr später berichtet Harvey im Rahmen dieser Vorlesung über seine *neue Blutbewegungstheorie*. Die entscheidende Passage seiner Mitteilung liest sich heute wie eine banale Zusammenfassung der Grundprinzipien des Blutkreislaufs. In den Ohren seiner zeitgenössischen Zuhörer dürften die einfachen Sätze freilich eher wie kühne Blasphemie geklungen haben:

»**Umschnüren wir den Arm mit einer Bandage, so wird klar, dass es einen Übergang des Blutes von den Arterien in die Venen gibt; hieraus können wir schließen, dass der Schlag des Herzens eine fortgesetzte Kreisbewegung des Blutes bewirkt. Es stellt sich die Frage, ob dies aus Gründen der Ernährung oder mehr zur Erhaltung des Blutes und der Teile durch die Verbreitung von Wärme geschieht.**«

Bis zur Publikation dieser revolutionären Idee, der ihr zugrunde liegenden physiologischen Beweismittel und der aus ihr erwachsenden Folgen für das physiologische Gesamtkonzept der Medizin sollten freilich noch 12 Jahre vergehen. Erst 1628 wagte Harvey, die Ergebnisse seiner Untersuchungen in der wenig bekannten Offizin des Frankfurter Wilhelm Fitzer als *Exercitatio anatomica de motu cordis et sanguinis in animalibus* in Druck zu geben.

Verifizierung der Theorie. Entscheidende Argumente für die nun auch schriftlich festgelegte Blutzirkulationstheorie lieferten dem Physiologen *physiologisch-morphologische Beobachtungen, mathematische Überlegungen* zur Körperblutmenge, aber auch unblutige und blutige *Experimente*, wie etwa Venenunterbindungsversuche am Menschen oder herznahe Gefäßunterbindungen am Tier.

In seiner morphologischen Erklärung bediente sich Harvey einer Reihe älterer Beobachtungen:

- die bereits erwähnten Beschreibungen der Venenklappen,
- das bei Vesal angesprochene, aber nicht gedeutete, ja sogar angezweifelte Fehlen von Poren im Herzseptum,
- die Beschreibung und Funktion der Herzklappen,
- die Lage der großen Gefäße sowie
- die Beschreibung und Erklärung des kleinen Blutkreislaufs durch Miguel Serveto (1511–1553) und Realdo Colombo (1516–1559).

All diese Einzelbeobachtungen fasste Harvey nun zusammen und interpretierte sie in ihrem physiologischen Zusammenhang. Erst so konnte die neue Zirkulationstheorie (Herzmotorik, zentrifugaler Arterienblutstrom, zentripetaler Venenrückfluss) entwickelt und gestützt werden. Harvey gelang es, durch **Blutmengenberechnungen** und die **Messung der Strömungsgeschwindigkeit des Blutes** mathematisch-quantitativ zu belegen, dass der Organismus kaum in der Lage sei, in kurzen Zeiträumen immer wieder aufs neue große Blutmengen nachzuproduzieren, wie es die klassische Blutentstehungs- und Blutbewegungslehre Galens prinzipiell gefordert hatte. Tier- und humanexperimentelle Gefäßunterbindungen zeigten ihm deutlich auch die unterschiedliche Strömungsrichtung des venösen und arteriellen Blutes und belegten so ebenfalls die Richtigkeit des Konzeptes.

Rezeption. Diese revolutionäre Synthese Harveys hat in den ersten Jahrzehnten nach der Publikation der *Exercitatio anatomica* nicht überall die positive Resonanz gefunden, die wir heute vielleicht vermuten mögen. Im Gegenteil, Idee und Verfasser wurden zum Zielpunkt gelehrter Spötteleien und offener Anfeindungen. Man beschimpfte Harvey als »*Circulator*«. Durchgesetzt haben sich seine physiologischen Vorstellungen erst im letzten Drittel des 17. Jahrhunderts, nachdem der Nachweis der Lungenkapillaren durch Marcello Malpighi (1628–1694) das letzte Glied der revolutionären Kreislauftheorie geliefert hatte. Gerade die Aufklärung dieses letzten, aber wichtigen Elements der neuen Kreislauftheorie – das Problem des Blutübertritts vom arteriellen in den venösen Teil der Gefäßbahn – hatte Harvey noch nicht gelingen können. Kapillarbeobachtungen wurden erst in der zweiten Hälfte des Jahrhunderts, nach der Einführung des Mikroskops in die experimentelle physiologische Forschung möglich.

Auswirkungen. Ausgehend von den Kreislaufforschungen Harveys wurden am Ende des 17. Jahrhunderts erstmalig parenterale Gaben von Arzneimitteln und sogar Blutübertragungen durchgeführt. *Intravenöse Injektionen* am Menschen erprobten zuerst die Engländer **John Wilkins** (1614–1672) und **Christopher Wren** (1632–1723). *Erste Transfusionsversuche* führten **Richard Lower** (1631–1691) und **Jean B. Denis** (1625–1704)

5.2 · Physiologische Forschungen

durch. Lower transfundierte 1665 tierisches Blut auf ein anderes Tier, Denis wagte 1667 als Erster die Transfusion von Tierblut auf den Menschen (◘ Abb. 5.4). Diese ersten Injektions- und Transfusionsversuche waren außerordentlich gefährlich und mit erheblichen Risiken für das Leben der bedauernswerten Patienten verbunden. Es kam bald zu tödlichen Transfusionszwischenfällen, und die neuen Verfahren wurden schnell verboten. Injektions- und Transfusionsversuche sind erst im 19. Jahrhundert – erneut mit fatalen Folgen für die klinischen Probanden – wieder aufgenommen worden. Zur wirklich gefahrlosen therapeutischen Methode reiften beide Verfahren erst in unserem Jahrhundert.

Die alte Praxis des Aderlassens wurde trotz Harveys Entdeckung unvermindert fortgeführt. Das 17., vor allem aber das 18. Jahrhundert kann sogar als die Hochzeit dieses therapeutischen Verfahrens und seines Missbrauchs gekennzeichnet werden. Der *Aderlass* wurde zur allseits beliebten Modetherapie. Seine Indikationen waren indes ebenso zweifel-

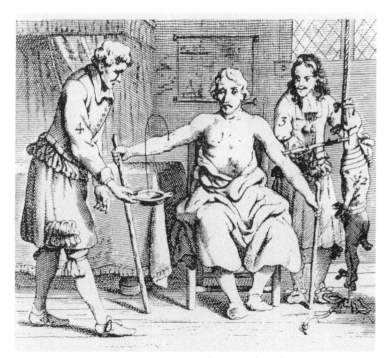

Abb. 5.4. Bluttransfusion vom Lamm zum Menschen. Aus Joh. Scultetus, Appendix... ad armamentarium chirugicum, Amsterdam 1671

haft wie seine Erfolge. Der französische Schriftsteller Alain-René Lesage (1668–1747) hat noch 1726 den üblen Missbrauch des Aderlassens, der häufig tödliche iatrogene Anämien zur Folge hatte, satirisch aufs Korn genommen. Gil Blas, der Titelheld einer seiner Romane, erlernt die Methode von seinem ärztlichen Lehrer Sangrado und macht mit ihr »in weniger als sechs Wochen so viele Witwen und Waisen«, wie in der »gesamten Belagerung Trojas«.

Harveys embryologische Forschung. Weniger bekannt, obgleich nicht weniger bedeutsam, ist der Beitrag William Harveys zur embryologischen Forschung seiner Zeit. Harvey postulierte, dass sich *alles Leben*, auch das der Säugetiere, *aus dem Ei* entwickelte und vertrat damit erstmalig uneingeschränkt eine Auffassung, der sich zuvor bereits sein Lehrer Fabricius ab Aquapendente genähert hatte. Auch dieses Forschungsergebnis basierte auf jahrelangen physiologischen Beobachtungen und Experimenten. Im Jahre 1651 ist es in der *Exercitationes de generationibus animalium* in London veröffentlicht worden.

Während sich die neue Theorie Harveys von der Entstehung der Lebewesen (omne vivum ex ovo) bald durchsetzte, sollte die Embryologie insgesamt freilich noch etwa 100 Jahre ohne weiteren Erkenntniszuwachs auf der Stelle treten. Ihre präformistische Auffassung, der auch Harvey noch anhing, dass nämlich der gesamte menschliche Organismus quasi en miniature in der Ei- oder Samenzelle vorgebildet sei, fiel erst in der zweiten Hälfte des 18. Jahrhunderts durch die bahnbrechenden Forschungsergebnisse des Petersburger Anatomen und Embryologen *Caspar Friedrich Wolff* (1733–1794). Wolff erst entwickelte die noch heute gültige Auffassung von der **epigenetischen**, d. h. **stufenförmigen Entfaltung des Lebens** während der Embryonalzeit. Nach dieser kurzen Vorausschau auf die embryologischen Forschungen des 18. Jahrhunderts soll nun der Blick auf weitere wichtige physiologische Erkenntnisse des 17. Jahrhunderts gerichtet werden.

Die beeindruckenden Fortschritte in der Chemie, der Mathematik, der Mechanik und der Physik motivierten auch andere ärztliche Forscher zu einer Fülle von Untersuchungen, Berechnungen und Analysen. Ergebnisse ließen nicht lange auf sich warten.

5.2.2 Muskelphysiologie

Insbesondere in der Muskelphysiologie kam es zu einem geradezu explosionsartigen Erkenntniszuwachs. Noch ohne den Einsatz des Mikroskops widerlegte der englische Anatom und Physiker *Francis Glisson* (1597–1677) zunächst die alte *Aufblähungstheorie* im Zusammenhang mit der Muskelaktion. Unter Zuhilfenahme der neuartigen Volumenplethysmometrie konnte er nämlich zeigen, dass während der Muskelkontraktion keine Aufblähung der Muskelfasern stattfindet. Bedeutsam ist auch, dass Glisson bereits in den siebziger Jahren des 17. Jahrhunderts der Muskelfaser *Irritabilität*, also Reizbarkeit, zuschrieb.

Einen wichtigen Beitrag zur Entwicklung der Muskelphysiologie im 17. Jahrhunderts müssen wir auch dem Dänen *Niels Stensen* (1638–1686) zuschreiben. Der Anatom, Naturforscher und katholische Theologe hatte sich in einer Reihe von Versuchen insbesondere mit myologischen Problemen auseinander gesetzt. Die Ergebnisse seiner Arbeiten erschienen 1664 und 1667. Stensen bewies erstmalig, dass es sich beim Herzen um nichts anderes als um einen runden Muskel handelte, dessen Faserverlauf er sorgfältig beschrieb. Seine *Kontraktionslehre* unterwarf Stensen einer mathematisch-geometrischen Erklärung (Kontraktion = geometrische Faserumordnung). Diese Lehre sollte freilich durch die mikroskopische Faserstrukturanalyse nicht bestätigt werden.

5.2.3 Lungenphysiologie und Atemmechanik

Auch in anderen Teilbereichen der menschlichen Physiologie wurden insbesondere in der zweiten Hälfte des 17. Jahrhunderts bedeutende Erkenntnisfortschritte erzielt. Zu nennen ist hier in erster Linie die Lungenphysiologie und Atemmechanik. Hierbei konnten sich die Anatomen und Physiologen einerseits die Möglichkeiten der neuen mikroskopischen Untersuchung, andererseits aber auch die Fortschritte in der neuartigen Gaschemie und -physik nutzbar machen.

So hat *Marcello Malpighi* (1628–1694) das Lungengewebe mikroskopisch untersucht und dabei als erster die *Lungenkapillaren* entdeckt. Dem Begründer der mikroskopischen Anatomie ist es damit nicht nur gelungen, durch den Nachweis einer Verbindung zwischen Arterien und Venen die Kreislauftheorie Harveys zu vervollständigen; er hat mit seiner Entdeckung, ohne dies freilich zu ahnen, auch den Ort für die Gasaufnahme während des Atmungsvorgangs entdeckt.

Experimente und Theorien. Die Experimente der Engländer Robert Hooke, John Mayow und Robert Boyle führten zu weiteren Erkenntnissen. *Robert*

Hooke (1635–1703), der zeitweise als Assistent von Robert Boyle arbeitete, gelang es, im Tierversuch eine künstliche Beatmung nach der Eröffnung des Thorax durchzuführen. Er pumpte zu diesem Zweck Luft rhythmisch in die kollabierten Lungenflügel ein, und es zeigte sich, dass kurze Unterbrechungen dieses Pumpvorgangs ohne negative Folgen blieben. Hooke schloss daraus, dass es nicht der mechanische Atemvorgang allein sein konnte, der das Tier am Leben erhielt. Außerdem beobachtete er, dass das Blut nach der Lungenpassage von hellerer Farbe war als zuvor und folgerte aus beiden Beobachtungen, dass irgendein Stoff aus der Luft während des Atmungsvorgangs ins Blut übergehen müsse. Die Experimente Hookes wurden zum ersten Mal 1667 in seiner *Micrographia* publiziert.

Die Beobachtung der unterschiedlichen Blutfarben vor und nach der Lungenpassage sind übrigens fast zeitgleich auch von dem Engländer **Richard Lower** (1631–1691) veröffentlicht worden.

Weitere Schritte auf dem Weg zur Klärung des Atmungsvorganges gelangen einem Assistenten dieses Forschers, nämlich **John Mayow** (1643–1679). Mayow unternahm Versuche, die sich auf den Gasverbrauch durch Atmung im geschlossenen System bezogen. Hierzu setzte er ein Versuchstier unter eine Glaskammer, die luftdicht auf einer elastischen Membran stand. Im Verlauf des Versuchs wölbte sich diese Membran in die Glaskammer. Hieraus schloss Mayow, dass offensichtlich Gasanteile durch die Atmung des Tieres verbraucht worden seien. Der Forscher vermutete, dass insbesondere salpetrige Anteile der Luft vom tierischen Organismus verbraucht würden.

Theorien und Experimente zum Biochemismus der Atmung, aber auch erste Beiträge zur **chemischen Blutanalyse** verdanken wir dem bereits erwähnten Chemiker **Robert Boyle** (1627–1691). Boyle studierte die Wirkung des Vakuums auf den Verbrennungsvorgang und auf die tierische Atmung. Darüber hinaus führte er erste chemische Analysen des Blutes durch, die sich auf Farbe, Geschmack, Temperatur, Verbrennbarkeit, Gewicht, aber auch bereits auf Blutkomponenten wie etwa flüchtige und gebundene Salze, seröse und rote Bestandteile, Schleim und Öle erstreckten.

Auswirkungen. Durch diese Analysen war prinzipiell zwar der Grundstein zu einer modernen Blutchemie gelegt; von einer Aufklärung der Bedeutung oder gar der Bindung der Blutgase konnte jedoch noch keine Rede sein. Die endgültige Klärung der O_2-Bindung und CO_2-Bindung ans Blut sollte der physiologischen Chemie des späten 19. Jahrhunderts vorbehalten bleiben. Immerhin können aber gerade die Arbeiten Boyles, Hookes und Mayows als erste Versuche interpretiert werden, auch die Chemie in eine rationale Wissenschaft zu verwandeln.

5.2.4 Organhistologie und -physiologie

Von entscheidender Bedeutung für die weitere Entwicklung der Organhistologie und -physiologie wurde die Einführung der *mikroskopischen Beobachtung*. Durch sie allein war ja bereits die Entdeckung der Lungenkapillaren möglich geworden.

Mikroskopische Untersuchungsergebnisse. Unter den erfolgreichen Anwendern der neuen mikroskopischen Methode ist der niederländische Naturforscher und Arzt *Jan Swammerdam* (1637–1680) zu erwähnen. Sein Interesse galt insbesondere der zoologischen Histologie und der Respirationsforschung (◘ Abb. 5.5). Berühmt geworden ist Swammerdam aber im 18. Jahrhundert vor allem durch seine *Biblia Naturae* (1737), ein physikotheologisches Werk (Physikotheologie: Gotteslob, Gottesbeweis durch die Naturforschung), das auch seine mikroskopischen Forschungsergebnisse enthält.

Weitere Beobachtungen wurden in schneller Folge durch die rasche Verbreitung des neuen optischen Instruments möglich, das der Niederländer *Anthony van Leeuwenhoek* (1632–1723) der wissenschaftlichen Welt seiner Zeit zur Verfügung gestellt hatte. Leeuwenhoek selbst sah und beschrieb eine Vielzahl mikroskopischer Strukturen, die bis dahin unsichtbar hatten bleiben müssen, wie z. B.:

- die scheibenförmig aneinander klebenden Blutkörperchen, die wir heute als Erythrozyten kennen,
- die Faserstruktur der Augenlinse,
- die Samentierchen (Spermien),
- die Querstreifung der Muskulatur.

Marcello Malpighi. Auch der Italiener Malpighi, der im Zusammenhang mit der mikroskopischen Entdeckung der Lungenkapillaren bereits erwähnt wurde, sah die korpuskularen Strukturen des Blutes. Er deutete sie aber nicht als Blutkörperchen, sondern noch als Fettbläschen. Viel wichtiger als diese Beobachtung waren indes seine Untersuchungen zur *Feinstruktur der Drüsen* des menschlichen Körpers, die bis dahin noch völlig unbekannt war.

In diesem Zusammenhang konzentrierte sich Malpighi auf die *Untersuchung der menschlichen Leber*, die er aufgrund ihrer Läppchenstruktur zum ersten Mal als *sekretorische Drüse* identifizierte. Malpighi folgerte aus seinen Beobachtungen, dass die Gallenflüssigkeit in den Acini der

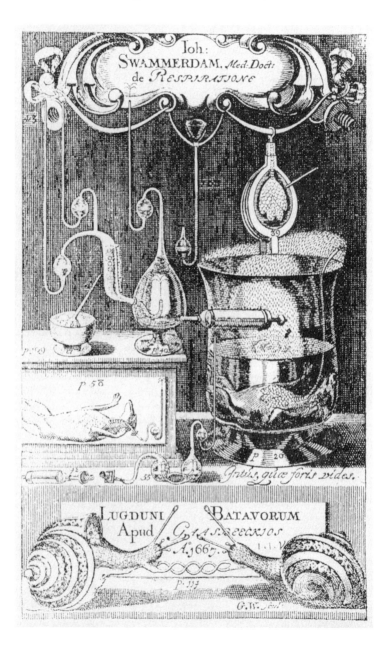

◄ Abb. 5.5. Titelblatt des Werks *De Respiratione* (1667) von Jan Swammerdam (1637–1680)

Leberläppchen gebildet, von dort über die Gallenkapillaren und die interlobulären Gallengänge schließlich zur Gallenblase gelangen müsse, um von dort über ein weiteres Gangsystem in das Duodenum ausgeschieden zu werden. Diese Beobachtungen mögen uns heute wie eine physiologisch-anatomische Binsenweisheit vorkommen. Für das ausgehende 17. Jahrhundert bedeuteten sie das definitive Ende der alten Leberfunktionslehre der antiken galenischen Humoralphysiologie, die Malpighi durch seine mikroskopisch fundierte Neubewertung der Leberfunktion endgültig zu Fall gebracht hatte.

Man kann also mit einigem Recht Marcello Malpighi in zweifacher Hinsicht als eine bedeutsame Schlussfigur im Prozess der **allmählichen Abkehr von der antiken Physiologie** bezeichnen. Es ist daher heute gut verständlich, dass dem bedeutenden italienischen Anatomen durch eine Reihe seiner konservativen galenisch ausgerichteten Kollegen heftigste Kritik zuteil wurde, die jedoch an der langfristigen Wirkung der revolutionären Entdeckungen nichts zu ändern vermochte.

Auf die Vielzahl weiterer Entdeckungen etwa im Bereich der Nieren- und Hautphysiologie, die fast ohne Ausnahme zu wichtigen Ausgangspunkten der modernen Physiologie wurden, kann hier nicht eingegangen werden.

5.3 Die theoretische und praktische Medizin des 17. Jahrhunderts

5.3.1 Ausgangssituation

Universa medicina. Die akademische Medizin befand sich in Theorie und Praxis am Anfang des 17. Jahrhunderts in einem Zustand, der im Wesentlichen durch den letzten großen **Konzeptualisierungsversuch** des französischen Arztes ***Jean Fernel*** (1497–1558) bestimmt war. Fernel hatte den erfolgreichen Versuch unternommen, die medizinischen Stoffe der antikislamischen Tradition zu einem in sich geschlossenen System, zu einer universa medicina zusammenzufassen. Damit war die theoretische und praktische Medizin auf einen Höhepunkt geführt worden, dem ein quasi abschließender Charakter zugesprochen werden muss. Erweiterungen oder Verbesserungen schienen kaum möglich, wollte man nicht, wie etwa Paracelsus, das tradierte Konzept der Medizin grundsätzlich verlassen.

Die Vertreter dieser Medizin unterteilten ihre Disziplin bis in die erste Hälfte des 17. Jahrhunderts in zwei Bereiche, in den der ***Medicina*** *theoretica*, der sich um die Erkenntnis der »opera naturae« bemühte, und in eine **Medicina practica**, die als Handlungsdisziplin verstanden wurde. Die ärztliche Erfahrungsbildung orientiert sich dabei streng an den aristotelischen Vorgaben. Auch ärztliche Erfahrung im Sinne des Vertrautseins, des Geübtseins war in diesem Denksystem nur auf der Basis einer Vielzahl von Beobachtungen (oberservationes) oder Handlungen (operationes) möglich. Diese würden, so dachte man, in der Erinnerung (memoria) gesammelt, dort zur Erfahrung (empiria bzw. experientia) gerinnen und schließlich zur Grundlage einer erfahrungsgeleiteten Ausübung der ärztlichen Kunst (techné bzw. ars) werden.

Hippokratisch-empirische Tradition. In diesem Sinne, der sich mit den Grundsätzen und Zielen der hippokratischen Medizin deckte, sammelten die Ärzte der frühen Neuzeit Erfahrungen am Krankenbett, lieferten eine Fülle von Fallbeispielen und kommentierten die hippokratischen Schriften unter Heranziehung der eigenen Beobachtung. Der Blick richtete sich dabei freilich ausschließlich auf die *Symptome* einzelner Krankheiten, die als Indikatoren für die Wahl der Behandlung dienten. Weder Klassifizierungsversuche noch das Streben, von den Einzelbeobachtungen zur Aufstellung allgemein gültiger Gesetze zu gelangen, bestimmten aber die ärztliche Erfahrungsbildung. Solche Zielvorstellungen wären auch weder notwendig noch wünschenswert gewesen, denn die klassische Humorallehre war als anerkanntes Konzept kanonisiert, und es konnte allenfalls darum gehen, die *Einzelbeobachtungen* am Krankenbett mit diesem Konzept zu harmonisieren. Die Ausgangssituation der akademischen Medizin des 17. Jahrhunderts war also durch die Dominanz der alten hippokratisch-empirischen Tradition bestimmt.

5.3.2 Erste Systematisierungsversuche

Gleichwohl haben wir schon in den ersten Jahrzehnten des Jahrhunderts auch in der Medizin Versuche zu registrieren, die – wenngleich zaghaft – auf eine Neuordnung und Systematisierung der ärztlichen Erfahrungsbildung zielten. Dabei wurde auch das bis zu diesem Zeitpunkt sakrosankte Kernkonzept der hippokratischen Medizin in den Blick genommen.

In diesem Zusammenhang ist der Wittenberger **Daniel Sennert** (1572–1637) zu nennen, der sich seit 1619 um einen Ausgleich zwischen der paracelsischen Chymiatrie und der klassischen Humorallehre bemühte und als physikalisches Erklärungselement den alten Atomismus neu belebte.

Systematische Erfahrungsbildung bei Sennert. Wir registrieren bei diesem Autor erste Schritte auf dem Weg zu einer systematischen Erfahrungsbildung etwa im Bereich der Medikamentenlehre. Beobachtungen sollen nicht mehr wahllos angestellt werden, sondern systematisch. Viele Beobachtungen müsse man vorsichtig sammeln. Dabei sei bei den pflanzlichen Medikamenten auf die Substanz, die Quantität, das Alter, die Reinheit, die Herkunft und ähnliches zu achten.

Von einer neuen Krankheitsklassifikation konnte indes auch bei Sennert noch keine Rede sein. Sie blieb weiterhin am klassischen Konzept der Humorallehre orientiert und konzentrierte sich auf die Beurteilung der Krankheitssymptome nach ihrem Aussagewert für Prognose und Therapie.

Geordnete Erfahrungsbildung bei Thomas Sydenham. *Entscheidende Wandlungen* zeichnen sich in diesem Bereich erst am Ende des Jahrhunderts ab. Sie sind verknüpft mit dem Werk des englischen Arztes Thomas Sydenham (1624–1689) und stehen für den Versuch, die Vorgaben des neuen, philosophischen Empirismus auch für die Medizin fruchtbar zu machen. Die Grundlagen dieses neuen, philosophischen Empirismus hatte der eingangs bereits erwähnte englische Philosoph *Francis Bacon* (1561–1626) insbesondere in seinem *Novum organon* (1620) formuliert. Bacons Postulate richteten sich in erster Linie auf den Prozess und die Methoden einer geordneten Erfahrungsbildung (experientia ordinata), die sich deutlich von der alten planlosen Erfahrungsbildung (experientia vaga) abhebe. Als zweiter Schritt habe dann die *Bildung allgemeiner Sätze* im induktiven Verfahren zu erfolgen.

Zumindest den ersten Aspekt der Postulate Bacons nahm der Kliniker Sydenham auf und hatte sich damit zum ersten Male in der Medizin einer systematischen Beobachtung und Vergleichung von Krankheitssymptomen mit dem Ziel zugewandt, besondere *Krankheitstypologien* zu entwickeln. Wichtig war Sydenham dabei nicht die Kategorisierung des Einzelfalls, sondern die Ermittlung von Krankheitsbildern durch die vergleichende Summation von Einzelbeobachtungen. Die Kasuistik trat damit erstmalig zugunsten der Nosographie in den Hintergrund.

Die allgemeinen Forderungen des Praktikers und strengen Sensualisten Sydenham waren freilich nicht auf eine revolutionäre Veränderung der Medizin gerichtet. Sydenham strebte vielmehr die *Vervollkommnung der hippokratischen Medizin* an und nutzte dabei die Vorgaben des neuen philosophischen Empirismus. In der historischen Interpretation können wir den englischen Arzt durchaus als frühen Nosologen einordnen, seinem Selbstverständnis nach war Sydenham aber in erster Linie Hippokratiker.

Dies galt selbstverständlich auch für die *Therapie*, in der sich Sydenham stets um eine Stärkung der Selbstheilungskraft der Natur, der vis medicatrix naturae, durch krankheitsspezifische Heilmittel bemühte. Dabei bevorzugte der Arzt einfache therapeutische Maßnahmen, bediente sich aber auch polypragmatisch der ganzen Palette verfügbarer Medikamente. In der Fiebertherapie favorisierte Sydenham den Gebrauch der Chinarinde, die als Fiebertherapeutikum zwar schon bekannt war, aber erst seit der Mitte des 17. Jahrhunderts aus Südamerika nach Europa importiert wurde.

5.4 Iatrochemie und Iatrophysik – die neuen Lebens- und Krankheitskonzepte

Ausgangssituation. Mit der Fülle der Erkenntnisse, die durch die neuen Methoden in den Naturwissenschaften und in der Physiologie des 17. Jahrhunderts möglich wurden, aber auch als Folge der schweren Erschütterung des antiken humoralphysiologischen Lebenskonzeptes stieg das Bedürfnis, alle Vorgänge der belebten Welt und insbesondere die Lebens- und Krankheitsvorgänge des Menschen in ihrer Gesamtheit neu zu interpretieren und einzuordnen.

Dieses Theorie- oder besser Konzeptbedürfnis war ja auch nur gut verständlich. Denn die neuen Beobachtungen in der Anatomie seit Andreas Vesal, die experimentell gewonnenen Ergebnisse der nachparacelsischen Chemie, die bahnbrechenden Beobachtungsmöglichkeiten der Mikroskopie und die neuen Erkenntnisse in der Physik rüttelten nachhaltig an den Fundamenten der alten Natur- und Lebenserklärung. Das in seiner Grundstruktur noch antike Gebäude der klassischen Physiologie geriet bedenklich ins Wanken. Offen geäußerte Zweifel an der Unfehlbarkeit der alten Autoritäten, die Hinwendung zu eigener Beobachtung und die Anwendung der neuen kritischen Erkenntnismethode, einer durch menschliches Handeln bewusst herbeigeführten, rational geplanten Erfahrung (experientia quaesita) forderten geradezu die Entwicklung neuer Lebens- und Krankheitskonzepte. Sie stellten als chemische und mechanische Lebensmodelle freilich reduktionistische Versuche dar, Chemie und Physik, die sich als moderne Naturwissenschaften emanzipierten, radikal zur Erklärung der belebten Welt fruchtbar zu machen.

Dieser *Reduktionismus* war es auch, der die Iatrochemie ebenso wie die Iatrophysik in ihrem Konzeptanspruch letztlich scheitern ließ. Gleichwohl haben beide Richtungen zur Fortentwicklung der neuzeitlichen Medizin entscheidend beigetragen. Die nachparacelsische Iatrochemie und die Iatrophysik sollen daher in den folgenden Kapiteln mit ihren Hauptvertretern umrissen werden.

5.4.1 Die nachparacelsische Iatrochemie

Ursprung. Über die Begründung der Iatrochemie durch Paracelsus und die klassischen Grundelemente dieses neuen Gesundheits- und Krankheitskonzeptes, die *Alchemie, Iatroastrologie* und *Iatromagie*, ist in den vorausgegangenen Kapiteln bereits berichtet worden.

> *Paracelsische Iatrochemie:* Ein gegen die Säftelehre (vgl. Humoralpathologie) gerichtetes Gesundheits-, Krankheits- und Heilkonzept, das alle physiologischen und pathophysiologischen Phänomene als körperchemische Vorgänge deutet. Im Körper waltet ein »dynamisches Prinzip« (Archeus), das die Lebensvorgänge steuert. Dem Arzt sind in Diagnostik und Therapie genaue Kenntnisse von der Wirkkraft, der Beschaffenheit und der Verwandelbarkeit chemischer Stoffe unerlässlich. Für den Begründer der Iatrochemie, Theophrast von Hohenheim, gen. Paracelsus (1493–1541), waren die Körpergrundstoffe »Sulphur«, »Mercurius« und »Sal« Substrate des Lebendigen. In der iatrochemischen Lehre von den »tartarischen Krankheiten« deutet sich ein Vorverständnis der Stoffwechselkrankheiten an. Enthalten waren im Konzept der paracelsischen Iatrochemie astronomisch-astrologische Aspekte (vgl. Iatroastrologie) und iatromagische (s. dort) Aspekte, wie etwa in der Signaturenlehre.

Während die Iatroastrologie ebenso wie die Iatromagie im Verlauf des 17. Jahrhunderts an Einfluss verloren, verstärkte sich die Bedeutung der Chemie als tragende Säule des neuen Lebenskonzeptes. Seine Kernaussage, dass alle Lebensvorgänge essentiell chemisch determiniert seien, verfestigte sich zum Denksystem der iatrochemischen Schule.

Auswirkungen. Unter den vielfältigen Wirkungen, die die Entwicklung dieses Denksystems in der Medizin des ausgehenden 16. und des gesamten 17. Jahrhunderts entfaltete, überwog zunächst eine *fruchtbare Beunruhigung* des medizinischen Lehrgebäudes den unmittelbar verwertbaren Nutzen. Fruchtbare Unruhe stiftete die Iatrochemie insofern, als sie zur kritischen Auseinandersetzung mit dem ganz offensichtlich alternden Konzept der Humoralpathologie herausforderte und über den Versuch einer Vermittlung zwischen beiden Konzepten dazu verhalf, dass die Chemie auch in der Medizin akademisch hoffähig wurde.

Unter den zwischen beiden Systemen konziliarisch vermittelnden Ärzten ist an erster Stelle der Wittenberger Professor der Medizin *Daniel Sennert* (1572–1637) mit seiner Schrift *De chymicorum cum aristotelicis et galenicis consensu ac dissensu* (Wittenberg 1619) zu nennen. Insbesondere diese Programmschrift, die Übereinstimmungen und Unterschiede zwischen den neuen Lehrmeinungen der Chymiker und den alten Dogmen der Aristoteliker und Galeniker herausarbeitete, hat die *akade-*

mische Akzeptanz der Chymiatrie entscheidend gefördert. Am Ende des Jahrhunderts bestand kein Zweifel mehr, welche Bedeutung die chemischen Stoffumwandlungen im Organismus für Gesundheit, Krankheit und Therapie haben, wie etwa das Titelblatt der *Praxis Medica* (1689) des **Johann Helfrich Jüngken** (1648–1726) eindrucksvoll belegt (◘ Abb. 5.6). Die Interventionsversuche der klassischen Personalautorität eines »Gallenus« (!) wirken hilflos gegen die dominierende neue Autorität der Ratio und ihrer Töchter »Experientia« und »Chymia«.

Der Anspruch der nachparacelsischen Chemie, sich als medizinische Disziplin, als ganzheitliche Iatrochemie, in den Dienst des Arztes und damit der Gesundheit zu stellen, schien vordergründig berechtigt. Dies wurde durch die Entdeckung und Analyse einer ganzen Reihe wichtiger *chemisch-physiologischer Phänomene* und durch die erfolgreiche Einführung einer Fülle neuer *chemischer Medikamente* in die Neuauflagen der alten Pharmakopöen unterstrichen. Gleichwohl musste das hoch gesteckte Ziel, die Iatrochemie zum allgemein gültigen, quasi ganzheitlichen Konzept der Medizin zu erheben, als reduktionistischer Versuch scheitern. Zu viele Lebensvorgänge blieben unerklärlich und keineswegs alle Krankheitszustände, so zeigte sich bald, ließen sich chemisch behandeln. Immerhin ist es der Chymiatrie gelungen, die Chemie als bis heute unverzichtbare Teildisziplin der Medizin in deren Gesamtsystem zu integrieren.

Johann Baptist van Helmont. Als bedeutender Repräsentant und Begründer einer spiritualistisch geprägten iatrochemischen Schule des 17. Jahrhunderts gilt der Brabanter Arzt Johann Baptist van Helmont (1577–1644). Van Helmont, der zunächst Philosophie und Medizin studiert hatte und 1599 in Löwen zum Doctor medicinae promoviert worden war, praktizierte nach ausgedehnten Studienreisen durch die Schweiz, Italien und England bis an sein Lebensende in Brüssel.

In seiner chymiatrischen Lehre stand van Helmont noch weitgehend in der Gefolgschaft der paracelsischen Philosophie, wenngleich er einzelne Elemente dieser Philosophie ablehnte (Mikrokosmos-Makrokosmos-Analogie) oder skeptisch beurteilte (Astrologie). Wie bei vielen seiner Zeitgenossen war auch das wissenschaftliche Denken van Helmonts von einer zeittypischen Ambivalenz geprägt. Einerseits bestimmten *Antiaristotelismus* und *Antigalenismus* Handeln und Denken des Arztes und Alchemisten. Seine Schriften sind andererseits aber häufig auch noch der alten, aristotelisch-scholastischen Denkweise verpflichtet und zeugen von einer spiritualistisch geprägten Religiosität bis hin zum magischen Denken.

5.4 · Iatrochemie und Iatrophysik

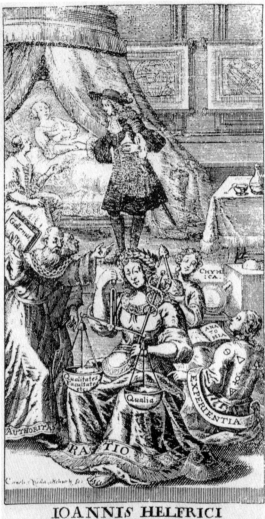

Abb. 5.6. Titelblatt der *Praxis Medica* (1689) von Johann Helfrich Jüngken (1648–1726)

Van Helmonts Krankheitskonzeption und Therapieansätze. Wie für Paracelsus, so war auch für van Helmont oberstes Lebensprinzip der Lebensgeist (archeus); anders als Paracelsus ging der Brabanter aber von der Idee vieler, organspezifischer Archei aus. Ihr Hauptarcheus habe seinen Sitz im Magen des Menschen. Krankheit ist für van Helmont der auf einen bestimmten Körperort beschränkte, materiell-chemische Ausdruck einer Krankheitsidee *(idea morbi)*, die vom jeweils spezifischen Archeus als Reaktion auf äußere Reize entwickelt wird. Diese Idee wirkt fermentativ auf die materiellen Organstrukturen ein. Therapeutische Maßnahmen können entweder auf der Ebene der idea morbi oder auf der materiellen Ebene dieser Idee greifen. Chemische Medikamente beruhigen die erregten Lebensgeister.

Wie alle Iatrochemiker seiner Zeit hat auch Johann Baptist van Helmont nach spezifischen **Kausaltherapeutika** (arcana) gesucht. Bei dieser Suche konzentrierte sich van Helmont auf die Entwicklung und Erprobung immer neuer chemischer Arzneimittel. Eine Reihe nützlicher Erkenntnisse wurden so der Arzneikunde hinzugefügt. Aber auch Zaubermittel fanden sich in seinem therapeutischen Arsenal.

Die **klinische Chemie** hat van Helmont durch die Entdeckung des Kohlendioxyds, der Kohlensäure und durch die Einführung der gravimetrischen Urinanalyse bereichert. Von bleibender klinischer Bedeutung ist die erste Beschreibung des Asthma bronchiale durch den Arzt aus Brabant.

Drei weitere Ärzte aus der Gruppe der nachparacelsischen Iatrochemiker müssen vorgestellt werden, wenngleich ihre Spätwirkung und wahrscheinlich auch die Popularität in ihrer Zeit geringer waren als die des Johann Baptist van Helmont, der bisweilen auch als »Faust des 17. Jahrhunderts« bezeichnet wurde. Es handelt sich hierbei um *Oswald Croll* (ca. 1580–1609), den Niederländer *Franciscus de le Boë Sylvius* (1614–1672) und den Engländer *Thomas Willis* (1621–1675).

Oswald Croll. Als begeisterter Paracelsist hat insbesondere der Leibarzt des Fürsten Christian von Anhalt-Bernburg, Oswald Croll, zur weiteren Verbreitung der paracelsischen Philosophie in der ersten Hälfte des 17. Jahrhunderts beigetragen. Die iatrochymischen Schriften dieses Autors sind stark von den **Lehren des Paracelsus** und insbesondere von seiner *iatromagischen Signaturenlehre* durchdrungen. Crolls wichtigste Schrift, die *Basilica chymica*, wurde zuerst 1608 in Frankfurt aufgelegt. Ihr Hauptziel war auf die Methode des chymiatrischen Erkenntnisgewinns gerichtet, der nach Croll in erster Linie durch das »Licht göttlicher Gnade« (lumen gratiae Dei) und durch das »Licht der Natur« (lumen naturae) bewirkt werde.

5.4 · Iatrochemie und Iatrophysik

Die Wirksamkeit der *Medikamente* sah Croll vor allem durch die Übereinstimmung von äußerer Form und innerer Kraft (Signatur) begründet. So komme den Medikamenten eine Sympathie zu, die es ihnen gestatte, den Kräften des Körpers in ihrem Kampf gegen die Krankheit zu helfen. Auf dieser Basis beschrieb Croll eine Vielzahl sympathisch wirkender Medikamente:

- Schlagenschmalz gegen den Schlangenbiss,
- Froschlaich und Safran gegen innere Blutungen,
- Kröten und Auripigment gegen die Pest oder
- Wolfsleber gegen Leberleiden.

Franciscus de le *Boë* Sylvius (1614–1672). Dieser Arzt praktizierte in Amsterdam und unterrichtete praktische Medizin in Leiden. Auf dem Boden der Iatrochemie und beeinflusst durch van Helmont entwickelte er eine besondere *Fermentationstheorie*, die allen Körperprozessen zugrunde liege. Physiologische und pathologische Körpervorgänge interpretierte Sylvius als Folge einer Umwandlung der Körpersäfte im Sinne einer *azidotischen* oder *alkalischen Veränderung*, die der Arzt durch chemische Präparate beeinflussen könne. In der Entwicklung solcher Präparate war Sylvius außerordentlich produktiv und die zeitgenössischen niederländischen Pharmakopöen wurden durch eine Vielzahl neuer chemischer Medikamente aus seinem Laboratorium bereichert.

Sylvius war aber nicht nur wegen seiner iatrochemischen Lehre bedeutend. Die medizinische Fakultät Leidens akzeptierte unter seinem maßgeblichen Einfluss die Kreislauflehre Harveys und wurde u. a. durch Sylvius zur *Einführung des klinischen Unterrichts* angeregt. Insbesondere diese am italienischen Beispiel orientierte Neuerung steigerte die Attraktivität Leidens als medizinische Ausbildungsstätte seit der Mitte des Jahrhunderts außerordentlich.

Thomas Willis (1621–1675). In der Reihe der bedeutenden Iatrochemiker des 17. Jahrhunderts muss schließlich der englische Arzt Thomas Willis genannt werden. Willis hatte in Oxford studiert und war dort in enge Beziehungen zu einem illustren Kreis berühmter Naturwissenschaftler und Philosophen getreten. Ihm gehörten u. a. Virtuosi wie Robert Boyle, Robert Hooke, John Locke und John Mayow an. Der Arzt und Hochschullehrer lebt noch heute durch seine wichtigen *hirnanatomischen Untersuchungen* fort. So ist etwa der »*Circulus arteriosus Willisii*« nach ihm benannt worden.

Als empirischer Iatrochemiker wollte Willis alle tierischen Organismen auf die fünf Grundbestandteile »aqua«, »sal«, »spiritus«, »sulphur« und »terra« zurückführen, die sich unter Laborbedingungen regelmäßig nachweisen ließen. Seine Krankheitslehre erinnert stark an de le Boë

Sylvius und war wesentlich fermentativ ausgerichtet, wie sich am Beispiel der *Fieberlehre* zeigt. Auch hier legte Willis die Theorie einer Fermentation der Körpersäfte zugrunde. Fieber war für ihn Ausdruck von Fehlmischungen (Dyskrasien) des Blutes, die, je nachdem, welche chemischen Anteile überwogen, bitter, scharf oder sauer sein konnten und durch eine gestörte Fermentation entstanden.

Ende der frühen Phase der Iatrochemie. Mit Thomas Willis fand diese Phase der Iatrochemie gewissermaßen ihren Abschluss. Willis hatte sich durch seinen empirisch iatrochemischen Ansatz bereits weit von der paracelsischen Iatrochemie entfernt. Die Entwicklung der Chemie des 18. Jahrhunderts zu einer rationalen Naturwissenschaft bedeutete gleichzeitig das Ende der alten Chymiatrie. Die Entwicklung eines medizinisch-chemischen Konzeptes am Ende des 18. Jahrhunderts durch den Franzosen *Jean Baptist Thimotée Baumes* (1756–1828) lässt die alte Iatrochemie allenfalls in ihrer Suche nach einem geschlossenen medizinisch-chemischen Konzept noch anklingen. In seinen Einzelelementen basiert das von Baumes entworfene *Système chimique de la science de l'homme* (1798) bereits ganz auf den Forschungsergebnissen der aufgeklärten Chemie des 18. Jahrhunderts.

5.4.2 Iatrophysik, Iatromechanik, Iatromathematik – die kartesianische Physiologie

Abkehr von der Humoralpathologie. Trotz ihres revolutionären Anspruchs hatte sich die Iatrochemie mit ihrem Postulat von der chemischen Determiniertheit aller Lebensphänomene in Gesundheit und Krankheit zwar auf einer völlig neuen Konzeptebene, wegen ihrer Konzentration auf die Flüssigkeitschemie des Organismus aber doch zumindest phänomenologisch noch in der Nähe zur Humoralpathologie befunden. Die Entwicklung iatrophysikalischer Lebens- und Krankheitskonzepte bedeutete hingegen die völlige Abkehr von der Humoralpathologie. Sie stellt den ersten Schritt auf dem Weg zu solidarphysiologischen bzw. solidarpathologischen Erklärungsversuchen aller Lebensphänomene dar.

❗ *Iatrophysik, Iatromechanik, Iatromathematik:* Eine Gesundheits- und Krankheitsauffassung des 17. und 18. Jahrhunderts, die alle Phänomene von Gesundheit und Krankheit in Abhängigkeit von der inneren physikalischen Struktur, der äußeren Form sowie der mechanischen Veränderlichkeit interpretierte. In reduktionistischer Vereinfachung sollten so die Erkenntnisse der jungen experimentellen Naturwissenschaften auf den Bereich des Lebendigen übertragen werden. Auch dort sollte alles physikalisch erklärbar, mechanisch rekonstruierbar und

5.4 · Iatrochemie und Iatrophysik

mathematisch berechenbar sein. Ausgangspunkt dieser Strömung war die Rezeption und Weiterentwicklung des antiken Atomismus (Neoatomismus), Höhepunkt eine Maschinentheorie des Lebendigen, das physikalisch-mechanistische Lebenskonzept des Philosophen René Descartes (1596–1650).

Das theoretische Fundament für die Iatromechanik, die in der Antike, aber auch im 16. Jahrhundert vereinzelt bereits angeklungen war, bildete im 17. Jahrhundert die Weiterentwicklung des antiken Atomismus. Seine klassischen Hauptvertreter (Leukipp, Demokrit, Epikur und Lucretius) hatten mit diesem Modell versucht, die belebte und unbelebte Welt durch eine Reduktion auf ihre kleinsten unteilbaren Korpuskularbestandteile zu erklären. Diesen Anspruch griffen die Neoatomisten des 17. Jahrhunderts, insbesondere Daniel Sennert (1572–1637), Sebastiano Basso (um 1600), Pierre Gassendi (1592–1655) und – in abgewandelter Form – René Descartes (1596–1650) wieder auf.

Kartesianische Lebensmechanik. Auf dem Boden des wieder entdeckten alten Atomismus und seiner Elementen- und Partikellehre entwickelte insbesondere *René Descartes* eine Lebenstheorie, die alle Vorgänge des menschlichen Körpers vorrangig auf physikalisch-mechanistische Prinzipien zurückführen ließ. Eine Ausnahme bildete hierbei in der kartesianischen Theorie einzig die Zirbeldrüse (Glandula pinealis) als Zentralsitz der wahrnehmenden und denkenden Seele (Anima rationalis). Es entstand so ein *physikalisch-mechanistisches Lebenskonzept*, das wir als »technomorphes Modell des Organismus« (Rothschuh) oder auch vereinfacht als »Maschinentheorie des Lebendigen« bezeichnen können. Die physikalischen Grundzüge dieser Lehre legte Descartes in seinen beiden Schriften *Principia philosophiae* (Amsterdam 1644) und *De homine* (Leiden 1662) nieder.

Descartes' Theorie. Für Descartes stellte die dem Herzen innewohnende Wärme das erste Prinzip der Bewegung dar. Die eingeborene Wärme nährt sich aus dem Blut, das ihr durch die Venenröhren des Körpers zugeführt wird. Ihnen sind zuvor die in der Magen-Darm-Röhre gebildeten Speisesäfte zugeleitet worden. Arterien befördern dann im Blut Wärme und Nahrung in alle Körperteile. Aus den am heftigsten bewegten Blutteilen bilden sich bestimmte Luftteilchen (spiritus animalis), die das Gehirn erfüllen und dort die allgemeinen Sinneswahrnehmungen (Perzeption, Phantasie, Erinnerung) ermöglichen. Vom Gehirn aus werden die »Spiritus« schließlich durch die Nerven in die Muskeln des Körpers weitergeleitet, wodurch die Nervenbahnen zu äußeren Sinneswahrnehmungen, die Muskeln aber zur Ausweitung und so zur Bewegung der Glieder befähigt werden.

Hilfreich war im Zusammenhang mit dieser mechanistischen Theorie der Körperfunktionen die von Harvey entwickelte hydrodynamische Kreislauftheorie, die sich ideal in die kartesianische Lebensmechanik integrieren ließ.

Rezeption des kartesianischen Konzepts. Die so in ihren Grundelementen charakterisierte mechanistische Theorie des René Descartes fand bald insbesondere an den niederländischen Universitäten (Amsterdam, Franeker, Groningen, Harderwijk, Leiden, Utrecht) und mit geringer zeitlicher Verzögerung auch an den kleineren protestantischen Gymnasien und Universitäten des nordwest- und mitteldeutschen Raumes (Duisburg, Steinfurt, Rinteln, Marburg, Helmstedt, Halle) wohlwollende Aufnahme und Verbreitung.

In den *Niederlanden* waren es vor allem *Henrikus Regius* (1598–1679), *Theodor Craanen* (1620–1690), *Stephen Blancaard* (1650–1702), *Cornelis Bontekoe* (1647–1685) und in der späteren Nachfolge *Hermann Boerhaave* (1668–1738), die der kartesianischen Iatromechanik zur Ausformung und Popularisierung verhalfen. Insbesondere Craanen und Blancaard haben durch ihre extremen mechanistischen Vereinfachungen in Physiologie, Pathologie und Therapie erheblich zur Popularisierung der Iatromechanik beigetragen. Blancaards klinische Umsetzungsversuche (◘ Abb. 5.7 und ◘ Abb. 5.8) erfreuten sich auch beim deutschsprachigen Publikum großer Beliebtheit.

Für *Deutschland* müssen vor allem die Duisburger Hochschullehrer *Tobias Andreae* (1633–1685) und *Fr. Gottfried Barbeck* (1644– 1703), der Marburger *Johann Jakob Waldschmiedt* (1644–1689), und unter den jüngeren Iatromechanikern insbesondere der Hallenser *Friedrich Hoffmann* (1660–1742) genannt werden.

Auswirkungen. Mit einer heute nicht mehr sehr überzeugenden iatrophysikalischen Deutung der Drüsen-, Atmungs- und Verdauungsfunktion ist *Giorgio Baglivi* (1668–1708) hervorgetreten. Daneben haben aber auch andere physiologische Erklärungsbereiche, so insbesondere die Muskelmechanik, die *Ophthalmologie* und hier vor allem die Augenoptik, stark vom Lebenskonzept der Iatrophysik profitiert.

Als Vertreter einer mechanistisch orientierten *Pathophysiologie* müssen insbesondere Friedrich Hoffmann und Hermann Boerhaave Erwähnung finden. Beide Autoren, die später noch als die wichtigsten Systematiker der Medizin des frühen 18. Jahrhunderts charakterisiert werden sol-

Abb. 5.7. Titelblatt der *Kunstkammer der Chirurgie* ▶
oder Heil-Kunst (1698) von Stephan Blancaard (1650–1702)

5.4 · Iatrochemie und Iatrophysik

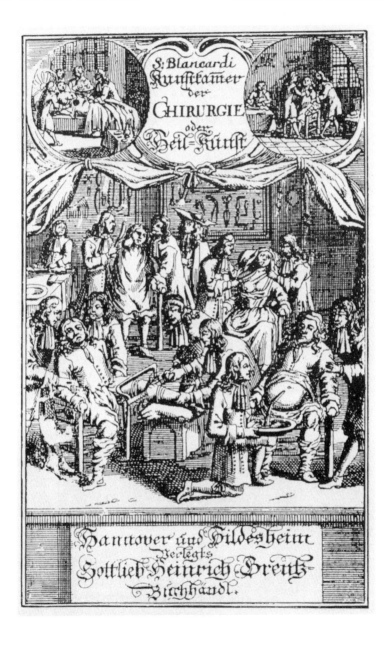

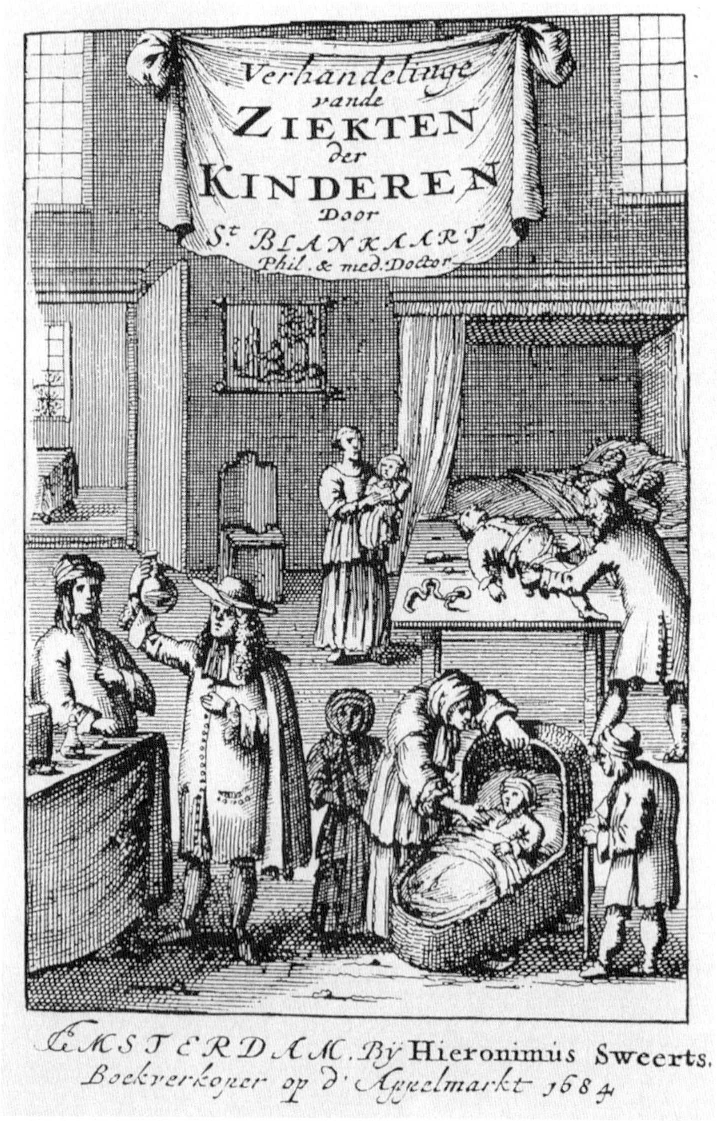

Abb. 5.8. Titelblatt der *Verhandelinge van de Ziekten der Kinderen* (1684) von Stephan Blancaard (1650–1702)

len, unternahmen den Versuch, Gesundheit und Krankheit als Gleichlauf bzw. Störung der Körpermechanik zu interpretieren. Bei diesen Erklärungsversuchen fiel dem Zusammenspiel zwischen den korpuskularen Blutbestandteilen und dem Zustand des Gefäßsystems mit seinen feinen und feinsten Poren und Kanälchen eine besondere Rolle zu.

Das neue Organismuskonzept der Iatromechanik war auch in medizindidaktischer Hinsicht bedeutungsvoll. Nun konnten erstmalig gedachte Körpervorgänge in ihren mechanischen Abläufen modellhaft rekonstruiert werden. Konstruierte Systeme wurden als Analogien für Bereiche des real Vorhandenen erklärend nutzbar gemacht. *Modelle und Schemata* in diesem Sinne tauchen im Bereich der medizinischen Abbildungsgeschichte erstmals im 17. Jahrhundert auf. Beispiele hierfür bildeten die *Kreislaufschemata* des *Niels Stensen* (1673), *Caspar Bartholin* (1676) und *Salomon Reisel* (1625-1701), der sogar ein hydrostatisches Modell dieser Vorgänge, eine Kreislaufmaschine, entworfen hat. Erwähnenswert sind in diesem Zusammenhang auch die mechanischen *Muskelmodelle* des Mathematikers *Johann Christoph Sturm* (1635-1703).

Auch wenn den mechanistischen Deutungsversuchen des kranken und gesunden Lebenszustandes während des 18. Jahrhunderts andere Konzeptionen zur Seite traten, so ist deren Einfluss in der Medizin niemals ganz bedeutungslos geworden, im Gegenteil. Er wurde zum Ausgangspunkt und Movens des französischen Materialismus der Aufklärung um *J.O. La Mettrie* (1709-1751), dessen Hauptwerk *L'homme machine* (1748) den kartesianischen Mechanismus vollendete.

5.5 Die medizinischen Fakultäten

Ärztliche Ausbildung. Hier spiegelte sich im 17. Jahrhundert die konzeptionelle Vielfalt der theoretischen Medizin jener Zeit. Die Universitäten befanden sich durch die Kriegswirren bedingt im Niedergang. Studentenschwund und eine hohe Fluktuation der medizinischen Hochschullehrer ließen einen geregelten universitären Unterricht kaum zu. Trotz dieser Schwierigkeiten entwickelten sich aber gerade die kleinen protestantischen Universitäten der Vereinigten Niederlande und des norddeutschen Raumes zu Zentren der neuen *medizinischen Konzeption des Kartesianismus*.

5.5.1 Medizinische Fakultäten in den Niederlanden

Während die ärztliche Ausbildung an den medizinischen Fakultäten des 16. Jahrhunderts vor allem in den italienischen Universitäten eine Blüte erlebte, waren es im 17. Jahrhundert die niederländischen Universitäten, die sich den neuen anatomischen und physiologischen Erkenntnissen öffneten und eine führende Rolle in der klinischen Ausbildung übernahmen. An ihnen fand das neue Konzept des Kartesianismus breiteste Aufnahme.

Eine richtungweisende Rolle fiel dabei der **Universität Leiden** (gegr. 1575) zu. Sie übertraf an Ansehen und Unterrichtsqualität die übrigen jungen niederländischen Hochschulen – Freneker (1585), Groningen (1614), Utrecht (1636) und Harderwijk (1648) – bei weitem.

Leiden, das seit 1578 Studenten aller Glaubensrichtungen offen stand, erfreute sich eines außerordentlichen internationalen Ansehens. Medizinstudenten aus allen Teilen Mitteleuropas und Englands schrieben sich dort ein. Bereits in der ersten Hälfte des Jahrhunderts bemühte sich an der Medizinischen Fakultät *Otto van Heurne* (1577–1652) um die Einführung des klinischen Unterrichts, der in einem »Collegium medicopracticum« seit 1636 in enger Zusammenarbeit mit den Stadtärzten abgehalten wurde. Auch der bereits erwähnte *Franciscus de le Boë Sylvius* (1616–1672) fühlte sich der klinischen Ausbildung in besonderer Weise verpflichtet. So war der Boden bereitet für den zweifellos berühmtesten Leidener Kliniker, *Hermann Boerhaave* (1668–1738), der in der ersten Hälfte des 18. Jahrhunderts nicht nur den durch Cartesius beeinflussten iatrophysikalischen Unterricht, sondern auch die klinische Unterweisung der Leidener Medizinstudenten zur Blüte führen sollte. Auf seine Tätigkeit wird im Zusammenhang mit der Medizin des 18. Jahrhunderts näher eingegangen werden.

5.5.2 Medizinische Fakultäten in Deutschland

Der medizinische Unterricht an den deutschen Universitäten des 17. Jahrhunderts verlief weitestgehend auf den *alten traditionellen Wegen* und wurde von modernen Einflüssen aus Italien (Padua) oder den Niederlanden wenig berührt. Hinderlich dürfte sich in diesem Zusammenhang insbesondere der ungebrochene territorial-konfessionelle Charakter der deutschen Universitäten ausgewirkt haben.

Unter den protestantischen Hochschulen erfreuten sich immerhin *Wittenberg* (gegründet 1502) und *Marburg* (1527) einer gewissen Resonanz. An den medizinischen Fakultäten beider Universitäten verzeichnen wir bereits in der ersten Hälfte des 17. Jahrhunderts Versuche, den chemischen Unterricht der medizinischen Ausbildung zu integrieren. Während sich in Marburg dieser Versuch mit dem Namen **Rudolf Goclenius** (1572-1621) verband, war es in Wittenberg der bereits erwähnte **Daniel Sennert** (1572-1637), der sich hierum besonders bemühte.

Situation der medizinischen Fakultäten. Insgesamt blieben die medizinischen Fakultäten die schwächsten Glieder der deutschen Universitäten. Bis ins 19. Jahrhundert hinein sollten ihre Studentenzahlen im Gesamtvergleich kaum ins Gewicht fallen. Besonders fatale Auswirkungen brachte der Dreißigjährige Krieg mit sich. Er ließ die ohnehin geringen Studentenzahlen weiter dramatisch sinken und Lehre und Forschung an den medizinischen Fakultäten verkümmern. Die Rezeption der neuen physiologischen Forschungsergebnisse Harveys vollzog sich schleppend oder gar nicht, und eine Einführung des klinischen Unterrichts fand bis zum Ende des Jahrhunderts nicht statt. Galen war immer noch en vogue.

Interessant ist aber, dass sich in der zweiten Hälfte des 17. Jahrhunderts eine Reihe kleinerer norddeutscher Universitäten und akademischer Gymnasien, insbesondere die 1655 gegründete reformierte **Universität Duisburg**, kartesianischen Ideen öffneten und diese in ihren Unterricht aufnahmen. Insgesamt trifft aber auch für die meisten der kleineren Neugründungen des 17. Jahrhunderts im norddeutschen Raum das Verdikt der Bedeutungslosigkeit zu.

Für den medizinischen Unterricht des 18. Jahrhunderts richtungweisend war immerhin die Gründung der **Universität Halle** (1694), die vom Niedergang Wittenbergs und Helmstedts profitierte und im Jahre 1700 an die 3000 Hörer verzeichnete. Unter diesen befanden sich 144 Medizinstudenten. **Georg Ernst Stahl** (1659-1734), vor allem aber **Friedrich Hoffmann** (1660-1742) sollten in der ersten Hälfte des 18. Jahrhunderts als bedeutende Kliniker den medizinischen Ruf Halles weit über die Landesgrenze hinaus verbreiten.

5.6 Das öffentliche Gesundheitswesen

Soziale Bedingungen von Gesundheit und Krankheit. Sie waren im 17. Jahrhundert weitestgehend durch das *Kriegsgeschehen* determiniert. *Ernährungskatastrophen* und große *Epidemien* als Begleiterscheinungen und Folgen des Dreißigjährigen Krieges erschütterten die demographische Struktur der deutschen Bevölkerung. Die Eroberungskriege Ludwigs XIV. (1667/97) stellten die europäische Dimension her. Hungersnöte, Verelendung, aber auch ein verstärkter Seuchentransport durch die kriegsbedingte Mobilität der Bevölkerung wurden zu bestimmenden Gesundheitsfaktoren Mitteleuropas während des gesamten Jahrhunderts.

Hinzu traten als weitere krank machende Faktoren Verelendungsprozesse, die die neuen **vorindustriellen Produktionsweisen** des merkantilistischen Manufakturwesens zwangsläufig mit sich brachten. Beschäftigung fand in diesem System vor allem die soziale Gruppe der außerzünftigen und ökonomisch schutzlosen städtischen Neubevölkerung. Diese Gruppe, am Ende des Jahrhunderts bereits nahezu ein Drittel der großstädtischen Bevölkerung, traf aber auch die neue und zyklisch auftretende Kettenreaktion von Wirtschaftskrise, Arbeitslosigkeit, Armut und Krankheit mit besonderer Härte. Weder die nun weitestgehend zu städtischen Institutionen gewordenen Hospitäler noch die alten karitativen Institutionen der Städte waren den besonderen Anforderungen, die sich aus dieser neuen Grundkonstellation entwickelten, auch nur annähernd gewachsen.

Medizinische Berufsgruppen. Das öffentliche Gesundheitswesen des 17. Jahrhunderts ist gekennzeichnet durch vielfältige Versuche der Städte und Territorialfürsten, ordnend und reglementierend in die Gesundheitspflege einzugreifen. Solche Eingriffe scheinen vor allem deshalb nötig geworden zu sein, weil sich seit dem 16. Jahrhundert ein außerordentlich mannigfaltiges und differenziertes System unterschiedlicher Fachkompetenzen in der Gesundheitspflege herausgebildet hatte und neben den akademisch gebildeten Ärzten eine ganze Reihe medizinischer Berufsgruppen um die Gunst des nach Erhaltung der Gesundheit suchenden Publikums konkurrierte. In der Gruppe dieser Medizinalpersonen finden wir neben Apothekern, Chirurgen und Hebammen auch solche, die gemeinhin als »Quacksalber«, »Agyrtae«, »Circumforanei« oder »Circulatores« bezeichnet wurden. Auf sie fiel der kritische Blick der akademischen Ärzte wohl nicht nur deshalb, weil den meisten von ihnen betrügerische Absichten oder unwissenschaftliches Vorgehen unterstellt werden durfte, sondern wohl auch wegen ihrer großen Popularität beim Volk.

Medizinalordnungen. Insbesondere auf die **Kontrolle und Überwachung** dieser Medizinalgruppen waren die Medizinalordnungen des ausgehenden 16. und 17. Jahrhunderts gerichtet, die sich viele Städte gaben und die von den Territorialfürsten verabschiedet wurden. In der öffentlichen Gesundheitspflege des 17. Jahrhunderts gelangten die Neuansätze des 16. Jahrhunderts zur Fortentwicklung. So wurde das Stadtphysikat zur festen Einrichtung einer jeden Stadt. Der **Stadtphysikus** überwachte, reglementierte und koordinierte die professionelle Vielfalt im Bereich der Heilberufe. Ein differenziertes Verordnungswesen regelte insbesondere die

5.6 · Das öffentliche Gesundheitswesen

Tätigkeit der untergeordneten Medizinalprofessionen, wie die Apotheker, Chirurgen, Bruchschneider, Starstecher, Hebammen sowie der fahrenden Medizinalienhändler.

Viele der Medizinalordnungen orientierten sich an der 1573 von dem Frankfurter Stadtarzt **Joachim Struppius** (1530–1606) verfassten *Nützlichen Reformationen zu guter Gesundheit und Christlicher Ordnung*. Diese Schrift kann als eine der ersten programmatischen Darstellungen zur öffentlichen Gesundheitspflege charakterisiert werden. Weitere Ordnungen erschienen in schneller Folge. Solche Medizinalordnungen dienten jedoch nicht nur als Instrumente der Abgrenzung gegenüber konkurrierenden Heilberufen; sie regelten in ihrem jeweiligen Geltungsbereich auch das ärztliche Verhalten, den ärztlichen Pflichten- und Aufgabenkanon und die ärztliche Organisation.

Auf ihrer Grundlage wurden städtische und landesherrschaftliche **Medizinalkollegien** (collegia medica) konstituiert. Diese Körperschaften können wir heute als frühe Landes- bzw. Stadtgesundheitsbehörden interpretieren. Ihr gehörten nur solche Ärzte an, die als ordentliche Stadtärzte oder als Hofärzte angestellt waren. Besonderes Augenmerk galt auch der Erhaltung bzw. der Wiederherstellung der städtischen Hygiene, wobei die Vermeidung von Seuchen und die Überwachung der Lebens- und Genussmittelherstellung im Vordergrund standen.

Zusammenfassend lassen sich **drei Hauptfunktionen** der Medizinalordnung des 16. und 17. Jahrhunderts feststellen:

- Sicherung ärztlicher Standesprivilegien durch Abgrenzung und Reglementierung konkurrierender Berufsgruppen;
- ärztliche Selbstorganisation;
- Herstellung gesundheitlicher Ordnung in den Städten und Territorien.

Insbesondere der letzte Aspekt signalisiert gleichzeitig den Beginn eines systematischen staatlichen bzw. städtischen Zugriffs auf die Gesundheitspflege, der sich im 18. Jahrhundert als »Medizinische Polizey« fortsetzte, verstärkte und weiter ausdifferenzierte.

Anfänge der Gesundheitsstatistik. Im Zusammenhang mit der im späten 16. und 17. Jahrhundert einsetzenden öffentlichen Gesundheitspflege muss auch auf die Anfänge systematischer Gesundheitsbeobachtung im Sinne einer Gesundheitsstatistik hingewiesen werden. Während wir Ansätze zu einer allgemeinen Bevölkerungsstatistik unter Einbeziehung der Geburten, Hochzeiten, Todesfälle und Todesursachen bereits seit dem ausgehenden 16. Jahrhundert etwa in Kirchenbücher beobachten können, sind Bemühungen um eine Gesundheitsstatistik im engeren Sinne erst gegen Ende des 17. Jahrhunderts zu registrieren. Erste *Vorschläge* hierzu gehen auf **Gottfried Wilhelm Leibniz** (1646–1716) in den achtziger Jahren des 17. Jahrhunderts, insbesondere auf seine Denkschrift *Von Bestellung eines Registratur-Amtes*, zurück.

Erste **praktische Versuche** in diese Richtung haben in Deutschland der Breslauer Pastor **Caspar Neumann** (1648–1715), in Italien der Arzt **Bernardino Ramazzini** (1633–1714) und in England der Astronom **Edmund Halley** (1656–1742) angestellt. Während Neumann die Kirchenbücher Breslaus auf der Suche nach Gesetzmäßigkeiten hinsichtlich der Geburts- und Todeshäufigkeit statistisch analysierte, bemühte sich Ramazzini um eine jährliche Gesundheitsbeschreibung der Stadt Modena. Die statistischen Untersuchungen Halleys dienten in erster Linie Lebensversicherungszwecken. Vor allem die Arbeiten Ramazzinis bildeten den Anfang einer ganzen Kette medizinisch-hygienischer Topographien, wie sie vor allem im 18. Jahrhundert publiziert wurden. Auch diese Bemühungen standen natürlich im Dienst des aufgeklärten Herrschers, der sich seit dem Ende des 17. Jahrhundert vermehrt um die gesundheitlichen Lebensbedingungen seiner Untertanen und Güterproduzenten sorgte.

Situation der Hospitäler. Ein abschließender Blick auf die Situation des Hospitals im 17. Jahrhundert zeigt **keine wesentlichen Veränderungen** gegenüber der Situation des 16. Jahrhunderts. Dies gilt sowohl für die typische Zusammensetzung der Spitalklientel (Pfründner, arme Kranke) als auch für die ärztliche Versorgung der Spitalinsassen. Sie scheint immerhin regelmäßiger zu werden, wie den diesbezüglichen Optionen der Spitalordnungen des ausgehenden 16. und des 17. Jahrhunderts zu entnehmen ist. Ob und in welcher Regelmäßigkeit ärztliche Konsultationen in den städtischen Hospitälern tatsächlich stattgefunden haben, lässt sich heute kaum mehr überprüfen. Auch die häufige Anwesenheit eines uroskopierenden und pulsfühlenden Arztes im Spital auf zeitgenössischen Abbildungen liefert keine sicheren Rückschlüsse auf die reale Situation.

Die **hygienische Situation** in den städtischen Hospitälern des 17. Jahrhunderts differierte sehr stark und hing maßgeblich vom Wohlstand der Stadt bzw. dem Wohlstand der Spitalpfründner ab. Neben den üblichen Spitälern der Städte finden wir an vielen Orten Unterbringungsanstalten für Geisteskranke, die häufig in Kombination auch der Verwahrung von sozial auffälligen Personen und Waisen dienten. Die Vielschichtigkeit ihrer Klientel deutete sich häufig bereits in der Bezeichnung »*Arbeits-, Waisen- und Tollhaus*« an. Eine ärztliche Behandlung von Geisteskranken fand jedoch nirgends statt. Erwähnenswert sind schließlich auch noch die beträchtliche Zahl von Pesthäusern oder Pesthöfen des 17. Jahrhunderts, die neben den alten Leprosorien als allgemeine Seuchen- bzw. Quarantänelazarette der kriegsbedingten Seuchenlage entsprachen. Sie wurden an vielen Orten Süd- und Nordeuropas errichtet und häufig bis ins 19. Jahrhundert unterhalten.

Zusammenfassung

Grundlagen und Bedingungen

- *Francis Bacon (1561–1626)* begründet die moderne Naturwissenschaft (Theorie des Experiments, rational geplante Empirie, induktive Methode); Novum Organon scientiarum, 1620; De dignitate et augmentis scientiarum, 1623 (engl. 1605)
- *Wahres Wissen um die Natur* bestätigt und bewährt sich nicht mehr durch Übereinstimmung mit den Lehrmeinungen der antiken Personalautoritäten, sondern durch Orientiertheit an und Übereinstimmung mit der Natur selbst; Natur ist als »magistra«, als »natura naturans« selbst autoritative Kraft, aber auch Erkenntnis- und Zergliederungsobjekt (»dissecare naturam«)
- *René Descartes (1596–1650)* formuliert die Neubewertung der Natur im 17. Jahrhundert: Mensch als »maitre et possesseur de la nature«. Er postuliert die methodische Skepsis (»de omnibus dubitandum est«) als Ausgangspunkt und Richtlinie des Philosophierens. Die Existenz einer denkenden Substanz (»res cogitans«) ist unzweifelhaft (»cogito ergo sum«). Sie sieht und erklärt die ausschließlich mechanistisch determinierte Außenwelt (»res extensa«)
- *Krise der Universität* und ihrer Medizinischen Fakultät (staatliche und kirchliche Abhängigkeit), die Akademie als neue Form gelehrter Organisation

Medizin

- Beginn des *naturwissenschaftlich-physiologischen Denkens* in der Medizin, Erschütterung der antiken Humoralphysiologie und -pathologie, die sich jedoch auf die praktische Medizin (Pathognomie und Therapeutik) kaum auswirkt; Ausprägung chemistischer und mechanistischer Lebensmodelle
- *Iatrochemie:* Alle Lebensphänomene sind essentiell chemischer Natur, d. h. sie sind chemisch determiniert und lassen sich in Gesundheit und Krankheit chemisch beeinflussen

- *Iatrophysik (Iatromathematik, Iatromechanik):* Alle Lebensvorgänge sind in Gesundheit und Krankheit durch die Gesetze der Physik determiniert; sie lassen sich mathematisch berechnen und im mechanischen Modell abbilden
- *Herz-Kreislauf-Atmung*: William Harvey (1578–1657) beschreibt den großen Blutkreislauf; Marcello Malpighi (1628–1694) sieht Lungenkapillaren und rote Blutkörperchen
- *Embryologie:* Harvey: »Omne animal ex ovo« = Ei als Ursprung des animalischen Lebens
- *Digestionslehre:* Moritz Hofmann (1622–1698) und Johann Georg Wirsung (gest. 1643) beschreiben den Ductus pancreaticus; Malpighi interpretiert die Leber als sekretorische Drüse; Intestinaldrüsen – Conrad Peyer (1653–1712) und Johann Conrad Brunner (1653–1727)

6

Die Medizin im Jahrhundert der Aufklärung

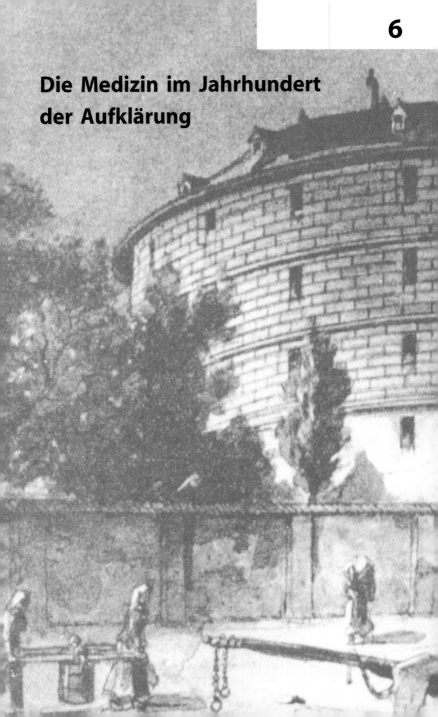

6.1	**Grundlagen: Aufklärung und Medizin**	**– 148**
6.2	**Alte und neue Konzepte in der Medizin**	**– 150**
6.2.1	Friedrich Hoffmann (1660–1742) und die Ausdifferenzierung des Biomechanismus	– 150
6.2.2	Georg Ernst Stahl (1659–1734) und die Anfänge des Psychodynamismus	– 151
6.2.3	Die Fortentwicklung des Animismus	– 153
6.2.4	Die Phlogistontheorie	– 154
6.2.5	Irritabilität – Sensibilität	– 154
6.2.6	Brownianismus	– 156
6.2.7	Die Idee von der Lebenskraft – Christoph Wilhelm Hufeland	– 158
6.2.8	Von der Säftelehre zur Organkrankheit – Anfänge solidarpathologischen Denkens im 18. Jahrhundert	– 161
6.3	**Die Weiterentwicklung der experimentellen Forschung in der Medizin des 18. Jahrhunderts**	**– 165**
6.3.1	Der Universalgelehrte Albrecht von Haller	– 165
6.3.2	Weitere Forscherpersönlichkeiten	– 166
6.4	**Die Grundlegung der klinischen Medizin des 18. Jahrhunderts in Leiden**	**– 167**
6.4.1	Herman Boerhaave (1668–1738)	– 167
6.4.2	Die Schule von Wien	– 168
6.4.3	Die Schule in Edinburgh	– 169

6.5 **Chirurgie und Geburtshilfe** – 170
6.5.1 Emanzipation der Chirurgie – 170
6.5.2 Entwicklungen in der Geburtshilfe – 171

6.6 **Medizin und aufgeklärter Absolutismus – die öffentliche Gesundheitspflege im Dienste des Staates** – 172
6.6.1 Medizin als Dienerin des Staates – 172
6.6.2 Anfänge der Gewerbehygiene und des Impfwesens – 174
6.6.3 Das Krankenhaus – 175

Das Jahrhundert der Aufklärung verändert auch das Antlitz der akademischen Medizin von Grund auf. Neue Konzepte des Gesundheits-, Krankheits- und Heilverständnisses werden entwickelt und treten neben einen extrem vorangetriebenen Mechanismus. Seele, Reiz, Empfindung und Lebenskraft bestimmen das animistische, vitalistische und brownianistische Medizinkonzept in Theorie und Praxis. Im Gewande des Neohippokratismus gelangt die klinische Empirie zur Blüte, Studenten werden am Krankenbett ausgebildet. In der öffentlichen Gesundheitspflege des »aufgeklärten« Absolutismus wird die Medizin als Staatsarzneykunde und Medicinische Policey zur Dienerin des Staates. Zusammen mit der Geburt des modernen Krankenhauses und der Einführung präventivmedizinischer Maßnahmen beschleunigt die »Staatsarzneykunde« den Prozess der Medikalisierung.

6.1 Grundlagen: Aufklärung und Medizin

Geistesgeschichtliche Aspekte. Das 18. Jahrhundert wird geistesgeschichtlich als das Jahrhundert der Aufklärung gekennzeichnet. Das literarische, naturwissenschaftliche und auch das gesellschaftliche Bestreben der Vertreter jener geistigen Bewegung richtete sich auf die *Autonomie des Denkens*, die Unabhängigkeit der menschlichen Vernunft von den Zwängen der Kirche, dogmatischer Wissenschaftslehre und machiavellistischer Autokratie in der Staatsführung. Einzig die Vernunft sollte fortan als letzte Instanz über die Methoden der Erkenntnisbildung sowie über den Wahrheitsgehalt des Erkannten selbst entscheiden.

Auswirkungen auf die Wissenschaft. Dieses Postulat bedeutete für die Kultur-, insbesondere aber für die Naturwissenschaften und die Medizin eine konsequente Fortsetzung und Weiterentwicklung der bereits von *Francis Bacon* (1561–1626) formulierten Prinzipien wissenschaftlicher Erkenntnisbildung. Folgerichtig handelte es sich auch bei den wissenschaftlichen Leitmethoden der Aufklärer um *Empirismus und Rationalismus*, um systematische, vernunftgelenkte Erfahrungsbildung durch geordnetes Beobachten und geplantes Experimentieren. Auf dieser Grundlage gelangten insbesondere die experimentellen Naturwissenschaften (Physik, Chemie, Physiologie) zu ungeahnter Blüte. Neue und sichere Einzelerkenntnisse vermehrten das Wissen um die Natur, reizten aber auch zur Bildung geschlossener, logisch nachvollziehbarer Theorien und Konzepte mit umfassendem Erklärungsanspruch (Phlogistontheorie, Mechanismus, Animismus, Vitalismus).

6.1 · Grundlagen: Aufklärung und Medizin

Mit den neuen Methoden des Beobachtens, Experimentierens und Zusammendenkens schien der Versuch der Wirklichkeitsbewältigung in einer zunehmend erkennbaren Welt aussichtsreich; er ließ einen geradezu emphatischen Optimismus gerechtfertigt erscheinen und vermittelte der Gesamtbewegung ihren selbstbewussten, weltbürgerlich-toleranten Zug.

Das philosophische Jahrhundert der Aufklärung verstand sich darüber hinaus als pädagogisches Jahrhundert. Sein dominierendes Ideal war die **Bildung**. Die Enzyklopädisten **Diderot** (1713–1784) und **d'Alembert** (1717–1783) stehen in diesem Zusammenhang exemplarisch für alle übrigen Mitarbeiter der für den Charakter der Epoche richtungweisenden *Encyclopédie ou dictionnaire raisonné des sciences, des arts et des métiers* (Paris/Amsterdam, 1751–1780).

Entstehen einer Gefühlskultur. Geistesgeschichtlich umfasste die empirische, die rationale Epoche der europäischen Aufklärung aber – scheinbar widersprüchlich – auch moralisierende (Moralische Wochenschriften; Pietismus), idyllisch-idealisierende (Schäfer- und Idylldichtung) sowie verinnerlichende und seelenzugewandte Strömungen: die Ausbildung einer bürgerlichen Gefühlskultur. Gerade sie bekam Anstöße nicht zuletzt aus animistischen Konzeptualisierungsversuchen der Medizin, die sich mit den Begriffen »Irritabilität« (Erregbarkeit) und »Sensibilität« (Empfindungsfähigkeit, Empfindsamkeit) – etwa des Arztes, Universalgelehrten und Dichters Albrecht von Haller (1708–1777) – verbanden. Sie dürfte diese Versuche aber auch ihrerseits durch die Schaffung eines entsprechenden Geistesklimas begünstigt haben.

Staatsphilosophie und Politik. In der Politikgeschichte steht das europäische 18. Jahrhundert für die Epoche des **Aufgeklärten Absolutismus**. Sie wurde maßgeblich geprägt durch die staatsphilosophischen Ideen von der **Volkssouveränität** und vom **Gesellschaftsvertrag**. Hauptvertreter dieser Ideen und Vordenker einer prinzipiellen individuellen Freiheit sowie einer kollektiven Gleichheit waren in Frankreich **J. J. Rousseau** (1712–1778) und in England der Philosoph und Arzt **John Locke** (1632–1704). Der Herrscher des idealen Staates sollte sich nicht mehr länger als ein durch kein Gesetz eingeschränkter Autokrat (»princeps legibus solutus«), sondern als »erster Diener« seines Staates verstehen. Seine Herrschaft sollte sich an den Prinzipien der »Staatsräson« und in Anpassung an die humanitäre Staatsidee des Absolutismus am allgemeinen Wohl orientieren.

Ist auch der so entworfene Idealstaat zumindest in Europa kaum irgendwo realisiert worden, so sind doch viele Einzelelemente der Idee im Sinne größerer Staats- und Volkswohlfahrt verwirklicht worden. Sie

zeigten sich insbesondere bei den Modellfällen Preußen und Österreich in
- wohlfahrtsstaatlichen Reformansätzen,
- einer Zurückdrängung der Ständemacht sowie
- der Etablierung von staatswirtschaftlichen Regulations-, Produktions- und Vertriebssystemen (Kameralismus, Manufakturwesen, Merkantilismus).

Das zweite Gesicht des janusköpfigen Systems war die bis heute spürbare Ausformung des administrativ bevormundenden Ordnungsstaates, der individuellen Entfaltungsfreiheiten kaum Spielraum ließ. Beide Gesichter dieses aufgeklärten Absolutismus sollten ihren Niederschlag auch in der Medizin, im Entwurf und der praktischen Umsetzung der Idee einer »Medicinischen Policey« finden; sie verkörperte nichts weniger als den ersten Etablierungsversuch einer Staatsmedizin.

6.2 Alte und neue Konzepte in der Medizin

Eine entscheidende Rolle für die *Entwicklung neuer Konzeptionen* in der Medizin des 18. Jahrhunderts fiel den beiden ersten medizinischen Lehrstuhlinhabern der jungen Universität Halle, *Georg Ernst Stahl* (1659–1734) und *Friedrich Hoffmann* (1660–1742) zu. Beide Mediziner bemühten sich um ein neues Erklärungskonzept des Lebendigen, freilich mit unterschiedlichen Ansätzen und unterschiedlichen Fernwirkungen. Während sich der Systematiker Hoffmann iatromechanistisch auf eine Erklärungsvereinfachung der komplexen Lebensvorgänge konzentrierte, verfolgte Stahl im bewussten Gegensatz zur mechanistischen Lebensdeutung René Descartes und seines Fakultätskollegen Hoffmann einen animistisch-vitalistischen Erklärungsansatz, der bis weit ins 19. Jahrhundert hineinwirken sollte.

6.2.1 Friedrich Hoffmann (1660–1742) und die Ausdifferenzierung des Biomechanismus

Hoffmanns Lebenstheorie. Friedrich Hoffmann interpretierte alle Lebensvorgänge als Erscheinungen eines von Gott geschaffenen und vom kosmischen Äther als bewegender Ursache abhängigen *Mechanismus*. Gestalt, Größe, Bewegung und Zusammenspiel der korpuskularen Bestandteile des Organismus seien bestimmende Faktoren für Gleichlauf oder Defekt, für Funktion oder Dysfunktion dieses Mechanismus. Mit deutlichem Rückgriff auf physiologische Theorien der antiken Schule der Methodiker (status laxus/strictus) basierte Hoffmanns Erklärungsversuch des

Lebendigen auf der Annahme, dass alle Körperzustände in Gesundheit und Krankheit maßgeblich vom *Spannungszustand* (tonus) der faserigen Körperteile, insbesondere der flüssigkeitstransportierenden Körperkanäle abhingen. Ihr Status habe entscheidenden Einfluss auf das empfindliche Verhältnis zwischen dem Transportsystem und den zu transportierenden Stoffen. So wirke ein spastischer Gefäßzustand transporthemmend und führe im Extremfall (obstructio) sogar zum völligen Stillstand des Transportes von Blut, Nervensaft und Lymphe. Dadurch komme es zum Rückstau (stase), zur Erschwerung und Verhinderung der Reinigung, zur lokalen Blutfülle (plethora) und zu einer Unmäßigkeit (intemperies) in der Mischung der Körperflüssigkeiten (fluida).

Therapiekonzept. Folgerichtig habe sich das ärztliche Handeln auf die Wiederherstellung einer normalen Strömungsmechanik zu richten. Als Mittel der Wahl empfahl Hoffmann im Sinne des therapeutischen Prinzips »contraria contrariis« flüssigkeitsverringernde Medikamente (Evacuantien) und flüssigkeitsverändernde Stoffe (Alterantien).

Auswirkungen. Hoffmanns Lebenskonzept, das streng mechanistisch auf *materia* und *motus* als *Grundprinzipien* der unbelebten und belebten Welt ausgerichtet war, stellte sich in seiner Zeit als durchaus attraktiv dar, weil es ein geschlossenes, logisch durchkonstruiertes und nachvollziehbares System bot. Wie alle mechanistischen Lebenskonzepte enthielt aber auch dieses Widersprüche und Erklärungsdefizite, die seine Attraktivität im Laufe des 18. Jahrhunderts zunehmend verblassen ließen.

6.2.2 Georg Ernst Stahl (1659–1734) und die Anfänge des Psychodynamismus

Stahls Lebenstheorie. Eine fruchtbare Alternative zum starren Erklärungsmodell Hoffmanns lieferte das Lebenskonzept seines Fakultätskollegen Georg Ernst Stahl. Im bewussten Gegensatz zur mechanistischen Lebensdeutung stellte Stahl die empfindende, erkennende, wollende und steuernde Seele in den Mittelpunkt seiner Lebenstheorie. Wir können diesen Ansatz darum als »animistischen« oder präziser als »*psychodynamistischen*« Konzeptualisierungsversuch (Rothschuh) bezeichnen. Die Grundideen dieses Versuchs sind bereits in Stahls *Dissertatio de sanguinificatione* (1684) niedergelegt. Sie finden sich dann vor allem aber in seiner *Theoria medica vera* (1708).

In der Lebenstheorie Stahls ist der menschliche Körper keine kartesianische »Maschine«, sondern *vitaler, beseelter* »*Organismus*«, dessen passive Glieder und Organe nur auf den unmittelbaren Befehl der

Seele (ens activum) hin vitalisiert werden und zusammenwirken. Der Organismus lebt in der Seele, die sich ihn aufbaut, ihn ernährt, in ihm handelt und sich seiner zur Erreichung ihrer Ziele bedient. Sie ist als psychodynamische Seele immerfort in Bewegung, zu der sie Anstöße der Außenwelt veranlassen. Von großer Bedeutung ist daher auch die Wirkung der Affekte (Freude, Trauer, Zorn, Hoffnung, Liebe) auf den Zustand und die Funktionsfähigkeit der Organe.

Stahls Krankheitslehre. Die Krankheitslehre Stahls folgt der animistischen Lebenskonzeption konsequent. Krankheit ist Störung der Organfunktionen und des vitalen Zusammenwirkens der Körperteile (Ernährung, Verdauung, Blutbildung, Schadstoffausscheidung), psychogen verursacht durch eine irregeleitete Seele und deren fehlerhafte Bewegungen. Sie selbst erkennt solche Dysfunktionen und versucht, ihnen durch *eigene Heilanstrengungen* (vis medicatrix naturae) zu begegnen. Äußere Zeichen von Krankheit (Blutungen bei Plethora, Fieberschwitzen, Schüttelfrost) sind Ausdruck dieser Heilanstrengung, die der Arzt durch analoge therapeutische Maßnahmen wie Aderlass, Klistieren oder die Exkretions- und Sekretionsförderung zu unterstützen hat.

Therapiekonzept. Insgesamt ist das therapeutische Konzept Stahls vorsichtig und abwartend. Opium und Chinin hatten in ihm keinen Platz, wohl aber schweißtreibende, »blutzerteilende« und laxierende Medikamente, die nicht selten auch giftige Schwermetalle (Antimon, Quecksilber) enthielten. Populär und richtungsweisend waren Stahls seelenbeeinflussende Therapievorschläge, die auf *Gemütsberuhigung* zielten und als frühe Bemühungen um eine Psychotherapie gedeutet werden müssen.

Auswirkungen. Noch für die Anthropologie und Psychiatrie des späten 19. Jahrhunderts war Stahls Psychodynamismus und dessen prinzipielle Nähe zur Lehre Freuds von einiger Bedeutung. In ihrer Zeit offerierte die *Affektenlehre* Stahls eine konkrete Alternative sowohl zu den starren mechanistischen Konzepten als auch zum pathologischen »Prinzipien-, Kräfte- und Seelenwirrwarr«, das aus der Interpretation und Weiterentwicklung aristotelisch-galenischer Seelenlehre im 16. und 17. Jahrhundert entstanden war. Hinzu kam, dass die moderaten Therapievorschläge des Hallensers gegenüber den therapeutischen »Rosskuren« der Zeit schonendere Heilanleitungen unterbreiteten.

> ❶ *Animismus:* Durch G. E. Stahl (1659–1734) begründetes Lebens- und Krankheitskonzept, das die empfindende, erkennende, wollende und handelnde Seele in Gesundheit und Krankheit als verursachendes Prinzip definiert. Der lebende Körper ist nicht »Mechanismus«, sondern »Organismus«. Alle Vorgänge des Lebens

und alle Glieder und Organe, die sie bewirken, erhalten ihre Kraft von der Seele. Sie ist bewirkendes, Aktion begründendes Prinzip, und alle Glieder des Körpers stehen ihr zu Diensten. Krankheit entsteht aus einer Beschädigung der Organe, einer Verderbnis der Säfte oder einer Störung der Seele. Krankheitszeichen sind Abwehräußerungen der Seele, die durch ärztliche Maßnahmen unterstützt werden müssen.

6.2.3 Die Fortentwicklung des Animismus

Rezeption in Frankreich. In Deutschland erfolgte die Resonanz auf Stahls Gesamtkonzept gleichwohl nur zögerlich; sie war hier niemals sehr breit. Anders in Frankreich, wo in Montpellier insbesondere *François Boissier de la Croix de Sauvages* (1706–1767), *Théophile de Bordeu* (1722–1776) und *Paul-Joseph Barthez* (1734–1806) die Ideen Stahls aufgriffen und fortentwickelten. Auch Sauvages sah die Seele prinzipiell als Bewegerin aller Körperteile, als *psychodynamisches* »movens« im Stahlschen Sinne. Er interpretierte die Körperfunktionen in ihrem Zusammenspiel freilich noch mechanistisch als »zerbrechliche Maschine« und nahm damit eine vermittelnde Stellung zwischen Mechanismus und Animismus ein.

Die Nachfolger von Sauvages, Théophile de Bordeu und dessen Schüler Paul-Joseph Barthez verließen die starke Konzentration auf die Affekten- und Seelenlehre und betonten statt dessen die *vitalen Einzeläußerungen* (»vita propria«) jedes einzelnen Körperorgans. Das Gehirn regiere zwar durch spezifische Areale diese Organe, die eigentliche Koordination im Organismus geschehe indes durch die integrierende Kraft organtypischer Sekrete. Barthez postulierte als lebensbewegendes Prinzip darüber hinaus ein *immaterielles »agens vitalis«*. Beide Medizin- und Lebenstheoretiker gelten als Begründer der vitalistischen Schule von Montpellier.

Rezeption in England und Deutschland. Ähnliche Theorien und Konzepte sind in England und Deutschland in der zweiten Hälfte des 18. Jahrhunderts entwickelt worden. So stoßen wir auf begriffliche und inhaltliche Nähe etwa beim »sentient principle« *Robert Whytts* (1714–1766) und der »vital power« *John Hunters* (1728–1793), beim Begriff der »Lebenskraft« (1775) des Arztes *Friedrich Casimir Medicus* (1736–1808), bei *Johann Friedrich Blumenbachs* (1752–1840) »Bildungstrieb« oder bei *Caspar Friedrich Wolffs* (1733–1794) »vis essentialis«.

❗ *Vitalismus:* Von den französischen Ärzten Th. de Bordeu (1722–1776) und J. P. Barthez (1734–1806) mittelbar aus dem Animismus (s. dort) entwickelte Gesundheits- und Krankheitslehre, die ein besonderes Lebensprinzip (principium vitalis,

Principe de Vie) für alle Zustände des Lebendigen als ursächlich annimmt. Das Lebensprinzip verfügt über fundamentale (forces radicale) und handlensbegründende Kräfte (forces agissantes). Krankheit ist Störung des Lebensprinzips. In Deutschland wird der Vitalismus als Lehre von der Lebenskraft insbesondere von Chr. W Hufeland (1762–1836) aufgegriffen und weiterentwickelt.

6.2.4 Die Phlogistontheorie

Bevor auf die weitere Entwicklung vitalistischer Ideen des 18. Jahrhunderts eingegangen werden soll, muss ein anderer Konzeptionsanstoß des kreativen und wissenschaftlich überaus fruchtbaren Hallensers *Stahl* zumindest kurz skizziert werden. Er ist für die Chemie des 18. Jahrhunderts nicht folgenlos geblieben.

Stahls Suche nach Grundgesetzen und Prinzipien der Natur erstreckte sich nicht nur auf die belebte Welt. Auf der Suche nach solchen Gesetzen auch für die unbelebte Welt wähnte sich Stahl im Bereich der Chemie mit seiner »Phlogistontheorie« fündig. Ausgangspunkt dieses chemischen Grundgesetzes war das *Phlogiston (phlox = Flamme)*, das der Mediziner als immaterielle Grund- und Nährsubstanz einer jeden Verbrennung interpretierte. Unbrennbare Stoffe, so Stahl, enthielten kein Phlogiston, während Stoffe mit viel Phlogiston gut verbrennen, aber ihr Phlogiston dabei verlieren. Solche »dephlogistierten« Stoffe würden andererseits wieder von gut brennbaren Stoffen (Kohle) deren Phlogiston erhalten und so z. B. zur trennenden bzw. reinigenden Schmelze gebracht werden (Metallschmelze aus Erz).

Diese heute zunächst recht wirr klingende Theorie war in ihrer Zeit als **universales Erklärungskonzept** der Chemie außerordentlich fruchtbar. Ein genauerer Blick zeigt aber durchaus die konzeptionelle Verwandtschaft zur späteren Theorie der Oxidation und Reduktion, wenngleich mit umgekehrter Gewichtung. Stahls Phlogistontheorie herrschte bis ins zweite Drittel des 18. Jahrhunderts und wurde erst durch die Oxidationslehre Antoine Laurent Lavoisiers (1743–1794) abgelöst, die im Prinzip lediglich die Idee Stahls »vom Kopf auf die Füße« stellte.

6.2.5 Irritabilität – Sensibilität

Doch zurück zu den Lebenskonzepten des 18. Jahrhunderts, für die Stahl gewissermaßen den Ausgangspunkt dargestellt hatte. Eine Ergänzung und Ausdifferenzierung erfuhr das Stahlsche Konzept durch medizinische Theorien und Konzepte des 18. Jahrhunderts, die vor allem um zwei Zentralbegriffe kreisten: um die Seelen- oder besser Organismuseigenschaften der »Irritabilität« und »Sensibilität«.

6.2 · Alte und neue Konzepte in der Medizin

Glissons Irritabilitätslehre. Der Begriff »Reizbarkeit« oder »Irritabilität« ist kein Produkt des 18. Jahrhunderts. Er wurde bereits von *Francis Glisson* (1597–1677) geprägt, der ihn vor allem in seinen Traktaten *De natura* (1672) und *De ventriculo* systematisch in ein physiologisches Lebenskonzept integrierte. Der Cambridge-Absolvent Glisson, der dort seit 1636 Naturgeschichte las und zwischen 1667 und 1669 Präsident des College of Physicians war, nachdem er bereits 1660 in die Royal Society aufgenommen worden war, gilt deswegen auch als Vorläufer der vor allem durch *Albrecht von Haller* (1708–1777) geprägten Irritabilitätslehre des 18. Jahrhunderts.

Glisson verstand unter »Irritabilität« eine **natürliche Erregbarkeit**, die sich insbesondere an den Muskelfasern deutlich nachweisen lasse. So sei der Muskel in der Lage, die Wirkung gewisser Reizursachen (causae irritantes) als Reizungen (irritationes) zu empfinden (perceptio) und diese mit muskeltypischen Bewegungsreaktionen (motus) zu beantworten. Glissons Irritabilitätstheorie, mit der er vergleichbaren Konzepten des 18. Jahrhunderts um gut 70 Jahre vorausgeeilt war, hat sich – anders als viele seiner anatomischen und klinischen Erkenntnisse (Glisson-Kapsel, Glisson-Trias, Glisson-Krankheiten, Glisson-Schlinge) – noch nicht im Bewusstsein seiner ärztlichen Zeitgenossen verfestigen können.

Erst im zweiten Drittel des 18. Jahrhunderts sollte es im Zusammenhang mit der Suche nach lebensverursachenden und lebenserklärenden Prinzipien zu weiterführenden Forschungen und Überlegungen zum Phänomen der Erregbarkeit kommen. Sie verbanden sich vor allem mit den ärztlichen »Aufklärern« Albrecht von Haller und Johann Georg Zimmermann.

❗ *Irritabilität, Sensibilität:* Der Begriff der Irritabilität (Reizbarkeit) geht auf Francis Glisson (1597–1677) zurück. Glisson verstand unter ihm eine natürliche Erregbarkeit in den Muskelfasern. Der Begriff wurde präzisiert durch Albrecht von Haller (1708–1777), der ihn als Reizbeantwortungsfähigkeit bzw. Verkürzungsfähigkeit des Muskels definierte und die Sensibilität als Empfindungsvermögen (der Nerven) von ihm absetzte (vgl. Brownianismus, Vitalismus, Lebenskraftlehre).

Albrecht von Haller. Neben einer Vielzahl humanphysiologischer Untersuchungen hat der Leidener Boerhaave-Schüler Haller, insbesondere während seines Göttinger Ordinariates für Anatomie, Chirurgie und Botanik (1736–1753), aber auch nach seiner Rückkehr in die Vaterstadt Bern, zahlreiche botanische und zoologische Abhandlungen, wichtige medizinische Fachbibliographien sowie eine Unmenge von Buchbesprechungen verfasst. Überdies hat er sich nicht nur als Universalgelehrter, sondern auch als durchaus anerkannter Lyriker seiner Zeit einen Namen gemacht. So löste sein *Versuch schweizerischer Gedichte* (1732) eine bissige Polemik zwischen **Johann Christoph Gottsched** (1700-1766) und **Johann Jacob Bodmer** (1698-1783) um die sog. »Schweizer Ästhetik« aus. Sein empfindsames Gedicht *Die Alpen* (1729), eine epische Naturschilderung und Charakteristik ländlicher Sitte und Glückseligkeit, beeinflusste Klopstock und Schiller und nahm bereits naturistische Ideen Rousseaus vorweg.

Hallers Irritabilitäts- und Sensibilitätsbegriff. Haller hat in seiner 1753 veröffentlichten Arbeit *De partibus corporis humani sensilibus* (sic!) *et irritabilibus* (Göttingen 1753), die das Ergebnis jahrelanger physiologischer Experimente darstellte, die Phänomene »Irritabilität« und »Sensibilität« als quasi eingepflanzte »Tugenden« (vires insitae, innatae) des Lebendigen interpretiert und begrifflich geprägt. »Irritabilität« erklärte der Schöpfer der aufgeklärten Experimentalphysiologie als muskuläres Verkürzungsvermögen, als *Erregungsantwort* also, »*Sensibilität*« als *Empfindungs- und Reizleitungsphänomen der Nerven.*

Auswirkungen. Haller hat mit diesen Ergebnissen nicht nur eine Fülle medizinischer Folgeuntersuchungen angeregt, sondern als Arzt und Physiologe sicher auch das »Zeitalter der Empfindsamkeit« mit beeinflusst. Sein achtbändiges enzyklopädisches Lehrwerk der Physiologie (*Elementa physiologiae humani corporis*) erschien zwischen 1757 und 1766 in Lausanne und repräsentierte umfassend das physiologische Wissen der Zeit.

Hallers Irritabilitätstheorie wurde, wenngleich mit unterschiedlichen Akzentuierungen im Detail, durch den Hannoveraner Haller-Schüler **Johann Georg Zimmermann** (1728-1795) gestützt, der in seinen berühmten Experimenten am dekapitierten Frosch das Phänomen der Muskelirritabilität belegen konnte. Zimmermanns Ergebnisse sind 1751 in seiner *Dissertatio physiologica de irritabilitate* veröffentlicht worden.

6.2.6 Brownianismus

Erst der schottische Arzt **John Brown** (1735-1788) hat die verwirrenden Einzelaspekte der heftig geführten Erregbarkeitsdiskussion zu einem einfachen, aber allgemein gültig gedachten Lebens- und Krankheitskonzept weiterentwickelt. Seine Lebenstheorie, im Grunde eher ein Konglomerat seit der Jahrhundertwende entstandener vergleichbarer Konzeptfragmente, erfreute sich um 1800 großer Popularität, wurde in der frühen »romantischen« Medizin emphatisch aufgegriffen und ging als »Brownianismus« in die Geschichte der Medizin ein.

6.2 · Alte und neue Konzepte in der Medizin

Browns Lebenstheorie. Für etwa ein Vierteljahrhundert machte diese Theorie vor allem in Zentraleuropa Furore, obwohl sie denkbar einfach war. Der dem Alkohol nicht ganz abgeneigte Schotte verstand das Leben als einen durch innere und äußere Reize erregten und so aufrechterhaltenen Zustand. Grundkraft des Lebens sei das *biologische Reiz- bzw. Erregbarkeitspotential*. Als entscheidend für den Krankheits- oder Gesundheitszustand des menschlichen Körpers müsse man die Bereitschaft und Fähigkeit des Organismus, auf entsprechende Reize zu reagieren, seine Irritabilität, seine »Reizbarkeit« also, ansehen.

Browns Krankheits- und Therapiekonzept. Brown differenzierte zwischen *sthenischen Krankheiten*, die man als Reizüberflutung mit der Folge einer Abnahme der Erregbarkeit *(indirekte Schwäche)* verstehen könne, und *asthenischen Krankheiten*, die man als Reizmangelerscheinungen mit der Wirkung einer Zunahme der Erregbarkeit *(direkte Schwäche)* zu erklären habe. Bei beiden Körperzuständen handele es sich um Krankheiten, die der Arzt, jeweils entsprechend mit dämpfenden Mitteln (kalte Getränke, vegetarische Ernährung, Ruhe, Aderlass, Brechen etc.) oder durch anregende *Therapeutika* (Wärme, Braten, Bewegung, frische Luft, Alkohol, Elektrizität etc.) zu behandeln habe. Sthenie und Asthenie, so Brown, seien diathetische, *anlagebedingte Krankheitszustände*. Therapieziel müsse es sein, überall dort, wo man die schädigenden Einflüsse auf den Körper nicht beseitigen könne, ein Gleichgewicht der Erregbarkeit herzustellen, umso die Gesundheit des Organismus wiederherzustellen.

> ❗ *Brownianismus:* Durch John Brown (1735–1788) entwickelte Lebens- und Krankheitslehre, die den Reiz als lebensförderndes und lebenserhaltendes Movens interpretiert. Leben wird durch innere und äußere Reize erregt und aufrechterhalten. Krankheit und Gesundheit sind durch die Reizbarkeit des Organismus determiniert. Reizüberflutung bewirkt sthenische Krankheiten, Reizmangel asthenische Krankheiten.

Auswirkungen. Die Gründe für die verblüffende Popularität dieses Konzeptes sind bis heute nicht umfassend geklärt. Verwirrende Textdiskrepanzen in unterschiedlichen Ausgaben von Browns *Elementa medicinae* (1780/88) vermögen das Bild kaum zu klären. Möglicherweise war es die scheinbare Geschlossenheit und die – im Verständnis der Zeit – logische Schlüssigkeit des Brownschen Systems, die seine hohe Akzeptanz bewirkte. Romantisch bewegte Erregtheit und ein aufgeregtes System- und Erklärungsbedürfnis dürften indes insbesondere in Deutschland, dem Kernland der europäischen romantischen Bewegung, zusätzlich eine bedeutende Rolle gespielt haben. In Göttingen soll es 1802 sogar zu regelrechten Studentenunruhen zwischen Brownianern und Nicht-Brownianern gekommen sein, die nur durch eine Abteilung Hannoverscher Kavallerie hätten befriedet werden können.

6.2.7 Die Idee von der Lebenskraft – Christoph Wilhelm Hufeland

Ohne sich unmittelbar auf das Animismuskonzept in der Weiterentwicklung der Stahlschen Lehre oder auf die Irritabilitätstheorie Albrecht von Hallers zu stützen, hat der aus Thüringen gebürtige Arzt Christoph Wilhelm Hufeland (1762–1836) dennoch beide Elemente der neuen Krankheits- und Gesundheitstheorien des 18. Jahrhunderts seiner Lebenskraft-Konzeption einverleibt.

> **❗ Lebenskraftlehre:** Vitalistisches (vgl. Vitalismus) Gesundheits- und Krankheitskonzept, das von Chr. W. Hufeland (1762–1836) begründet wurde und die allgemeine Lebenskraft und ihre Teilkräfte als Grundursache aller Lebensvorgänge, als Erhaltungsprinzip des Organismus interpretiert. Lebenskraft und Heilkraft der Natur sind eng verwandt. Krankheit ist Beeinträchtigung der Lebenskraft (-kräfte) durch krank machende Reize, auf die die Lebenskraft selbstheilend reagiert. Der Arzt unterstützt sie darin (vgl. Brownianismus, Irritabilität, Vitalismus).

Dieses außerordentlich differenzierte und sorgfältig durchdachte Konzept bildet quasi den Höhepunkt medizin-theoretischer Versuche des 18. Jahrhunderts, zu einer möglichst geschlossenen, nicht-mechanistischen Lebensdeutung zu gelangen. Hufelands Lebenskraft-Konzeption war an der Wende vom 18. zum 19. Jahrhundert ebenso populär wie ihr Schöpfer.

Hufelands Lebensweg. Christoph Wilhelm Hufeland wurde am 12. August 1762 im thüringischen Langensalza geboren. Nachdem bereits sein Vater und Großvater Medizin studiert hatten, entschloss sich auch Hufeland zum Studium dieses Faches in Jena und Göttingen. Nach seiner Promotion (1783) übernahm er zunächst die Praxis seines inzwischen fast erblindeten Vaters in Weimar. Zum Patienten- und bald auch zum Freundeskreis des jungen Arztes gehörten u. a. Goethe, Herder, Schiller und Wieland. Der Herzog von Weimar berief Hufeland zum Honorarprofessor der Medizin und brachte ihn dazu, im nahen Jena Vorlesungen abzuhalten, die sich bald eines immensen Zuspruchs erfreuten. Das Auditorium bestand bisweilen aus mehr als 500 Medizinstudenten.

1801 wurde Hufeland als *Leibarzt* an den königlichen Hof nach Berlin berufen. Er betreute dort die königliche Familie, stand dem Collegium medico-chirurgicum vor und war leitender Arzt der Charité. Neben diesen Tätigkeiten kam Hufeland selbstverständlich auch seinen Lehrverpflichtungen in Berlin nach. Seine Veröffentlichungen richteten sich, wie schon in Weimar, insbesondere auf die Entwicklung der **öffentlichen Gesundheitspflege**. So setzte sich Hufeland vehement für die Einführung der Jennerschen Kuhpocken-Vakzination ein, fertigte Schriften über Pest, Cholera und andere »epidemische und kontagiöse Krankheiten« in Preußen.

Daneben richtete sich sein Interesse aber auch auf bevölkerungsstatistische Fragen und auf die Fürsorge für das entstehende Leben. In diesem Zusammenhang ist etwa seine Abhandlung *Von den Krankheiten der Ungeborenen und Vorsorge für das Leben und die Gesundheit des Menschen vor der Geburt* (1829) zu erwähnen. Hufeland betätigte sich auch praktisch im Arbeitsfeld der öffentlichen Gesundheitspflege. So war er als Staatsrat Vorsteher der Abteilung Gesundheitswesen im preußischen Innenministerium und gehörte der Armendirektion an; besonders die Armenfürsorge muss Hufeland am Herzen gelegen haben. Eine von ihm verfasste *Armen-Pharmakopöe* erschien 1832 in siebter Auflage. Christoph Wilhelm Hufeland starb am 25. August des Jahres 1836 hoch geehrt als einer der bekanntesten und wohl auch meistgelesenen Ärzte an der Wende zum 19. Jahrhundert. Sein Schriftenverzeichnis weist mehr als 400 verschiedene Titel auf.

Werke. Das literarische Schaffen des Thüringer Arztes hatte bereits 1785 mit einer Arbeit über *Mesmer und sein Magnetismus* begonnen. Sein erstes Buch behandelte die Ausrottung der Pocken (1787). Weitere Schriften folgten seit der Mitte der neunziger Jahre in schneller Folge:

- 1794 die pädiatrisch-pädagogische Schrift *Erinnerungen an alle Mütter, denen die Gesundheit ihrer Kinder am Herzen liegt,*
- 1795 *Ideen über Pathogenie,*
- 1796 die vielleicht populärste Schrift Hufelands über die *Kunst, das menschliche Leben zu verlängern,* die bereits 1805 ihre dritte Auflage unter dem neuen Titel »*Makrobiotik*« erleben sollte,
- 1799 die erweiterte Auflage seiner pädiatrischen Schrift, nun unter dem Titel *Guter Rat an Mütter über die wichtigsten Punkte der physischen Erziehung der Kinder in den ersten Jahren.*

Aber auch als Herausgeber von Zeitschriften wurde Hufeland bereits vor der Jahrhundertwende aktiv. So edierte er von 1791–1800 *die Neuesten Annalen der französischen Arzneikunde und Wundarzneikunde*, seit 1795 das *Journal der praktischen Arzneikunde und Wundarzneikunst* und seit 1799 die *Bibliothek der praktischen Heilkunde*.

Hufelands Lebenskraft-Konzeption. Im Bereich der theoretischen Medizin war Hufeland ein konsequenter Gegner des Brownianismus. Eine solche Haltung war gerade um die Jahrhundertwende in Deutschland nicht sehr populär. Der »Zeitgeist« favorisierte die Idee des schottischen Arztes, und ihre Ablehnung konnte leicht zur Diskreditierung des Gegners und sogar zu heftigen Auseinandersetzungen und zu persönlichen Fehden führen. Solche Fehden um den Brownianismus hatte Hufeland etwa mit den Ärzten **Andreas Röschlaub** (1768–1835) und **Melchior Adam Weikard** (1742–1803), einem besonders fanatischen Brownianer, auszufechten.

Hufelands eigenes Konzept findet sich vor allem in den *Ideen über Pathologie* (1796), in der *Makrobiotik* (1805) sowie in seinem System der praktischen Heilkunde (1800–1805). Es kreiste um den Begriff der **Lebenskraft,** die Hufeland als innersten Grund aller Lebensvorgänge, als **Selbsterhaltungsprinzip des Organismus,** interpretierte. Als besondere Funktionen der Lebenskraft könne man eine erhaltende Kraft, eine regenerierende und neubildende Kraft, eine besondere Lebenskraft des Blutes, eine Nervenkraft, sowie solche Kräfte unterscheiden, die eine allgemeine und eine spezifische Reizfähigkeit des Körpers bewirken würden.

Hufelands Krankheits- und Therapiekonzept. Unter Krankheit verstand Hufeland auf der Grundlage seines Systems jede *Störung der reizbaren Lebenskraft* durch pathogene Reize. Als sichtbare Zeichen jeder Krankheit müsse man alte Heilreaktionen der Lebenskraft auf einen spezifischen Krankheitsreiz interpretieren. Die »Vis medicatrix naturae«, die Heilkraft der Natur und die Lebenskraft sah Hufeland wesensgleich, wenn nicht identisch. Jedes therapeutische Handeln des Arztes, aber auch jede Selbsttherapie des Patienten habe sich prinzipiell auf die Unterstützung der individuellen Lebenskraft zu konzentrieren. Ein solches Vorgehen könne einerseits in der Abschwächung krank machender Reize und in der Stärkung der Lebenskraft bestehen, andererseits aber auch in bestimmten Fällen zu einer Verstärkung krank machender Reize und zu einer Schwächung der Lebenskraft veranlassen.

Insgesamt habe sich das ärztliche Handeln am **Prinzip des** »**contraria contrariis**« zu orientieren. Dabei empfahl Hufeland, vorsichtig und abwartend das breite Spektrum der zur Verfügung stehenden Medikamente anzuwenden, diätetische Grundregeln zu beachten und auch die physikalische Therapie, etwa in Form der Wasseranwendungen, nicht zu vernachlässigen.

Auswirkungen. Hufelands Konzept fiel zusammen mit den Anfängen des Naturismus, der, auf den Rousseauschen Ideen (Émile, 1762, Buch 1) fußend, in der ersten Hälfte des 19. Jahrhunderts zur Entwicklung der Naturheilkunde und insbesondere der physikalischen Wassertherapie führen sollte. Nicht zuletzt aus den Schriften Hufelands sollten die Vertreter der Naturheilkunde im 19. Jahrhundert entscheidende Impulse erfahren, worüber später zu berichten sein wird.

Einige der Grundthesen, die Hufeland in seinem Lebenskraft-Konzept entworfen hatte, finden sich durchaus auch in der Gesundheits- und Krankheitstheorie, die sein Zeitgenosse *Christian Friedrich Samuel Hahnemann* (1755–1843) als »*Homöopathie*« entwickelt hat. Hahnemann ist freilich zu anderen therapeutischen Konsequenzen gelangt. Das Konzept der Homöopathie ist indes in den dreißiger Jahren des 19. Jahrhunderts entworfen und ausgeformt worden und soll daher ausführlich erst im Kapitel über die Medizin des 19. Jahrhunderts dargestellt werden. Letzter Ausläufer psychodynamistischer Lebens- und Krankheitskonzepte war der »*Mesmerismus*«, der sich an der Wende zum 19. Jahrhundert einer gewissen Popularität erfreute. Diese eher als Sonderform psychodynamistischer Lebens- und Therapiekonzepte zu bezeichnende Idee ist in den letzten drei Jahrzehnten des 18. Jahrhunderts von *Franz Anton Mesmer* (1734–1815) entworfen und ausgeformt worden.

6.2.8 Von der Säftelehre zur Organkrankheit – Anfänge solidarpathologischen Denkens im 18. Jahrhundert

Konzeptwandel. Neben und in den skizzierten spätmechanistischen und psychodynamischen Gesundheits- und Krankheitskonzepten lebte in der praktischen Medizin durch das gesamte 18. Jahrhundert selbstverständlich auch noch die alte Humoralpathologie, wenngleich in neuen und vielfältigen Erscheinungsbildern, fort. Überhaupt dürfen wir uns den kontinuierlichen Konzeptwandel, der die Medizin des 18. Jahrhunderts prägte, nicht als unablässige Folge radikaler Brüche vorstellen, sondern müssen ihn vielmehr als Phänomen kontinuierlicher Umgestaltungen und Überlappungen verstehen; mögen die unterschiedlichen Schulen in der Konsequenz ihrer Lehren heute auch unversöhnlich auf uns wirken und uns bisweilen sogar in sektenhaften Umrissen erscheinen, so hat sich doch der ärztliche Praktiker der Zeit in aller Regel das System seines ärztlichen Handelns selbst konstruiert. Schon in den Schriften vieler Ärzte des Jahrhunderts, die nur mit wenigen Publikationen, bisweilen nur mit ihren meist nicht einmal selbst verfassten Dissertationen, an die Öffentlichkeit getreten sind, finden wir die wunderlichsten Konglomerationen unterschiedlichster System- und Konzeptfragmente. Um wie viel verwirrender mag das Gros der literarisch unbekannt gebliebenen Ärzte die hitzigen Systemdiskussionen in der Medizin empfunden, wie wenig davon verstanden und in die Praxis umgesetzt haben?

Tradition und Veränderung. Viele der großen, gedruckten Entwürfe der Zeit haben den kleinen Praktiker häufig entweder gar nicht erreicht oder sind von ihm nicht korrekt verstanden, geschweige denn konsequent umgesetzt worden. Ketzerische *Modeströmungen* der Medizin wie etwa der Brownianismus oder der Mesmerismus waren kurzlebige Strohfeuer und wurden von den Ärzten häufig nicht einmal aus den Originalschriften, sondern nur auf Umwegen rezipiert. Wie es neben der akademischen Medizin um die System- und Konzeptakzeptanz in den vielen anderen volksnahen Heilberufen bestellt war, wissen wir nicht.

Der Blick in die Volksmedizin zeigt aber, dass sich dort humoralistisches Denken und auch andere alte Konzeptfragmente mit großer Konstanz bis heute gehalten haben. Dies dürfte an der Wende zum 19. Jahrhundert kaum anders gewesen sein. Gleichwohl ist der Blick auf die unterschiedlichen Lebens-, Gesundheits- und Krankheitskonzepte der Medizin des 18. Jahrhunderts spannend, auch wenn wir von einer unmittelbaren und breiten Akzeptanz der Ideen nicht immer ausgehen können. Häufig deuten sich gerade in den weniger populären Ideen ohne ausgesprochenen Modecharakter Änderungen im ärztlichen Denken und Handeln an, die erst allmählich Wirkungen zeigen und von längerfristiger Bedeutung sein sollten. Vielfach haben sie erst mit größeren zeitlichen Versetzungen zu generellen Wandlungen im Denken und Handeln der akademischen Schulmedizin geführt.

Das solidarpathologische Konzept. Um ein solches neues Konzept handelte es sich auch bei dem Versuch, die pathologischen Veränderungen des menschlichen Organismus nicht als mechanistische Funktionsstörung, als humoralistisches Mischungsverhältnis oder als animistisch-vitalistisches Erregungsphänomen, sondern als *organmorphologische Strukturveränderung* zu interpretieren.

Die Voraussetzung für ein solches Denken war selbstverständlich zunächst die *Individualisierung des Organs*, das in allen anderen Konzepten allenfalls als Schauplatz und Wirkort des übergeordneten Systems mit seinen physiologischen Abläufen und pathophysiologischen Veränderungen, nicht aber als ein auch individuell funktionierender, regelnder, steuernder Teil des Lebensgesamten gesehen wurde. Tatsächlich ist das Organ als Handlungs- und Manifestationsort, Sitz und Ursprung von Krankheit erst mit der zunehmenden Beobachtung »curioser« – noch nicht pathologischer (!) – Organveränderungen während des 17. Jahrhunderts immer mehr in den Vordergrund des Interesses getreten, wobei freilich der Säftemischung als übergeordneter Krankheitsursache noch eine zentrale Bedeutung beigemessen wurde.

6.2 · Alte und neue Konzepte in der Medizin

Giovanni Battista Morgagni (1682–1771). Der italienische Arzt und Anatom hat den entscheidenden ersten Schritt auf dem Weg zu einer Pathologie der Solida und damit fort von der galenischen Pathologie der Humores in seiner Schrift *De sedibus et causis morborum per anatomen indagatis* (Bologna, 1761) vollzogen. In Morgagnis Pathologie der Solida, die streng auf der Anatomie fußte, werden erstmals die Ursachen bestimmter Krankheitssymptome in die Organe verlegt. Die Grundlage der neuen Lehre lieferten exakte pathologische Obduktionsbefunde klinischer Fälle, die der Verfasser in 70 Episteln seines Alterswerks ausbreitete und damit praktisch sein gesamtes klinisch-anatomisches Erfahrungswissen der Nachwelt zur Verfügung stellte. Morgagni bemühte sich, an jedem der sorgfältig beschriebenen Fälle zu zeigen, dass allein die pathologischen Strukturveränderungen im makroskopischen Bau der Organe als Ursachen von Funktionsstörungen zu interpretieren seien, die man als Symptome der Krankheiten beobachten könne.

Der Ansatz des Klinikers und Anatomen blieb freilich in der Deskription stecken. Schlussfolgerungen, die sich auf den Theoriebereich von Krankheitsentstehung und damit auf eine grundsätzliche Diskussion humoral- oder mechano-physiologischer und -pathologischer Systemfragen erstreckt hätten, zog Morgagni noch nicht. Sie sollten dem frühen 19. Jahrhundert vorbehalten bleiben. Trotz der kasuistischen Struktur des Werkes haben die exakte Beschreibung der Einzelfälle nach Klinik und pathomorphologischem Befund sowie die systematische Gliederung des Stoffes nicht nur eine Fallsammlung, sondern gleichzeitig das erste nicht humoralistisch orientierte Handbuch der Pathophysiologie entstehen lassen.

Giorgio Baglivi (1668–1707). Mehr als ein halbes Jahrhundert zuvor hatte bereits dieser iatromechanisch orientierte Landsmann Morgagnis weitergehende Vorstellungen entwickelt. Der junge Arzt aus Ragusa hatte nämlich am Anfang des Jahrhunderts die Ansicht vertreten und publiziert (1702), dass die Bedeutung der Solida »für die Entstehung der Krankheiten größer« sei »als die der Fluida«. Baglivi wird daher häufig auch vor Morgagni als *Begründer der Solidarpathologie* erwähnt. Im Gegensatz zu Morgagni war bei Baglivi freilich pathomorphologisches Denken, das sich mit seiner Systemkritik zu einer fruchtbaren Neukonzeption der Pathophysiologie hätte verbinden können, kaum ausgeprägt.

So fehlten beiden Ärzten entscheidende und für die geschlossene Ausformulierung einer Morphopathologie des 18. Jahrhunderts unverzichtbare Ergänzungsstücke. Immerhin können Morgagni und stärker noch Baglivi als »Prophet(en) der Solidarpathologie« (Rothschuh) bezeichnet werden, »Bahnbrecher« der Morphopathologie oder gar der Iatromorphologie waren sie freilich noch nicht.

❗ *Solidarpathologie:* Im weiteren Sinn der Versuch, alles Krankheitsgeschehen aus einer Veränderung bzw. Störung der festen Bestandteile und Strukturen des Körpers oder aus den physikalischen Eigenschaften und Wirkzusammenhängen (vgl. Iatrophymsik, Iatromechanik) zu erklären; im engeren Sinne die durch G. B. Morgagni (1682–1771) vorbereitete und von G. Baglivi (1668–1707) zuerst formulierte Auffassung, dass der Pathologie der »Solida« größere Bedeutung bei der Krankheitsentstehung beizumessen sei als der der »Fluida« (vgl. Humoralpathologie). Die frühen Ansätze des von K. E. Rothschuh im Gegensatz zur Humoralpathologie als Morphopathologie gekennzeichneten Konzepts werden im 18. Jahrhundert differenziert und durch den früheren Vertreter der Pariser Hospitalmedizin, F. X. Bichat (1771–1802), als Gewebepathologie konzeptualisiert.

Marie *François*-Xavier Bichat (1771–1802). Erst durch den französischen Arzt, Anatomen und Pathologen erfolgte die *eigentliche Begründung* einer konsequent durchdachten Morphopathologie. Bichat, der in Montpellier Medizin studiert und danach einige Jahre in Lyon und Paris, u. a. als Chirurg der Revolutionsarmee, praktiziert hatte, wurde 1797 zum Professor der Anatomie ans Hotel-Dieu berufen. In nur fünf Jahren hat Bichat dort weit über 600 Humansektionen durchgeführt und den Seziersaal, in dem er auch wohnte und schlief, kaum verlassen. Bichat konzentrierte sich bei seinen pathologischen Untersuchungen auf die Struktur der Gewebe und griff damit die Faserlehre Baglivis stärker auf als die Organpathologie Morgagnis. Der junge Arzt differenzierte in seiner Pathologie zwischen insgesamt 21 voneinander abweichenden und in sich, wie die Elemente der Chemie, unteilbaren Gewebetypen, die er nach ihrer makroskopischen Struktur in acht »allgemeine« und 12 »besondere« Gewebe schied. In ihrer Lokalisation eng an diese strukturelle Gewebedifferenzierung angelehnt, müsse man dann zwischen *fünf krankheitsverursachenden Störungen* unterscheiden, die funktionell durch eine *veränderte Sensibilität und Kontraktilität (propriétés vitales)* gekennzeichnet seien. So gebe es Störungen

- der organischen Sensibilität,
- der merklichen und unmerklichen organischen Kontraktilität sowie
- der animalischen Sensibilität und Kontraktilität.

Diese Begriffe mögen heute verwirrend klingen. Wir müssen sie aber vor dem Hintergrund der zeitgenössischen Lebenskraftdiskussion sehen, die der junge Revolutionär sicher gekannt und verfolgt hat. Bei Bichat vereinigen sich am Ende des 18. Jahrhunderts morphopathologisches und animistisch-vitalistisches Denken. Bichats Theorien und Untersuchungsergebnisse sind insbesondere in seinem *Traité des membranes* (1799/1800), seinen *Recherches physiologiques sur la vie et la mort* (1800), seiner *Anatomie descriptive* (1801–1803) und posthum in einer *Anatomie générale* (1830) veröffentlicht worden. In diesen Schriften ist von der alten Säftemischung überhaupt keine Rede mehr. Durch die Verlegung der Krankheiten in die organische Gewebestruktur war mit ihnen zugleich der Weg für die Entwicklung der Zellularpathologie durch Rudolf Virchow (1821–1902) geebnet.

6.3 Die Weiterentwicklung der experimentellen Forschung in der Medizin des 18. Jahrhunderts

6.3.1 Der Universalgelehrte Albrecht von Haller

Forschungsziele und Ergebnisse. Im Zusammenhang mit den durch von Haller beschriebenen Phänomenen der »Irritabilität« und »Sensibilität« ist bereits auf die physiologischen Forschungen dieser wohl bedeutendsten ärztlichen Forscherpersönlichkeit im Zeitalter der Aufklärung hingewiesen worden. In der Person von Hallers, des »letzen Universalgelehrten« der Neuzeit (Toellner) vereinigten sich die zentralen Postulate und Ziele jener kultur- und wissenschaftshistorisch so bedeutenden Epoche:

- der Versuch, auch in der Wissenschaft die selbstverschuldete Unmündigkeit zu überwinden,
- Maßstäbe der Vernunft an wissenschaftliches Denken und Handeln anzulegen,
- sich einer mathematischen und exakt-deskriptiven Begrifflichkeit zu bedienen und
- das wissenschaftliche Experiment als Prüfstein reproduzierbarer Erkenntnisbildung zu nutzen.

Die vielen *physiologischen Einzelergebnisse*, die die Forschungen von Hallers zu Tage brachten, können hier nicht ausführlich referiert werden. Das auch in der medizinischen Forschung universale Interesse des Physiologen richtete sich auf den Verdauungschemismus, auf die besonderen Probleme der Hämodynamik, auf die Respirationsmechanik, die Embryonalentwicklung und Knochenbildung und andere in ihrer Zeit noch nicht hinreichend geklärte Phänomene des Lebendigen. Auf fast allen Gebieten waren die Forschungsergebnisse von Hallers originell und für die weitere physiologische Forschung bis ins 19. Jahrhundert grundlegend und richtungweisend. Auf die Hauptwerke des Universalgelehrten, die *Primae lineae physiologicae* (1747) und die *Elementa physiologicae corporis humani* (1757) wurde bereits verwiesen.

6.3.2 Weitere Forscherpersönlichkeiten

Lazzaro Spallanzani und Alessandro Volta. Neben von Haller aber müssen auch andere Forscher der Zeit erwähnt werden; so etwa der Italiener Spallanzani (1729–1799), dem wir wichtige *Erkenntnisse zur Verdauungs- und Stoffwechselphysiologie* verdanken. Er erkannte die zersetzende Kraft des Magensaftes, konnte dessen Säurecharakter nachweisen und wies als einer der ersten darauf hin, dass nicht nur in der Lunge, sondern auch im Gewebe Verbrennungs- und Atmungsvorgänge zu lokalisieren seien. Der Physiologe hatte nämlich beobachtet, dass Gewebestücke frisch getöteter Tiere noch nach dem Tod Sauerstoff aufnahmen und CO_2 in die Atmosphäre abgaben. Im Experiment gelang es ihm darüber hinaus, die alte Idee der »generatio spontanes« zu erschüttern.

Die vielfältigen Experimente und Überlegungen auch Lazzaro Spallanzanis würden unschwer ein eigenes Buch füllen. Spallanzani und Haller müssen als durchaus wesensverwandte aufgeklärte Physiologen ihrer Zeit bezeichnet werden. Beide bemühten sich, von der Struktur und Morphologie des zu beobachtenden Objektes ausgehend Rückschlüsse auf dessen vitale Funktionen zu versuchen und diese im Experiment zu bestätigen und zu reproduzieren.

Erwähnt werden muss schließlich auch der Landsmann Spallanzanis, *Alessandro Volta* (1745–1827), der mit seinen berühmten *Elektrisierexperimenten* an Froschschenkeln den Grund für alle folgenden Reflexforschungen legte.

Kaspar Friedrich Wolff (1733–1794). Auf ihn ist in erster Linie im Zusammenhang mit embryologischen Forschungen des 18. Jahrhunderts hinzuweisen. Wolffs epigenetische Beobachtungen, dass es im Anschluss an das Stadium der amorphen Grundsubstanz zunächst zur Bläschen-, dann zur Gewebe- und schließlich zur Organbildung komme, erschütterten die alte mechanistische Präformationstheorie, nach der jeder Organismus durch die Entfaltung bereits in der Ei- oder Samenzelle vorgebildeter Teile entstehe. An ihre Stelle setzte Wolff seine vitalistische Theorie der Epigenese.

Antoine Laurent Lavoisiers (1743–1794). Aus dem weiten Feld der Atmungsphysiologie und -chemie kann hier nur stellvertretend auf die Forschungsarbeiten Lavoisiers hingewiesen werden. Ihm gelang die *Identifizierung des Sauerstoffs* (1775) sowie die chemische *Erklärung von Verbrennungsprozessen*, die man analog der Atmung zu interpretieren habe. Damit war die Grundlage zur Erklärung der *Atmungschemie* geschaffen.

Die Isolation des Sauerstoffs war übrigens bereits vorher *Carl Wilhelm Scheele* (1742–1786) und *Joseph Priestley* (1733–1804) gelungen.

Scheele und insbesondere Priestley hatten sich dabei auf die Phlogistontheorie Stahls gestützt und zwischen phlogistierter und dephlogistierter Luft unterschieden. Stahls Phlogistontheorie machte es grundsätzlich möglich, chemische Vorgänge als umkehrbare Prozesse zu deuten. Diese einfache Theorie ermöglichte es, das Phänomen eines Gasaustauschs in der Lunge gedanklich zu fassen. Erst Lavoisier freilich gelang es, dieses Phänomen auch quantitativ zu deuten. Damit war gleichzeitig die alte, nicht quantitative Phlogistontheorie überholt und der Weg zu einer modernen, quantitativ erklärbaren Chemie beschritten.

6.4 Die Grundlegung der klinischen Medizin des 18. Jahrhunderts in Leiden

6.4.1 Herman Boerhaave (1668–1738)

Der Leidener Arzt und Hochschullehrer war zweifellos der bedeutendste Kliniker des 18. Jahrhunderts. Mit der Person Boerhaaves verband sich unmittelbar das hohe Ansehen der Leidener Fakultät, die sich unter seiner Anleitung zum wichtigsten Zentrum der klinischen Ausbildung in Europa entwickelte. Boerhaave war kein Dogmatiker; eklektisch verglich und studierte er die iatromechanischen, animistischen und humoralpathologischen Konzepte seiner Zeit, ließ dabei aber auch iatromathematische Elemente und iatrochemisches Erfahrungswissen nicht unbeachtet und vereinigte die brauchbarsten Teile jener Konzepte in seinem Unterrichtsstoff. Zweifellos dominierten aber iatromechanische Ansätze das ärztliche Denken und Handeln Boerhaaves. Ähnlich wie Sydenham bemühte sich auch der Leidener um eine Erneuerung der hippokratischen Methode klinischer Erfahrungsbildung und klinischen Handelns.

Boerhaaves Ausbildungsreform. Bedeutsam ist, dass er als erster entschieden nicht nur für die Einbeziehung des *Unterrichts am Krankenbett* in die Ausbildung seiner Studenten eingetreten ist, sondern diese Vorstellung auch verwirklicht hat. Diese bedeutende Reform trug entscheidend zum Ansehen Leidens als ärztliches Ausbildungszentrum bei. Die medizinische Fakultät der Universität war sich dieses Umstandes sehr wohl bewusst und achtete seit Boerhaaves Zeiten kritisch auf die Einhaltung der klinisch-praktischen Kurse.

Krankheitslehre. Hier unterschied Boerhaave zwischen drei Haupttypen krankhafter Erscheinungen:
- solchen, die sich auf die festen, faserigen Körperbestandteile erstreckten,

- solchen, die sich vornehmlich an den flüssigen Körperteilen manifestierten und
- solchen, die feste und flüssige Körperteile in ihrer Struktur beeinträchtigten.

Therapie. Boerhaave vertrat eher einen zurückhaltenden und bisweilen abwartenden Standpunkt und befürwortete eine Unterstützung der natürlichen Heilkraft des Körpers. In strengem Sinne hat er kein eigenes medizinisches System entwickelt. Es waren vielmehr seine eklektischen Fähigkeiten als Theoretiker, sein didaktisches Geschick als Lehrer und vor allem seine beeindruckende ärztliche Haltung im Umgang mit Patienten und jungen Medizinstudenten, die sein Ansehen weit über die Grenzen der Niederlande hinaus bestimmten.

Schriften und Rezeption. Insbesondere seine *Institutiones medicae in usus annuae exercitationes domesticos digaestae* (1708) und seine *Aphorismi de cognoscendis et curandis morbis* (1709) erfreuten sich größter Popularität; sie wurden in viele Sprachen übersetzt.

Boerhaave bildete als akademischer Lehrer den Ausgangspunkt für eine ganze Reihe klinischer Schulen des 18. Jahrhunderts. So standen die Boerhaave-Schüler **Gerhard van Swieten** (1700–1772) und **Anton de Haen** (1704–1776) für die Wiener Schule, die Boerhaave-Schüler **Alexander Monro** (1697–1767) und **Robert Whytt** (1714–1766) für die Schule von Edinburgh. Sein sicher berühmtester Schüler aber war der bereits vorgestellte Albrecht von Haller.

Boerhaaves Tätigkeit als Arzt und akademischer Lehrer in Leiden erstreckte sich über mehr als 30 Jahre, bis ihn 1729 ein Gichtleiden zur Reduzierung seiner Tätigkeiten zwang. Zwei seiner drei Professuren, die der Botanik und der Chemie, legte er nieder. Professor für praktische Medizin blieb der Leidener bis zu seinem Todestag am 23. September 1738.

6.4.2 Die Schule von Wien

Entwicklung der medizinischen Fakultät. Die Tochterschule Leidens in Wien orientierte sich ganz am Vorbild Boerhaaves; ihre Blütezeit fällt in die zweite Hälfte des 18. Jahrhunderts. In Wien war es vor allem *Gerhard van Swieten*, der sich bereits in den späten vierziger Jahren des 18. Jahrhunderts nach seiner Berufung zum Leibarzt der österreichischen Kaiserin und zum Professor an der Medizinischen Fakultät Wiens an die Reform des klinischen Unterrichts in der Donaustadt machte. Das Vorbild Leidens ließ sich auch in Wien verwirklichen, und bald blühte die

Medizinische Fakultät auf. Ihre Attraktivität steigerte sich noch, als van Swieten, seit 1749 Dekan der Medizinischen Fakultät, seinen alten Studienkollegen **Anton de Haen** nach Wien berief. Der glänzende Didaktiker de Haen zog die Studenten nach Wien und steigerte das Ansehen der Fakultät.

Klinische Elemente und Diagnostik. Van Swieten und de Haen legten den Schwerpunkt ihres ärztlichen Unterrichts an das Krankenbett und den ihres klinischen Handelns auf die Erziehung zu einer kritisch-empirischen Haltung, deren Vorbild sie in Leiden gesehen hatten. Eine regelmäßige *Verlaufsbeobachtung am Krankenbett* und die *epikritische Überprüfung und Kontrolle* des klinischen Krankheitsverlaufs am pathologisch-morphologischen Substrat waren die wichtigsten Elemente ihrer Klinik. Daneben finden wir, insbesondere bei de Haen, eine verstärkte Hinwendung zu *differenzierten Methoden der Diagnostik*, die sich auch pyhsikalisch-technischer Hilfsmittel bedienten. So benutzte de Haen wie sein Lehrer Boerhaave das Fahrenheitthermometer in der klinischen Diagnostik und demonstrierte seinen Gebrauch im Unterricht, ohne dass dadurch freilich die systematische klinische Thermometrie eingeführt worden wäre.

Eine andere Hilfsmethode der Diagnostik, die von dem Schüler der großen Wiener Kliniker, **Leopold Auenbrugger** (1722–1809), entwickelte *Methode der Perkussion*, lehnten die Boerhaave-Schüler allerdings ab. Auenbrugger hatte bemerkt, dass der menschliche Thorax in seinen verschiedenen Regionen unterschiedliche Resonanzverhältnisse aufwies, je nachdem ob überwiegend flüssige, feste oder lufthaltige Strukturen den Klopfschall weiterleiteten. Auenbrugger überprüfte und verifizierte seine Beobachtungen im physikalischen Experiment und an Leichen. Er erörterte sogar die unterschiedlichen Perkussionstöne im Zusammenhang mit bestimmten Krankheitszuständen und publizierte die Ergebnisse 1761 in der Schrift *Inventum novum ex percussione thoracis humani ut signo, abstrusos interne pectoris morbos detegendi* – ohne Erfolg. Seine wichtige klinisch-diagnostische Entdeckung sollte sich erst nach ihrer Übersetzung ins Französische (1808) durch den Kliniker **Jean Nicolas Corvisart** (1755–1821) des verdienten Beifalls erfreuen.

6.4.3 Die Schule in Edinburgh

In Edinburgh war es der Boerhaave-Schüler **Alexander Monro** (I.), der dem Vorbild seines Lehrers folgend eine Leidener Tochterschule begründete. Monro war 1720 im Alter von nur 22 Jahren zum Professor der Anatomie an die neu gegründete Universität Edinburgh berufen worden.

Offensichtlich hat auch Monro viel vom didaktischen Geschick seines Lehrers mit nach Schottland genommen, denn er wirkte dort bald als Anziehungspunkt für eine große Zahl von Studenten. Monros Sohn *Alexander* (1733–1817) und dessen Sohn *Alexander* (1773–1859) traten als *Monro secundus* und *Monro tertius* in die Fußstapfen ihres Vaters bzw. Großvaters. Die drei Monros besetzten den Lehrstuhl für Anatomie in Edinburgh in ununterbrochener Folge zwischen 1720 und 1846. Monro primus und secundus sollen allein zwischen 1720 und 1790 an die 13.000 Studenten ausgebildet haben.

6.5 Chirurgie und Geburtshilfe

6.5.1 Emanzipation der Chirurgie

Neben den großen Schulen der klinischen Medizin muss im 18. Jahrhundert auch der Blick auf den Emanzipationsweg der Chirurgie fallen, einer medizinischen Disziplin, die wir heute bedenkenlos der gesamten Medizin zuordnen, die aber noch am Beginn des 18. Jahrhunderts als zweitrangiges Heilgebiet aufgefasst und durch Vertreter der akademischen Medizin kontrolliert und beaufsichtigt wurde. An der Trennung zwischen Medizin und Chirurgie sollte sich auch im 18. Jahrhundert nichts ändern. Es begann aber in diesem Jahrhundert die allmähliche Emanzipation des Faches aus der kontrollierenden Umklammerung durch die akademische Medizin.

Frankreich. Erste Schritte hierzu vollzogen sich in Frankreich durch die Gründung der »Académie royale de chirurgie« im Jahre 1731 und durch die königliche Proklamation von 1743, die das moralische und soziale Ansehen des französischen Chirurgenstandes durch die Trennung von der Gilde der Barbiere und durch die Angleichung an den Ärztestand deutlich hob. Damit war auch die Unabhängigkeit der chirurgischen Ausbildung in dem bereits 1697 gegründeten »Collège de chirurgie« endgültig gesichert. In dieser Institution, die bis zur Revolution ihren Namen behielt, wurden die angehenden Chirurgen der Metropole theoretisch und praktisch unterwiesen, wobei die praktischen Arbeiten meist in den städtischen Krankenhäusern von Paris stattfanden.

Deutschland. In Deutschland sind ähnliche Formen der Gleichberechtigung von akademischer Medizin und Chirurgie seit 1727 an der Berliner Charité praktiziert worden, in der wir auch den ersten in ein Krankenhaus integrierten Operationssaal finden. Gleichwohl kann von einer Vereinigung von Chirurgie und akademischer Medizin natürlich noch keine Rede sein, auch wenn das 1727 in Berlin gegründete »Collegium medico-chirurgicum« eine solche Gleichstellung zumindest dem Namen nach suggeriert. Die Trennung zwischen Chirurgie und akademischer (innerer) Medizin wurde im Verlaufe des 18. Jahrhunderts aber zunehmend als Missstand empfunden, und erste Bestrebungen zu einer Wiedervereinigung setzten ein.

So finden wir in vielen Medizinalordnungen vornehmlich der zweiten Hälfte des 18. Jahrhunderts Anordnungen aufgenommen, die sich auf eine *Ausbildungsverbesserung der Chirurgen* richteten. Auch entstanden *besondere Schulen* für angehende Chirurgen. In Wien etwa wurde 1785 die Josefinische Medizinisch-Chirurgische Akademie gegründet, und in Berlin entstand 1796 die Chirurgische Pépinière, aus der am Ende des 19. Jahrhunderts die »Kaiser-Wilhelms-Akademie für das Militärärztliche Bildungswesen« (1885) hervorgehen sollte.

England. Auch in England registrieren wir am Ende des 18. Jahrhunderts Anstrengungen, die sich auf eine Emanzipation der Chirurgie richteten. Erste Bestrebungen dieser Art verbanden sich mit dem Namen *William Hunter* (1718–1783), in dessen anatomischem Theater seit 1768 Anatomie und Chirurgie unterrichtet wurde. Insbesondere unter dem Einfluss von *John Hunter* (1728–1793), einem Bruder des William Hunter, entwickelte sich auch in England die Chirurgie von einer eher technisch-praktischen Methode, deren Ausübende auf pathophysiologische Zusammenhänge häufig erschreckend wenig Rücksicht genommen hatten, zu einer *Teildisziplin der wissenschaftlichen Medizin*. Hunter postulierte, dass endlich auch die Chirurgie fest in der wissenschaftlichen Anatomie, Physiologie und Pathologie verankert sein müsse.

Der leidenschaftliche Chirurg hat durch seine praktische chirurgische Tätigkeit daneben eine Vielzahl von Innovationen in der Chirurgie bewirken können. Zu den wichtigsten Neuerungen zählen vielleicht die durch ihn erfolgte Einführung der künstlichen Ernährung durch einen flexiblen Magenschlauch, die technische Atmungsunterstützung sowie Neuerungen in der Aneurysmadiagnostik und -therapie.

6.5.2 Entwicklungen in der Geburtshilfe

Technische und natürliche Geburtshilfe. In der Geburtshilfe des 18. Jahrhunderts schließlich setzte sich der bereits im 17. Jahrhundert eingeführte Gebrauch der *Geburtszange* durch, wobei das Instrument insbesondere durch französische Geburtshelfer technisch weiterentwickelt wurde. Interessant ist, dass der bereits erwähnte John Hunter sich gegen eine übertechnisierte Geburtshilfe wandte und statt dessen auf eine Stärkung der natürlichen Geburtskräfte setzte.

In das 18. Jahrhundert fällt auch die Entwicklung der *Lehre vom Geburtsmechanismus*, die von *Fielding Ould* (1710–1789) begründet und von *William Smellie* (1697–1763) erweitert wurde. Smellies Augenmerk galt insbesondere der anatomischen Beckenstruktur (Messung der Conjugata diagonalis), den pathologischen Beckenveränderungen (rachitisches Becken) sowie der Schädelentwicklung des ungeborenen Kindes. Die Sectio caesarea (Kaiserschnitt) war ohne die erst im 19. Jahrhundert erfolgende Einführung aseptischer Operationstechniken ein für die Mutter immer noch in höchstem Maße lebensbedrohlicher Eingriff.

In der deutschen Geburtshilfe sind vor allem die Göttinger *Johann-Georg Roederer* (1726–1763) und *Friedrich Benjamin Osiander* (1759–1822) zu nennen. Während sich Roederer in der Forschung vor allem der *fötalen Physiologie* zuwandte und in der praktischen Obstetrik die Vorzüge der Bettentbindung gegenüber der beliebten Stuhlentbindung vehement propagierte, bemühte sich Osiander um die *technische Vervollkommnung der Zangengeburt*.

Am Ende des 18. Jahrhunderts befand sich die Technik der Obstetrik bereits auf einem hohen Stand. Tatsächliche Fortschritte in der Geburtshilfe, die insbesondere die hohe Müttersterblichkeit durch das gefürchtete Kindbettfieber entscheidend positiv beeinflusst hätten, sollten jedoch erst im 19. Jahrhundert durch die Methoden der Anti- und Asepsis möglich werden.

6.6 Medizin und aufgeklärter Absolutismus – die öffentliche Gesundheitspflege im Dienste des Staates

6.6.1 Medizin als Dienerin des Staates

Politische Grundlagen. Im 18. Jahrhundert befinden wir uns politikhistorisch in der Phase des aufgeklärten Absolutismus. Diese Staatsidee beinhaltet, dass der Fürst sein Handeln an den Maximen der Aufklärung bzw. der Aufklärer orientierte und messen ließ. Der Fürst verstand sich als erster Diener seines Staates, der durch sein Handeln zu wirtschaftlicher Prosperität im Inneren und zu Macht und Stärke nach Außen geführt werden sollte. Dazu gehörte selbstverständlich auch, dass der Herrscher sich um den Gesundheitszustand seiner Untertanen sorgte und staatliche Maßnahmen zu dessen Wiederherstellung oder zu dessen Verbesserung einleitete.

Die Charité. Typisch für solches Handeln war in der Anfangsphase des aufgeklärten Absolutismus etwa die Gründung der Berliner Charité als

6.6 · Medizin und aufgeklärter Absolutismus

Staatskrankenhaus im Jahre 1727, die auf ausdrückliche Anordnung Friedrich Wilhelm I. erfolgte. Diese Institution, die ursprünglich nur als Pesthaus gedacht war und die preußischen Untertanen vor der epidemischen Ausweitung drohender Pestseuchen bewahren sollte, diente bereits unmittelbar nach ihrer Gründung nicht nur medizinischen, sondern im oben erklärten Sinne auch politischen und sozialen Zwecken.

Ziel der Einrichtung sei es nämlich – so formulierte es der erste ärztliche Direktor der Charité 1730 –, dass den einfachen Leuten Berlins

»**die Kranckheit bey der Armuth nicht möchte gar zu unerträglich fallen, oder daß Krancke aus Dürfftigkeit und Mangel des Unterhalts, welches in großen und volckriechen Stätten offtmalen zu geschehen pfleget, nicht möchten verwahrloset dahinsterben, da sie doch hätten können erhalten werden.**«

Die »Erhaltung« der Patienten schien selbstverständlich nicht nur aus karitativen Gesichtspunkten angezeigt, wie der Name Charité vielleicht unterstellt; die »Erhaltung« diente in der Phase sich entfaltenden Manufakturwesens und des blühenden Merkantilismus auch unmittelbar der ökonomischen Stärkung des Staates durch die *Gesunderhaltung seiner Arbeitskräfte*. Der Medizin war damit eine Rolle als Staatsdienerin, als Wächterin über die allgemeine Gesundheit, als Mehrerin des gemeinen Wohls und als Erzieherin des Volkes zugewiesen worden.

Öffentliche Gesundheitspflege. Zwei zentrale Begriffe der Zeit, nämlich der der »*Medicinischen Policey*« und der einer »*Staatsarzneykunde*«, belegen dies deutlich. Wir haben unter ihnen nicht mehr und nicht weniger als die Option einer *Gesundheitspflege* und *sozialen Fürsorge* zu verstehen, die als System auch den letzten Untertanen noch erreichen sollte.

Der Begriff »Medicinische Policey« ist wohl zuerst vom Ulmer Stadtphysikus *Wolfgang Thomas Rau* (1721–1772) im Jahre 1764 benutzt worden. Auch bei dem Jenenser *Christian Rickmann* (1741– 1772) finden wir ihn wenige Jahre später (1771). Die eigentliche theoretische Grundlegung der »Medicinischen Policey« erfolgte indes durch den Pfälzer *Johann Peter Frank* (1745–1821). Seine Ideen wurden zwischen 1786 und 1817 als »System einer vollständigen medicinischen Policey« publiziert. Sein Werk bildete gleichzeitig die Grundlage einer öffentlichen Gesundheitspflege als Spezialdisziplin der Medizin. Frank sah seine Lebensaufgabe darin, als Arzt im Dienste des Staates zu stehen und dessen aufgeklärten Herrscher von der Notwendigkeit einer zentralisierten öffentlichen Gesundheitspflege zu überzeugen, die allen Untertanen gleichmäßig zukommen sollte. Selbstverständlich war sein »System« nicht frei von Mängeln, und das weitgesteckte Ziel ist wohl auch in seiner Zeit nicht erreicht worden. Als Idee wirkte es jedoch weit über die Grenzen des

Jahrhunderts hinaus. Denn sowohl bei der Ausformulierung einer öffentlichen Gesundheitspflege in der zweiten Hälfte des 19. Jahrhunderts als auch bei der Entwicklung einer »Sozialen Hygiene« im frühen 20. Jahrhundert haben die Ideen Franks Pate gestanden.

6.6.2 Anfänge der Gewerbehygiene und des Impfwesens

Gewerbehygiene. Neben dem System Franks muss im Zusammenhang mit der Entwicklung der öffentlichen Gesundheitspflege im 18. Jahrhundert noch auf zwei weitere wichtige Beiträge hingewiesen werden. Es handelt sich hierbei zum einen um das für die Gewerbehygiene grundlegende Werk des italienischen Arztes ***Bernadino Ramazzini*** (1633-1714) *De morbis artificium diatriba* (Modena, 1700). Ramazzini hat in diesem Werk, das in seiner Bedeutung für die frühe Gewerbehygiene durchaus mit dem Werk Morgagnis *De sedibus et causis morborum* für die pathologische Anatomie verglichen werden kann, die unterschiedlichen Krankheiten der wichtigsten Berufsgruppen seiner Zeit umfassend dargestellt und zum ersten Mal in ein System gebracht. Diese Arbeit verstand sich ebenso als Beitrag zur Verbesserung der öffentlichen Gesundheitspflege im Sinne einer »Medicinischen Policey« wie die von ihrem Verfasser propagierten medizinischen Ortsbeschreibungen, die bis ins 19. Jahrhundert eine wichtige Literaturgattung der präventiven öffentlichen Gesundheitspflege darstellen sollten.

Einführung der Pockenimpfung. Bei der zweiten bedeutenden Neuerung der Medizin des 18. Jahrhunderts im Sinne der Gesundheitsprävention handelte es sich um die Einführung der Impfprophylaxe gegen die gefürchtete und verbreitete Pockenkrankheit. Zwar war die Abschwächung der Pockenerkrankung durch die Methode der ***Variolation*** (Impfung mit echten Pocken) nicht nur im Orient, sondern auch bei einigen westafrikanischen Ethnien wenngleich nicht verstandene, so doch längst geübte Praxis. Diese Methode war freilich nicht ganz ungefährlich, denn es konnte nach der Variolation nicht nur zu der erwarteten und in aller Regel leicht verlaufenden Spontanreaktion, sondern auch zu fulminanten Krankheitsausbrüchen kommen. Die Variolation kannte man in Europa zwar durch Berichte aus Konstantinopel, die bereits am Anfang des 18. Jahrhunderts publiziert wurden; sie vermochte sich aber nicht durchzusetzen.

Weiterentwicklung der Impfmethoden. Erst am Ende des 18. Jahrhunderts sollte es zur Entwicklung einer weniger gefährlichen Impfmethode durch den englischen Landarzt ***Edward Jenner*** (1749-1823) kommen. Jenner hatte beobachtet, dass Landarbeiter, die sich schon irgendwann einmal mit Kuhblattern infiziert hatten, häufig von den gefährlichen Menschenpocken verschont blieben. Wenn man also Menschen künstlich mit Kuhblattern infizieren würde, so müsse man dadurch doch auch eine Unempfänglichkeit für die Menschenpocken bewirken können. Jenner wagte das Experiment und impfte 1796 einen achtjährigen Knaben zunächst mit Kuhpocken und wenige Wochen später mit Menschenpocken. Dieses Experiment war ethisch nicht unproblematisch, denn Jenner konnte vom Erfolg seiner Impfmethode, der **Vakzination mit Kuhpocken**, vor dem Experiment keineswegs überzeugt sein. Er setzte also wissentlich seinen jungen Probanden einer lebensbedrohlichen Gefahr aus. Der Versuch verlief allerdings glücklich, und der Arzt konnte zwei Jahre später (1798) seine Versuchsergebnisse als *Inquiry into the Causes and Effects of Variolae Vaccinae* der Öffentlichkeit zur Kenntnis bringen, wovon ihm übrigens die Royal Society dringend abgeraten hatte. Die neue Methode der Vakzination ermöglichte zum ersten Male eine **aktive Immunisierung** gegen Menschenpocken.

Trotz dieser segensreichen Entdeckung blieb die Methode lange Zeit insbesondere in England und den Vereinigten Staaten von Amerika umstritten. In Deutschland setzte sich die Methode zwar durch, doch verstummten auch hier kritische Stimmen bis zum Beginn des 20. Jahrhunderts nicht. Obwohl die segensreiche Wirkung der Pockenimpfung auf der Hand lag, wurde die Vakzination von Impfgegnern häufig als »Verjauchung« des Blutes diffamiert.

6.6.3 Das Krankenhaus

Geburt des modernen Krankenhauses. Im Zusammenhang mit der Entwicklung der öffentlichen Gesundheitspflege im 18. Jahrhundert muss abschließend auch der Blick auf die Entwicklung des Krankenhauses in dieser Zeit gelenkt werden. Für die Entwicklung des modernen Krankenhauses stellte das 18. Jahrhundert eine wichtige Phase dar, weil sich in ihm der Übergang vom Hospital des alten Typus zum modernen Krankenhaus vollzog. Das Beispiel der 1727 in Berlin eröffneten Charité ist bereits angeführt worden. Es handelte sich bei ihr um die erste staatliche Krankenanstalt Preußens. Das Krankenhaus verfügte über 200 Bettstellen, besaß einen Operationssaal, eine Infektionsabteilung, eine geburtshilfliche Abteilung und, wie im Preußen Friedrich Wilhelm I. nicht anders zu erwarten war, ein Militärlazarett.

Fast zeitgleich entstanden auch in anderen europäischen Ländern Krankenanstalten des neuen Typus, die wie auch in Berlin vorwiegend von der ärmeren Stadtbevölkerung in Anspruch genommen wurden. Häufig handelte es sich dabei um bauliche Erweiterungen bereits vorhandener alter Hospitalanlagen. Beispiele finden wir etwa in London (1725), in Berlin (1724), in Edinburgh (1748), Stockholm (1749) oder Kopenhagen (1782).

Neue Konzepte. Typisch für diese neuen Hospitalkomplexe war, dass in ihnen *Chirurgie und Innere Medizin* parallel praktiziert wurden, dass der große Krankensaal des alten Hospitaltypus *kleineren Krankensälen* wich, und dass zur Ausstattung des Krankenhauses neben unterschiedlichen Abteilungen nun häufig auch eine *Krankenhausapotheke* gehörte. Gerade in den Universitätsstädten dienten die neuen kommunalen oder staatlichen Krankenanstalten auch dem *ärztlichen Unterricht*. In ihnen konnte die Idee der neuen klinischen Medizin des 18. Jahrhunderts nicht nur praktiziert, sondern auch vermittelt werden. Den Krankenhäusern fiel damit zum ersten Mal eine bedeutsame Rolle in der Weiterentwicklung neuzeitlicher Medizin zu. Die Hospitäler des alten Typus hatten an dieser Entwicklung keinen Anteil genommen.

Zusammenfassung

Grundlagen
- *Aufklärung (kulturgeschichtlich):* Autonomie des Denkens; »sapere aude«/»Wage es, Dich Deines Verstandes zu bedienen«; Ende der »selbstverschuldeten Unmündigkeit«; Vernunft als letzte Entscheidungsinstanz; Empirismus/Rationalismus (geordnete Beobachtung; geplantes Experiment); Blüte der experimentellen Naturwissenschaften; enzyklopädische Bestrebungen;
Pietismus – Moralismus – Idylle – Verinnerlichung
- *Aufklärung (politisch-ökonomisch):* aufgeklärter Absolutismus; staatsphilosophische Ideen von »Volkssouveränität« und »Gesellschaftsvertrag«; Staats- und Volkswohlfahrt (Schule, Bauern, Stände) – Ordnungsstaat; individuelles Freiheitsideal – kollektive Staatsdienerschaft; Staatswirtschaft (Kameralismus, Manufakturwesen; Merkantilismus)

6.6 · Medizin und aufgeklärter Absolutismus

Medizin

- **Konzepte:** Ausformung des Mechanismus; Animismus; Vitalismus; Irritabilität, Sensibilität; Brownianismus; Mesmerismus; Anfänge solidarpathologischer Krankheitsauffassung
- **Klinische Medizin:** Neohippokratismus, klinischer Empirismus; Anfänge des klinischen Unterrichts am Krankenbett; Boerhaave und die Leidener Schule; Tochterschulen in Wien und Edinburgh; Anfänge physikalischer Diagnostik; Emanzipationsbeginn der Chirurgie; Weiterentwicklung der Zangengeburt
- **Öffentliche Gesundheitspflege:** Medizin als Dienerin des Staates; Staatsarzneykunde; Medicinische Policey; medizinische Ortsbeschreibung
- **Präventivmedizin:** Gewerbehygiene; Einführung der Pockenvakzination
- **Geburt des Krankenhauses:** staatliche Krankenhäuser; Säkularisierung des Krankenhauses; Entwicklung des multifunktionellen Typus

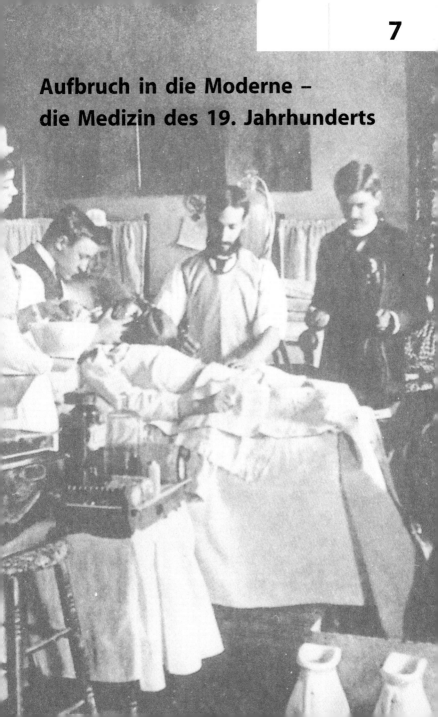

7

Aufbruch in die Moderne – die Medizin des 19. Jahrhunderts

7.1 Grundlagen und Hauptlinien – 182
- 7.1.1 Die technisch-industrielle Revolution – 182
- 7.1.2 Entwicklungen in der Medizin – 184
- 7.1.3 Arzt und Patient im 19. Jahrhundert – 186

7.2 Die Geburt der modernen Klinik – 187
- 7.2.1 Grundlagen und Voraussetzungen – 187
- 7.2.2 Die Pariser klinische Schule – 188
- 7.2.3 Die neue Wiener Schule – 190
- 7.2.4 Die Dubliner klinische Schule – 191
- 7.2.5 Die Londoner klinische Schule – 192

7.3 Die neuen Leitwissenschaften und Konzepte – 192
- 7.3.1 Die naturphilosophische Physiologie des 19. Jahrhunderts – 193
- 7.3.2 Die naturwissenschaftliche Physiologie – 194
- 7.3.3 Rudolf Virchow (1821–1902) und die Begründung des zellularpathologischen Krankheitskonzeptes – 199
- 7.3.4 Von der Miasmentheorie zur Kontagienlehre – 202
- 7.3.5 Die wissenschaftliche Bakteriologie – 206

7.4 Antisepsis und Asepsis – 213
- 7.4.1 Geburtshilfe – 214
- 7.4.2 Chirurgie – 215

7.5 Die neue Chirurgie und die Entstehung der klinischen Spezialfächer – 216
- 7.5.1 Die Entwicklung neuer Techniken und Methoden – 217
- 7.5.2 Die neuen Spezialdisziplinen – 218

7.6	**Geisteskrankheit ist Gehirnkrankheit –**	
	die neue klinische Psychiatrie	**– 220**
7.6.1	Die somatische Psychiatrie	– 221
7.6.2	Gegenströmungen – die Anfänge der Psychotherapie	– 222

7.7 Der Wandel des Krankenhauses in der zweiten Hälfte des 19. Jahrhunderts – 224

7.8 Sozialmedizin und Sozialgesetzgebung – 228
7.8.1 Anfänge des Arbeitnehmerschutzes – 228
7.8.2 Die Entstehung der Sozialmedizin – 229
7.8.3 Die Bismarcksche Sozialgesetzgebung – 230

7.9 Außenseitermedizin – alternative Heilmethoden des 19. Jahrhunderts – 231
7.9.1 Die homöopathische Medizin – 232
7.9.2 Die Naturheilkunde – 234

7.10 Medizinstudium – ärztliches Berufsbild – Standesorganisationen – 235
7.10.1 Neuerungen des Medizinstudiums – 235
7.10.2 Situation der Studenten und Ärzte – 237

Im 19. Jahrhundert vollzieht sich der Aufbruch der Medizin in die Moderne. Alleinbestimmend wird das naturwissenschaftliche Denken, ganzheitliche und philosophische Ansätze verblassen oder führen ein Außenseiterdasein. Bedeutende Wegmarken sind die Entstehung der empirisch-experimentellen Physiologie, die Entwicklung der wissenschaftlichen Pharmakologie, die Inauguration der Zellularpathologie und die Formulierung des bakteriologischen Paradigmas. In der französischen Metropole wird die moderne Klinik geboren und der Prozess der Liberalisierung in der Behandlung Geisteskranker eingeleitet, Freud begründet in Wien die Tiefenpsychologie. In Deutschland beginnt mit der Kranken-, Unfall-, Alters- und Invalidenversicherung am Ende des Jahrhunderts die Epoche der Sozialmedizin. Sie verleiht der Professionalisierung der Ärzte einen weiteren Schub.

7.1 Grundlagen und Hauptlinien

Die Grundlagen und Voraussetzungen der Medizin des 19. Jahrhunderts gehen einerseits auf Entwicklungs- und Konzeptionslinien in den reinen Naturwissenschaften (Chemie, Physik) und den Medizin- und Biowissenschaften der Aufklärung zurück, andererseits sind sie aber auch durch die radikalen Veränderungen des Wirtschafts- und Soziallebens an der Wende vom 18. zum 19. Jahrhundert geprägt. Diese Veränderungen hingen eng mit der technisch-industriellen Revolution zusammen, die sich in den mitteleuropäischen Kernländern Deutschland und Frankreich, aber auch in England mit zunehmender Geschwindigkeit vollzog. Auch die Medizin war den Auswirkungen dieser Revolution unterworfen. Auf der einen Seite veränderten sich der objektive Gesundheitszustand und das subjektive Gesundheits- und Krankheitsempfinden in den europäischen Gesellschaften, auf der anderen Seite wirkten sich aber auch Bevölkerungsumschichtungen und die Bildung von Ballungszentren auf die Bedingungen der gesundheitlichen Versorgung aus.

7.1.1 Die technisch-industrielle Revolution

Voraussetzungen. Sie waren im Europa des 19. Jahrhunderts bereits durch die merkantilistischen Wirtschafts- und Produktionsformen des aufgeklärten Absolutismus gegeben. Hinzu kamen die neuen Möglichkeiten, Erkenntnisse und Methoden der »aufgeklärten« Experimentalwissenschaften nun auch technologisch fruchtbar zu machen und in den Produktionsprozessen praktisch einzusetzen. Spätestens am Beginn des

7.1 · Grundlagen und Hauptlinien

19. Jahrhunderts waren die wirtschaftlich führenden europäischen Staaten von den technischen, ökonomischen und gesellschaftlichen Veränderungen erfasst, die diese Entwicklung mit sich brachte.

Technisierung der Gesellschaft. Kennzeichnend für diese Phase war der allmähliche Übergang von der agrarischen zur industriellen Gesellschaft. Zuungunsten des primären Sektors (Landwirtschaft) wuchsen der sekundäre und tertiäre Sektor von Industrie und Dienstleistung. Technische Neuerungen im Energiebereich (Dampfkraft), in den Kommunikationsmöglichkeiten (Telegraphenwesen) sowie im Fernhandel (Eisenbahnen, Dampfschiffe) beschleunigten diesen Veränderungsprozess und führten zu einer zunehmenden Technisierung der mitteleuropäischen Welt. Auf dieser Grundlage entwickelten sich im wirtschaftlichen Bereich *frühkapitalistisch-industrielle Produktionsweisen*. In England kann dieser Prozess etwa um 1820 als abgeschlossen betrachtet werden, in Deutschland um 1850.

Zentren der industriellen Produktion waren vor allem die handelsoder rohstoffbegünstigten Städte. Sie boten Arbeits- und Verdienstmöglichkeiten und veranlassten die durch agrarische und wirtschaftliche Krisen in Not geratene Landbevölkerung zur *Landflucht*. In den Städten kam es zu einem schnellen Bevölkerungswachstum, dem die alten Infrastrukturen zumindest in der Anfangsphase kaum gewachsen waren.

Auswirkungen auf die Volksgesundheit. Bald entwickelten sich die neuen Ballungszentren aufgrund dieser defizitären Situation, aber auch bedingt durch inhumane Auswüchse der kapitalistischen Produktionsweisen, zu Brennpunkten sozialer und gesundheitlicher Gefahren. Faktoren der Gefährdung waren etwa Kinderarbeit, Hungerlöhne oder Arbeitslosigkeit, die zum sozialen Abstieg bis hin zur Verelendung oder zu deviantem Verhalten (Trunksucht, Prostitution, generelle Zunahme der Straffälligkeit) führen konnten. Hinzu kamen eklatante hygienische Missstände, bedingt durch wachsende Wohnungsnot und ein am Anfang des Jahrhunderts noch nicht hinreichend ausgebildetes hygienisches Bewusstsein. Die Entstehung von Seuchenherden wurde begünstigt, und die großen Cholerawellen des 19. Jahrhunderts, die sich immer wieder auf die neuen industriellen Ballungszentren konzentrierten, wären ohne diese Voraussetzungen nicht möglich gewesen.

Die Summe dieser Entwicklungen führte selbstverständlich zur Entstehung neuer verarmter und ausgebeuteter Bevölkerungsschichten und zur Verschärfung der Gegensätze zwischen den gesellschaftlichen Schichten. Daneben kam es aber auch zur Veränderung und Erosion traditioneller Wertsysteme, deren Auswirkungen bis in unsere Zeit reichen.

7.1.2 Entwicklungen in der Medizin

Bestimmende Faktoren. In der Medizin sind es vor allem die Entstehung der wissenschaftlichen *Hygiene* und der wissenschaftlichen *Bakteriologie*, die vor dem Hintergrund der ökonomischen Entwicklung des 19. Jahrhunderts und des mit ihr zusammenhängenden Folgenkonglomerates gesehen werden müssen. Die gesellschaftlichen Auswirkungen der neuen Lebensbedingungen spiegeln sich besonders in der *sozialmedizinischen Neuorientierung* der öffentlichen Gesundheitspflege in der zweiten Hälfte des Jahrhunderts.

Wirtschaftliche und gesellschaftliche Voraussetzungen haben schließlich auch zur Entwicklung des *neuen Krankenhaustypus* im 19. Jahrhundert beigetragen. Aus den kleinen, karitativen Versorgungsanstalten für Arme, Bedürftige, Gebrechliche und Kranke werden bereits am Anfang des Jahrhunderts in Paris, Wien, London, Dublin und Edinburgh bedingt durch die Entwicklung städtischer Ballungszentren große Krankenanstalten mit stetig wachsenden Patientenzahlen.

Der Einfluss der Naturwissenschaften. Neben diesen ökonomisch und gesellschaftlich bedingten Faktoren sind es natürlich vor allem wissenschaftsimmanente Determinanten, die ärztliches Denken, Wissen und Handeln im Verlauf des Jahrhunderts revolutionär veränderten. An erster Stelle muss hier der wachsende Einfluss der neuen Naturwissenschaften auf die Medizin genannt werden. Die Entwicklung von Chemie und Physik zu empirischen Experimentalwissenschaften im Verlauf des 19. Jahrhunderts verändert auch das biowissenschaftliche Denken entscheidend. Bereits die Entstehung der modernen klinischen Medizin um 1800 insbesondere in Paris und Wien ist gerade dadurch gekennzeichnet, dass der Patient durch die *Anwendung physikalischer und chemischer Untersuchungsmethoden* zum messbaren Patienten wird:

- Krankheitssymptome sind plötzlich physikalisch und chemisch besser zu erkennen, zu beschreiben und zu erklären,
- Körpergeräusche werden in der Auskultation differenzierter beobachtet,
- Schalldämpfungsphänomene bei der Perkussion,
- Temperaturveränderungen in der klinischen Thermometrie.

Die Ergebnisse solcher Beobachtungen sind bereits naturwissenschaftliche Messungen; sie sind reproduzierbar und öffnen sich der statistischen Auswertung.

Präziser wird der ärztliche Diagnoseprozess durch die neuen Messmethoden, die sich bald auch auf das Gebiet der Körperflüssigkeitschemie ausdehnen; aber er wird auch komplizierter, und es ist gerade seine zunehmende Kompliziertheit, die schließlich zur Verlagerung diagnostischer Prozesse vom Krankenzimmer in die neu entstehenden Laboratorien führt. In ihnen wird analysiert, mikroskopiert und diagnostisch bilanziert. Ergebnisse und Methoden der naturwissenschaftlichen Physik, der Chemie, der mikroskopischen Pathologie, der Pathophysiologie prägen nun das Bild der klinischen Medizin. Neue Spezialfächer entstehen, es entwickelt sich ein Spezialismus in der Medizin, dessen Auswirkungen bis in unsere Zeit reichen. Aber auch die klassischen Felder ärztlicher Tätigkeit, vor allem Chirurgie und Gynäkologie, sind Veränderungen unterworfen. Hier setzen insbesondere pharmakologische Erkenntnisse und Einsichten aus der wissenschaftlichen Hygiene und Bakteriologie neue Wegmarken. Narkosetechniken, Antisepsis und Asepsis sind hier die Stichworte.

Einflüsse der Biologie. Nicht nur die naturwissenschaftlichen Hauptdisziplinen Physik und Chemie haben die Medizin des 19. Jahrhunderts maßgeblich beeinflusst, sondern auch die Biologie. So war die *botanische Zellehre* richtungsweisend für die Entwicklung des neuen Leitkonzepts der Zellularpathologie, und die Beobachtungen des Zoologen *Charles R. Darwin* begründeten die moderne Vererbungslehre in der Humanmedizin. Sowohl der biologische *Darwinismus* als auch die auf seiner Grundlage entwickelte gesellschaftswissenschaftliche Lehre des *Sozialdarwinismus* sind darüber hinaus bereits wichtige Leittheorien bzw. Leitideologien in den Humanwissenschaften vor allem der ersten Hälfte des 20. Jahrhunderts.

❗ *Darwinismus:* Von Charles R. Darwin (1809–1882) begründete Abstammungslehre auf der Grundlage der Selektionstheorie. Diese besagt, dass nur die »natürliche Zuchtwahl« für die Entstehung der Arten verantwortlich ist; »struggle for life« und »survival of the fittest« sind Voraussetzung und Inbegriff der »natural selection«. Dieses Prinzip ist auch auf die Entwicklungsgeschichte des Menschen anwendbar. Theoriebegründende Hauptwerke: »On the Origin of Species by Means of Natural Selection« (1859); »The Descent of Man« (1871) (vgl. Sozialdarwinismus, Rassenhygiene, Eugenik).
Sozialdarwinismus: Sozialwissenschaftliche Theorie, nach der Darwins Lehre (vgl. Darwinismus) von der natürlichen Auslese (»struggle for life«, »survival of the fittest«) auf Gesellschaften übertragen werden kann. Grundthese: Alle Menschen sind prinzipiell ungleich; es kommt daher zum »Kampf ums Dasein«, in dem die Tauglichsten obsiegen. Grundlegend war neben den Schriften Darwins insbesondere der Essay von J.-A. Comte de Gobineau (1816–1882) über die Ungleichheit der menschlichen Rassen, typisch die 1903 publizierte Preisschrift von W. Schallmayer (1857–1919) über »Vererbung und Auslese im Lebenslauf der Völker«. Otto Ammon (1842–1915) hat 1900 ein typisches Spektrum mög-

licher sozialdarwinistischer Auslesefaktoren entworfen: Erziehung, Klima, Erbfaktormischung, natürliche Auslese, militärische Auslese, politische Auslese, religiöse Auslese, moralische Auslese, gesetzliche Auslese, ökonomische Auslese. Der Sozialdarwinismus war und ist eine der wichtigsten Rechtfertigungsideologien für alle Spielarten von Rassismus.

7.1.3 Arzt und Patient im 19. Jahrhundert

Das ärztliche Berufsbild. Die Veränderungen in der Medizin des 19. Jahrhunderts erstrecken sich aber nicht nur auf ärztliches Denken, Wissen und Handeln, sie verändern auch das ärztliche Berufsbild im Sinne der *Professionalisierung* insgesamt und mit ihm die soziale Stellung seiner Repräsentanten. Es kommt zum beruflichen und sozialen »Aufstieg« der Ärzte, der sich aus der steigenden fachlichen *Akzeptanz ärztlichen Handelns* nährt, durch die Bildung eines ärztlichen »Einheitsstandes« beschleunigt wird und sich im wachsenden Selbstbewusstsein der Profession ausdrückt. Dieser Entwicklung ist in der medizinhistorischen Forschung (U. Frevert) gerade in den letzten Jahren besondere Aufmerksamkeit gewidmet worden.

Medikalisierung des Patienten. Die Patienten des 19. Jahrhunderts schließlich sind einem stetigen Prozess der Medikalisierung unterworfen. Dieser Prozess wird einerseits durch die Binnenwandlungen der Medizin beeinflusst, er ist andererseits aber auch angestrebtes Ergebnis staatlicher Intervention im Bereich der *Hygienegesetzgebung* und der *Sozialversicherung.* Hygienisierung und soziale Absicherung dienen der Prosperität des Gemeinwesens und seiner Befriedung nach innen ebenso wie der militärischen Stärkung nach außen.

Gegenströmungen. Selbstverständlich gibt es auch gegenläufige Strömungen, Bewegungen, die sich gegen die zunehmende Verwissenschaftlichung der Medizin und gegen die vereinnahmende Medikalisierung ihrer Nutznießer und Opfer richten. Sie sammeln sich im Umfeld der Naturheilkunde, der Homöopathie, bei den Impfgegnern, den Antivivisektionisten, den Vegetariern und schließlich im großen Strom der Lebensreformer.

Die Wandlungen, denen die Medizin des 19. Jahrhunderts, ihre Betreiber und schließlich auch ihre Nutznießer, die Patienten, unterworfen sind, stellen sich als ein sehr komplexes Gesamtphänomen dar. Im Rahmen eines medizinischen Basistextes sind deshalb nur Annäherungen und Erklärungsversuche möglich. Die folgenden Einzeldarstellungen können sich somit nur auf wesentliche Aspekte beschränken. Vollständigkeit wird weder angestrebt noch für sinnvoll erachtet.

7.2 Die Geburt der modernen Klinik

7.2.1 Grundlagen und Voraussetzungen

Gesellschaftliche Veränderungen. Die Wandlung der alten Medizin am Krankenbett zur modernen klinischen Medizin, zur Krankenhausmedizin, vollzieht sich bereits im letzten Dezennium des 18. Jahrhunderts. Dieser Umwandlungsprozess ist natürlich in erster Linie ein medizinwissenschaftlicher und medizinpraktischer Vorgang; seine Voraussetzungen sind aber auch in den sich schnell wandelnden *Wirtschafts- und Lebensbedingungen* der Epoche zu suchen. Die erste Phase der technisch-industriellen Revolution löst die alte Manufakturperiode des aufgeklärten Absolutismus ab. Die neuen Produktionsprozesse, deren Entwicklung und Ausprägung sich vor allem in den Städten vollzieht, sind arbeitskraftintensiv und locken das chancenlose Landproletariat in die Metropolen der industriellen Produktion. Die Städte werden zu Ballungszentren, bewirken ein schnelleres Bevölkerungswachstum, gleichzeitig aber auch einen steigenden Anteil mittelloser Unterschichten an der sich wandelnden Gesellschaftspyramide.

Zwangsläufig erfordern die großen Menschenmassen der Städte auch eine Expansion der klinischen Versorgungsmöglichkeiten, nicht zuletzt auch deshalb, weil die alten ländlichen Familien- und Versorgungsstrukturen für Kranke und Gebrechliche in den Städten kaum erhalten bleiben können. Die Anfänge des klinischen Massenbetriebes liegen in dieser historischen Epoche der ersten technisch-industriellen Revolution.

Der messbare Patient. Die wissenschaftsimmanente Grundbedingung für das Entstehen der modernen Klinik ist die stetig wachsende *Physikalisierung der Untersuchungsmethoden* vor dem Hintergrund der neu entstehenden Experimentalwissenschaften. Der Patient wird zu Lebzeiten im Dienste von Diagnostik und Therapie mit den physikalischen Methoden der Perkussion und Auskultation untersucht und durchdrungen. Er ist zum messbaren Patienten geworden. Nach seinem Tod überprüft der Pathologe den Krankheits- und Therapieverlauf in der Autopsie. Die Sektion wird zum wichtigsten Element der Epikrise. Physikalische Diagnostik und anatomisch-pathologische Nachbeurteilung sind die dominierenden Charakteristika der neuen klinischen Medizin am Anfang des 19. Jahrhunderts. Die alte verlaufsbeobachtende, neohippokratische Schuldiagnostik des 17. und 18. Jahrhunderts, wie sie von Männern wie Boerhaave und Sydenham geprägt worden war, ist nun wesentlich erweitert; die Medizin insgesamt befindet sich auf dem Weg von der Spekulation zur klinischen Beobachtung.

7.2.2 Die Pariser klinische Schule

Vier europäische Metropolen sind es, die die neuen, bestimmenden Schulen der klinischen Medizin beherbergen: Paris, Wien, Dublin und London. Die führende Position unter diesen Schulen kam zweifellos Paris zu. Die Pariser Krankenhausmedizin, die sich um die 1794 in der französischen Metropole eröffnete École de Santé konzentrierte, war von beispielgebender Bedeutung für die gesamteuropäische Entwicklung.

Konzeption. Die Pariser Schule war streng klinisch-symptomatologisch und pathologisch-anatomisch orientiert und fußte vor allem auf vier Fundamenten:
- der exakten, empirisch-sensualistischen Beobachtung des Patienten,
- seiner physikalischen Untersuchung vor allem durch Perkussion und Auskultation, wie sie durch das von Laënnec 1819 entwickelte Stethoskop ermöglicht wurde,
- den Ergebnissen der postmortalen Sektion und
- der statistischen Auswertung klinisch-pathologischer Ergebnisse.

Von entscheidender Bedeutung für die weitere Entwicklung der klinischen Medizin waren die Versuche dieser Schule, auf der Grundlage von Symptomen und pathologischen Befunden zu einer strengen Klassifizierung der Krankheiten zu kommen. Zu den führenden Köpfen der Pariser klinischen Medizin zählten **Philippe Pinel** (1745–1826) und dessen Schüler **Marie François Xavier Bichat** (1771–1802). Diese beiden Ärzte schufen die Grundlagen des neuen Konzeptes.

Philippe Pinel. Pinel hat in seinen medizinischen Werken immer wieder betont, dass die Medizin als Teil der Naturwissenschaften aufzufassen sei und dass der Arzt daher auch mit naturwissenschaftlichen Methoden arbeiten müsse. Der revolutionäre Arzt richtete sich heftig gegen autoritäre medizinische Doktrinen, die ausschließlich auf theoretischen Überlegungen fußten, und förderte in seinem praxisbezogenen Unterricht die klinisch-physikalische Untersuchung ebenso wie die stetige Konsultation persönlicher ärztlicher Erfahrung.

Pinels Reform der Psychiatrie. Die Bedeutung Pinels liegt aber nicht nur auf dem Gebiet der internistischen klinischen Medizin, sondern vor allem auf dem der Psychiatrie. Bereits früh hatte sich der versierte Kliniker und Pathologe mit dem Studium der Geisteskrankheiten beschäftigt und bald die kriminalisierende Behandlung der »Irren« heftig kritisiert. Zu seiner Zeit wurden geisteskranke Patienten häufig mit Gewalttätern zusammengesperrt, in Ketten gelegt und auf diese entwürdigende Weise bis zu ihrem Tode verwahrt. Pinel bekämpfte diese inhumanen

7.2 · Die Geburt der modernen Klinik

Methoden unter erheblichen persönlichen Schwierigkeiten heftig und empfahl statt dessen eine ärztliche Behandlung geisteskranker Patienten. Die **Befreiung der Geisteskranken** von den Ketten verbindet sich mit Pinels Namen.

Pinels Reformen bildeten den Ausgangspunkt für eine Reihe ähnlich motivierter Bemühungen in England und Deutschland. In England knüpfte die »No-Restraint«-Bewegung an die Forderung Pinels nach der Befreiung der Geisteskranken von ihren Ketten an. Ihr Initiator war *John Conolly* (1794-1866). In Deutschland befürwortete der Psychiater *Wilhelm Griesinger* (1817-1868) die Ziele der Bewegung und plädierte für eine humane Behandlung und Pflege psychisch Kranker.

François Xavier Bichat. Der späte Vitalist wirkte vor allem in der Pathologie. Bichat stand für die neuen, unverzichtbar gewordenen Beziehungen zwischen klinischer Medizin und *pathologischer Epikrise*, wie sie für die Pariser klinische Schule typisch waren. Er wies den unterschiedlichen Gewebetypen der einzelnen Organe nicht nur bestimmte Vitalitätsgrade zu, sondern verlegte in sie auch den eigentlichen Sitz der Krankheiten (vgl. unten).

Neben Pinel und Bichat gibt es noch weitere wichtige Namen, die für die Konzepte der Pariser klinischen Schule stehen:

- *François Josef Victor Broussais* (1772-1838) gilt als der eigentliche Protagonist der neuen organbezogenen Läsionslehre, des *Lokalismus.*
- Der Arzt und Anatom *Jean Nicolas Corvisart des Marest* (1755-1821) bemühte sich ebenfalls um die Neubegründung der pathologischen Anatomie, ist aber vor allem durch die Einführung der von Auenbrugger bereits lange zuvor erfundenen *Perkussionsmethode* bekannt geworden. Auenbrugger hatte sich in Wien nicht mit seiner neuen Erfindung durchsetzen können. Corvisart erkannte sofort die überragende Bedeutung dieses wichtigen physikalischen Diagnostikums und übersetzte Auenbruggers *Inventum novum* ins Französische. Die Kombination von Perkussionsmethode und pathologischer Anatomie nutzte Corvisart insbesondere im Bereich der von ihm besonders bearbeiteten Herzkrankheiten.
- *Hyacinthe Laënnec* (1781-1826) ist bereits im Zusammenhang mit der Entdeckung des Stethoskops und der Begründung der Auskultation erwähnt worden. Zusammen mit Auenbrugger und Corvisart gilt auch er als Begründer der exakten physikalischen Diagnostik der Krankheiten der Brustorgane.
- Auch *Gabriel Andral* (1797-1876) gehörte zu den führenden Köpfen der jungen Pariser klinischen Medizin. Seine zwischen 1829 und 1833 edierte *Clinique médicale* repräsentiert in ihren Fallbeschreibungen bereits den

Höhepunkt der neuen Entwicklung. Andral ist darüber hinaus durch seine chemischen Blutstudien bekannt geworden, die auf der Annahme basierten, dass es besondere Bluterkrankungen geben müsse. Der engagierte Arzt gehörte daneben zu den heftigsten Gegnern der exzessiv betriebenen Methoden des Aderlasses.

- Erwähnt werden muss schließlich auch *Pierre Charles Alexandre Louis* (1787–1872), der sich um die klinische Statistik bemühte, ohne die eine systematische Auswertung der Krankheitsfälle in Klinik und Pathologie nicht möglich gewesen wäre.

7.2.3 Die neue Wiener Schule

Die zweite große Schule der neuen klinischen Medizin am Beginn des 19. Jahrhunderts entstand in Wien. Diese Schule, die zur Abgrenzung gegenüber dem früheren Wiener Kreis um Gerard van Swieten, Leopold Auenbrugger und Johann Peter Frank auch neue oder zweite Wiener Schule genannt wird, folgte in ihren wesentlichen Konzepten dem französischen Vorbild. Zu den bekanntesten Vertretern der neuen Wiener Schule gehörten der Kliniker Joseph Skoda (1805–1881), der Pathologe Carl von Rokitansky (1804–1878) und der Dermatologe Ferdinand von Hebra (1816–1880).

Joseph Skoda. Seit 1840 als Arzt an der Abteilung für Brustkrankheiten im Allgemeinen Krankenhaus Wiens angestellt, bemühte sich Skoda insbesondere um die Anwendung und Verfeinerung physikalischer Diagnosemethoden im Bereich der Thoraxkrankheiten.

Carl von Rokitansky. Skodas Freund und Kollege, Carl von Rokitansky, konzentrierte sich vorwiegend auf das Studium der Pathophysiologie. Sein besonderes Augenmerk galt der Rolle des Blutes, dem er als Ort des pathologischen Geschehens bei allen nicht genau lokalisierbaren Erkrankungen eine besondere Bedeutung zuwies. Aus dieser Beschäftigung mit dem Körpersaft Blut entstand eine spekulative *Krasen- oder Blutmischungslehre*, die manche Ähnlichkeit mit der alten humoralpathologischen Krasenlehre aufwies und heftigste Kritik bei den solidarpathologisch orientierten Fachkollegen weckte.

> ❶ *Krasenlehre:* Im weiteren Sinn jede Krankheitsauffassung, die der Mischung von Körpersäften grundlegende Bedeutung für Gesundheit und Krankheit zuweist. Enger wird der Begriff Krasenlehre zur Charakteristik der besonderen Blutpathologie (1846) des Wiener Solidarpathologen (!) Carl von Rokitansky (1804–1878) genutzt. Rokitanskys lokalistische Blutmischungslehre sollte die Dominanz des

Blutes bei der Krankheitsentstehung gegenüber den festen Teilen des Organismus unterstreichen. Sein Vorschlag war wohl der letzte wissenschaftliche Versuch einer Wiederbelebung säftepathologischer Vorstellungen.

Rudolf Virchow. Er gehörte zu den schärfsten Kritikern der Blutmischungslehre Rokitanskys und entwickelte nicht zuletzt aus seiner Gegnerschaft gegenüber Rokitanskys Erklärungsversuch sein zellularpathologisches Konzept. Virchows Hochachtung vor dem unermüdlichen Sektionseifer seines Wiener Kollegen, dessen breite pathologische Erfahrung und Kompetenz ihn bald zu einem der herausragendsten Systematiker in der Pathologie der Zeit werden ließ, blieb davon unberührt. Virchow soll Rokitansky wegen seiner systematischen Begabung sogar als den »Linné« der pathologischen Anatomie bezeichnet haben.

Ferdinand von Hebra. Er entwickelte sich zum angesehensten Dermatologen seiner Zeit. Hebra erkannte bald, dass *Hautkrankheiten* nicht nur Manifestationen innerer Erkrankungen waren, sondern vielfach einen völlig autonomen Krankheitswert besitzen können. Berühmt geworden sind seine Untersuchungen über die Krätzmilbe, die er als Verursacherin der Scabies identifizieren konnte, und das von ihm erfundene Wasserbett, mit dem es gelang, dem Schreckgespenst der Dekubitalgeschwüre zu trotzen.

Joseph Dietl (1804–1878). Im Zusammenhang mit der neuen Wiener Schule der klinischen Medizin muss schließlich auch dieser Schüler Skodas erwähnt werden. Ihn ließ die große Skepsis gegenüber der therapeutischen Wirksamkeit vieler Medikamente der Zeit energisch für eine weitestgehende therapeutische Abstinenz plädieren. Diese Abstinenz, die auch als *»Therapeutischer Nihilismus«* in die Medizingeschichte eingegangen ist, müsse so lange beachtet werden, bis tatsächlich wissenschaftlich erprobte Medikamente und begründete therapeutische Verfahrensweisen zur Verfügung stünden.

7.2.4 Die Dubliner klinische Schule

Die neuen Entwicklungen in der klinischen Medizin blieben selbstverständlich nicht nur auf Kontinentaleuropa beschränkt, sondern griffen auch auf die britischen Inseln über. Dort waren es die Städte London und Dublin, in denen die neuen Ideen aus Paris und Wien zuerst Fuß fassten.

John Cheyne (1777–1836) und William Stokes (1804–1878). Sie gehörten zu den bedeutendsten Köpfen der Dubliner Schule der klinischen Medizin.

Die Namen dieser beiden Kliniker sind uns noch heute im Zusammenhang mit der *Cheyne-Stokes-Atmung* geläufig. Es handelt sich bei diesem Krankheitsbild, das zuerst von den beiden Dublinern beschrieben wurde, um das Krankheitsphänomen der intermittierenden Respiration als Ausdruck einer schweren Schädigung des bulbären Atemzentrums. Heute wissen wir, dass dieses Phänomen auch bei schnellem Höhengewinn oder im Schlaf auftreten kann und ursächlich mit der Erniedrigung des Sauerstoffpartialdruckes zusammenhängt. Insbesondere Stokes hat sich um die gesamte Gruppe der thorakalen Erkrankungen bemüht.

Robert James Graves (1797–1853). Im Zusammenhang mit der Dubliner klinischen Schule muss auch Graves erwähnt werden, den wir als Beschreiber der nach ihm benannten »*Graves' disease*« kennen, bei der es sich um nichts anderes als die einige Jahre nach der Beschreibung durch Graves (1835) von *Karl von Basedow* (1799–1854) wieder entdeckte Symptomtrias von Hyperthyreose, Tachykardie, Struma und Exophthalmus handelte. Die *Basedow-Krankheit* und ihr leitender Symptomkomplex (Merseburger Trias) gehen also im Ursprung bereits auf die Dubliner Schule der klinischen Medizin zurück.

7.2.5 Die Londoner klinische Schule

Zu den wichtigsten Vertretern der Londoner klinischen Schule gehörten *Thomas Hodgkin* (1798–1866) und *Thomas Addison* (1793–1860), die wir ebenfalls beide aus heute noch geläufigen Krankheitsbezeichnungen kennen. Bei Hodgkin ist es die Lymphogranulomatosis maligna, bei Addison der Symptomkomplex der primären, chronischen Nebennierenrindeninsuffizienz, die jeder Student in den ersten klinischen Semestern mit den Namen dieser beiden Vertreter der Londoner klinischen Schule in Verbindung zu bringen lernt.

7.3 Die neuen Leitwissenschaften und Konzepte

Neben den neuen, großen medizinwissenschaftlichen Konzepten des 19. Jahrhunderts, der Zellularpathologie und der Bakteriologie, auf die in späteren Kapiteln besonders eingegangen werden wird, war es vor allem die Grundlagenwissenschaft der *Physiologie*, an der sich in der ersten Hälfte des Jahrhunderts bereits entscheidende Veränderungen manifestierten. Die modernen Naturwissenschaften, Physik und Chemie, die sich im vorausgegangenen Jahrhundert erst etabliert hatten, drangen mit Macht in den Bereich der biowissenschaftlichen Physiologie ein und bestimmten bald deren Methoden und Ergebnisse.

7.3 · Die neuen Leitwissenschaften und Konzepte

7.3.1 Die naturphilosophische Physiologie des 19. Jahrhunderts

Friedrich Wilhelm Schelling. Die Voraussetzungen für das Eindringen der modernen Naturwissenschaft gerade in die Humanphysiologie waren zunächst eher ungünstig. Die Physiologie am Beginn des 19. Jahrhunderts stand noch ganz unter dem Einfluss vitalistischer Konzepte und dem der romantischen Naturphilosophie Friedrich Wilhelm Schellings (1775–1854). Schelling postulierte in seiner Naturlehre die Einheit von *autonomer Natur* (natura naturans) und *Geist* (logos), die Identität also von realem Objekt und idealem Subjekt. Inhalt seiner idealistischen Identitätsphilosophie war das Verständnis von einer Natur, die als sichtbar gewordener Logos begriffen werden konnte, und von einem Geist, der als unsichtbare Natur verstanden werden konnte. In der Vorstellung Schellings ließ sich die Natur als ein dreistufiges oder besser *dreidimensionales System* darstellen, durch das die Wertigkeit des Lebens von der Pflanze zum Menschen aufsteigend eindeutig charakterisiert war:

- Bei der ersten Stufe handelte es sich um die pflanzentypische *vegetative Dimension* (Wachstum, Ernährung, Reproduktivität).
- Die zweite Stufe kann als *animalische Dimension* (tierisches Leben) gefasst werden. Ihr Hauptmerkmal war neben der Ernährung die Irritabilität.
- Die dritte Stufe schließlich lässt sich als *sensitive Dimension* beschreiben. Sie umfasst alle Tätigkeiten der Sinne, der Nerven und der Seele.

Nur das menschliche Leben vereinigt Reproduktionskraft, Irritabilität und Sensibilität, also alle drei Grundpotenzen des Lebens auf sich.

Rezeption. Die naturphilosophische Physiologie erfreute sich im süddeutschen Raum einer gewissen Popularität. Die Bamberger Mediziner *Andreas Röschlaub* (1768–1835) und *Adalbert F. Markus* (1753–1816) gehören ihr ebenso an wie die Würzburger und Landshuter Hochschullehrer *Ignaz Döllinger* (1770–1841) und vor allem *Philipp Franz von Walther* (1782–1849). Sie alle verstanden die naturphilosophische Physiologie als Instrument zur Erforschung der Lebensidee und ihrer organischen Manifestation. Beschreibung und Analyse vitaler Einzelphänomene war bei den Vertretern dieser Physiologie nur insoweit wichtig, als solche Forschungen der Einordnung in einen umfassenden Entwurf des menschlichen Lebens dienlich sein konnten. Ein idealistisches Gedankensystem dieser Art behinderte die naturwissenschaftliche Physiologie in Deutschland viele Jahre. In Frankreich hatte François Magendie (1783–1855) schon 1809 vor den »absurden Erklärungen«, den »verfälschten und fehlgedeuteten Fakten« einer spekulativen Physiologie gewarnt; man müsse diese erst durch »Experimente« überprüfen: »Alles verliefe gut, wenn man bei den sinnlich wahrnehmbaren Phänomenen Halt machen würde«.

7.3.2 Die naturwissenschaftliche Physiologie

Johannes Müller. Die Überwindung des naturphilosophischen Einflusses auf die Physiologie des frühen 19. Jahrhunderts gelang dem Physiologen Johannes Müller (1801–1858). Mit ihm verbindet sich in Deutschland der Beginn einer empirischen, stark von den naturwissenschaftlichen Grunddisziplinen beeinflussten Physiologie. Ursprünglich hatte auch Müller für die romantische Naturphilosophie Interesse entwickelt, sich dann aber unter dem Einfluss seines Lehrers *Carl Asmund Rudolphi* (1771–1832) in den Jahren 1823/24 einer eher naturwissenschaftlich orientierten Physiologie zugewandt. Die Physiologie könne nicht beim »Begriff des Lebens stehen« bleiben. Sowohl der »Begriff als die Erfahrung«, gegründet auf die »genauesten empirischen Erkenntnisse«, seien Ihre »Elemente«. Erst auf dieser »Spitze« greife das »philosophische Denken die Erfahrung auf, um sie zu begreifen« (1824).

Müllers Arbeiten erstreckten sich auf den **gesamten Bereich der physiologischen Forschung.** Seine Kenntnisse waren geradezu universell, seine Methoden modern. Sie basierten vor allem auf der Anwendung einer vorurteilsfreien Beobachtung sowie auf dem Einsatz qualitativer Experimentaltätigkeit. Müllers Arbeitsgebiete umfassten die vergleichende Physiologie der Sinne, die Reflexphysiologie, die Physiologie der Sprachmotorik, die vergleichende Embryologie, insbesondere des Urogenitaltraktes, die Blut- und Lymphchemie, die renale und intestinale Innervation sowie die Anatomie und Physiologie der exokrinen Drüsen.

Grundlegende methodologische Auffassungen zur neuen Physiologie finden sich im Vorwort der *Bildungsgeschichte der Genitalien* (1830), daneben aber auch in seinem enzyklopädischen *Handbuch der Physiologie des Menschen*, das zwischen 1833/34 und 1837/40 in Koblenz verlegt wurde.

Rezeption. Um Müller bildete sich bald ein Schülerkreis, dem die bedeutendsten Physiologen des 19. Jahrhunderts angehörten. Namen wie *Carl Ludwig* (1816–1895), *Hermann von Helmholtz* (1821–1894), *Emile du Bois-Reymond* (1818–1896), *Albert von Koelliker* (1817–1905) oder *Ernst Wilhelm Brücke* (1819–1892) sind hier zu nennen. Zu Müllers Schülerkreis gehörten aber auch der Anatom *Jakob Henle* (1809–1885), der Begründer der Zelltheorie *Theodor Schwann* (1810–1882) und der anatomische Pathologe *Rudolf Virchow* (1821– 1902).

Müller hatte durch seine Vorarbeiten und durch seine Abkehr von der romantisch-naturphilosophischen Physiologie einen deutlichen Wendepunkt markiert. Der Durchbruch zu einer naturwissenschaftlichen Physiologie war erfolgt, wenngleich die neue wissenschaftliche Grundlagendisziplin erst durch die Physiologengeneration nach Müller konsolidiert werden sollte. Hier sind in Deutschland vor allem Ludwig, v. Helmholtz, du Bois-Reymond, Brücke und in Frankreich *Claude Bernard* (1813–1878) zu nennen.

Carl Ludwig. Zu den Hauptzielen des Physiologen gehörte es, dem Vorbild der reinen Naturwissenschaften entsprechend, eine reine, naturwissenschaftlich geprägte Physiologie zu errichten. Dieses Vorhaben ließ ihn zum Kristallisationspunkt der jungen Physiologengeneration werden. Um ihn scharten sich insbesondere die Müller-Schüler du Bois-Reymond, Helmholtz und Brücke. Überschwänglich bezeichnete sich die Gruppe selbst als »Firma der organischen Physik«.

Der überzeugte Antivitalist Ludwig bemühte sich im methodischen Bereich insbesondere um die *graphische Aufzeichnung physiologischer Vorgänge*. Im Jahre 1846 konstruierte er den ersten Kymographen. Mit diesem Wellenschreibgerät war es zum ersten Mal möglich, Organbewegungen, insbesondere die Herztätigkeit, aber auch Gefäßpulsationen aufzuzeichnen und zu analysieren. Im Mittelpunkt seiner *organphysiologischen Interessen* stand die Gefäßinnervation der exokrinen Drüsen und der Gesamtkomplex von Diffusion, Endosmosis und Sekretion. Darüber hinaus beschäftigte sich Ludwig mit der Physiologie der Ernährung und *Experimenten am überlebenden Organ*. Immer wieder waren es Verlaufsmessungen, die den Physiologen besonders reizten. Eine weitere wichtige Entwicklung auf diesem Gebiet war die Konstruktion eines Instruments, mit dem die Blutdurchströmung eines Organs gemessen werden konnte. Ludwigs »Stromuhr« wurde im Jahre 1867 zum ersten Male eingesetzt.

Rezeption. Wie Müller, so zog auch Ludwig einen Kreis in- und ausländischer Schüler an. Zu seinen berühmtesten Schülern und Freunden außerhalb Deutschlands gehörte der russische Physiologe *Iwan Petrowitsch Pawlow* (1849–1936), der in den Jahren 1885 bis 1886 mit Ludwig zusammenarbeitete. Pawlow sollte am Ende des Jahrhunderts seine wichtigen Forschungen zum bedingten Reflex durchführen, die er 1903 auf dem 14. Internationalen Medizinkongress in Madrid zum ersten Mal einer größeren Öffentlichkeit präsentierte. Ohne die methodischen Impulse, die Pawlow von Ludwig erhalten hatte, wären seine Experimente kaum möglich gewesen. Die Ergebnisse des Ludwig-Schülers Iwan Petrowitsch Pawlow begründeten die Einsicht, dass das Gesamtgeschehen jeder höheren Nerventätigkeit als Resultat kontinuierlicher Wechselbeziehungen zwischen Organismus und äußerer Lebenswelt (Milieu) interpretiert werden müsse. Diese Aussage wurde insbesondere durch die berühmten Hundeversuche (»Pawlowsche Versuche«) gestützt, die noch den Behavioristen des 20. Jahrhunderts wichtige Anstöße zur Ausformung ihrer Theorien lieferten. Das Beispiel Pawlows zeigt, wie die neue naturwissenschaftliche Physiologie des 19. Jahrhunderts in ihren Ergebnissen und Methoden Forschungsarbeiten des 20. Jahrhunderts bereits vorprägte.

Die »Firma der organischen Physik«. Das Forschungsgebiet von *Hermann von Helmholtz* (1821–1894), der Professuren für Physiologie in Königsberg (1852–1855), Bonn (1855–1858) und Heidelberg (1858–1871) bekleidete und in Berlin seine akademische Karriere mit einer Professur für Physik (1871–1888) und der Präsidentschaft über die Physikalisch-technische Reichsanstalt abschloss, erstreckte sich von der mathematisch geleiteten Physik über die Physiologie und Psychologie bis hin zur Musik und Philosophie. Zur Formulierung des Energieerhaltungsgesetzes führten ihn 1847 unabhängig von J. R. Mayer Untersuchungen zu Stoffwechsel und Wärmeentwicklung bei der Muskeltätigkeit. Die Messung der Nervenleitgeschwindigkeit gelang ihm 1852. Zur ophthalmologischen Diagnostik und Physiologie trug Helmholtz durch die Erfindung des Augenspiegels, die Konstruktion des Farbenmischapparates (additive Farbmischung) und die Erklärung der Nahanpassung des Auges bei. In der Physik bestimmte er zuerst die Wellenlänge des UV-Lichts und (mit Abbe) die Leistungsgrenzen des Lichtmikroskopes. Zeitgleich forschte Helmholtz in der Akustik (Luftschwingungen in offenen Röhren). Arbeiten zur Hydrodynamik, zur Theorie der Elektrodynamik und zur Thermodynamik (1. Hauptsatz der Thermodynamik) schlossen sich an. Helmholtz wurde durch seine mathematisch ausgearbeiteten Untersuchungen über klimatisch-physikalisch Naturphänomene zum Begründer der wissenschaftlichen Meteorologie. Seine erkenntnistheoretischen Arbeiten widmete der große Physiologe und Physiker den philosophischen Konsequenzen des naturwissenschaftlichen Kenntniszuwachses.

Emil Du Bois-Reymonds (1818–1896) besonderes Interesse galt der wissenschaftlichen Elektrophysiologie, die er 1842 mit dem Nachweis der tierischen Elektrizität am Muskel initiierte. Ab 1848 folgten die *Untersuchungen über thierische Elektricität*, in deren Vorwort du Bois-Reymond als »Credo« der neuen naturwissenschaftlichen Physiologie formulierte, »dass dereinst die Physiologie ganz aufgeht in die große Staatseinheit der theoretischen Naturwissenschaften«. Ohne Frage hat du Bois-Reymond das Gebiet der Elektrophysiologie auf der physikalischen Wissensbasis seiner Zeit neu begründet. Zu seinen Leistungen gehören auch zahlreiche neue Untersuchungsmethoden und physiologische Apparaturen. So ermöglichte ein von ihm entwickelter Verstärker den Nachweis des Nervenreaktionsstroms. Du Bois-Reymond, der 1858 Müllers Nachfolge in Berlin angetreten hatte, konnte 1877 dort ein eigenes physiologisches Institut gründen. Der Physiologe zählte zu den führenden Repräsentanten des deutschen Kulturbildungsbürgertums seiner Zeit. In zahlreichen Reden trat er für die gesellschaftliche und wissenschaftspolitische Stellung der neuen Naturwissenschaften und der neuen naturwissenschaftlichen Medizin ein.

Ernst Wilhelm Brücke (1819–1892), Professor für Physiologie in Königsberg (als Nachfolger von Helmholtz, 1848/49) und Wien (1849–1892), gehörte mit Ludwig, Helmholtz und du Bois-Reymond zu den entschiedenen Verfechtern der Schule der organischen Physik, die Physiologie ausschließlich auf dem Boden der exakten Naturwissenschaften betreiben wollte und sich im dezidierten Gegensatz zur sog. »romantischen Physiologie« oder zu älteren vitalistischen Strömungen sah. Berühmt ist in diesem Zusammenhang die Äußerung du Bois-Reymonds in einem Brief an E. Hallmann, in der es hieß:»Brücke und ich, wir haben uns verschworen, die Wahrheit geltend zu machen, dass im Organismus keine anderen Kräfte wirksam sind als die gemein physikalisch-chemischen«. In Wien war Brücke Mitglied der Kerngruppe der berühmten Wiener Klinischen Medizin, der neben ihm Männer wie Rokitansky, Hebra, oder der Anatom Hyrtl angehörten. Mit letzterem kam es auch zu heftigen akademischen Auseinandersetzungen. Brückes physiologisch-anatomische Arbeiten waren umfassend und erstreckten sich in Königsberg auf die Erforschung der Augenmuskulatur. In Wien traten Forschungen zur Verdauungsphysiologie, zur Wirksamkeit des Pepsins, zu Harn und Gallenfarbstoff sowie zur Blutgerinnung hinzu. In den vergleichenden zellphysiologischen Studien bewies der Physiologe die Wesensgleichheit des Protoplasmas bei Pflanzen und Tieren. Für lange Zeit richtungweisend waren auch seine Studien zur Reizbewegung. Als weit über die Physiologie hinausweisend aber doch immer von ihr geleitet müssen schließlich seine philologisch-ästhetischen Arbeiten zu Phonetik, Versmaß und Farblehre Erwähnung finden.

Claude Bernard (1813–1878). Jenseits des Rheins war es insbesondere Claude Bernard, der der neuen Physiologie zum Durchbruch verhalf. Bernard kam aus der klinischen Medizin, die er auch während seiner Assistentenzeit bei *François Magendie* (1783–1855), dem Protagonisten der frühen französischen Experimentalphysiologie, nicht vernachlässigte. Über die klinische Tätigkeit des Arztes stellte er jedoch in aller Deutlichkeit das wissenschaftliche Arbeiten. Das Hospital, so einer seiner berühmt gewordenen Aussprüche, sei lediglich die Vorhalle der wissenschaftlichen Medizin, das erste Feld des ärztlichen Beobachtens. Das Laboratorium dagegen sei der Tempel der medizinischen Wissenschaft. Kaum eine ärztliche Aussage des 19. Jahrhunderts verdeutlicht besser die neue Bewertung der naturwissenschaftlichen Forschung innerhalb der Medizin und die neue Rolle des wissenschaftlichen Laboratoriums als Ort zielgerichteter Experimentaltätigkeit.

Bernards Forschungsgebiete. Sie erstreckten sich vor allem auf den Bereich der Verdauungsphysiologie. Insbesondere die Physiologie der inneren Sekretion erregte sein Interesse. Die erste Beschreibung des »Zuckerstichs« geht auf ihn zurück. Wenngleich Bernard ohne Kenntnisse von den Hormonen den gesamten Regelkreis des Zuckerkreislaufs von der zentralen Reizung über eine erhöhte Adrenalinausschüttung durch die Nebenniere, die gesteigerte Glykogenolyse in der Leber bis hin zur Glykosurie noch nicht erklären konnte, so lieferten seine Untersuchungen doch erste Anhaltspunkte für das Verständnis des Zuckerkreislaufs und die Bedeutung der Leber bei der Aufrechterhaltung der chemischen Blutzusammensetzung (»Milieu intérieur«). Im Jahre 1857 schließlich demonstrierte Bernard auch die Bildung des Glykogens in der Leber. Von erheblicher Bedeutung waren daneben seine Untersuchungen zur Vasokonstriktion und Vasodilatation. Hier reizten den Physiologen insbesondere Zusammenhänge zwischen Wärmehaushalt und Gefäßsituation zu weiterführenden Forschungen.

Weitere wichtige Vertreter. Claude Bernard gehört mit seiner physiologischen Experimentaltätigkeit zweifellos zu den wichtigsten Wegbereitern der klinischen Laboratoriumsmedizin des 19. Jahrhunderts. Weitere Protagonisten dieser Neuorientierung kamen vor allem aus der jungen organischen Chemie und trugen wichtige Detailergebnisse zur physiologischen Chemie bei. *Justus von Liebig* (1803–1873) ist hier mit seinen Forschungen zur Nahrungsmittelchemie und zur Ernährungsphysiologie an erster Stelle zu nennen. *Jakob Berzelius* (1779–1848) und *Friedrich Wöhler* (1800–1882) stehen für Forschungen zur Gärung, zur Harnstoffsynthese und zur Stoffwechselchemie. *Felix Hoppe-Seyler* (1825–1895) lieferte mit seinen Forschungen die Grundlagen der modernen Blutfarbstoff- und Eiweißchemie.

Auswirkungen auf die Pharmakotherapie. Neben der Biophysiologie und der jungen Lebensmittelchemie hat vor allem die Pharmakotherapie ganz erheblich vom Aufschwung der biochemisch orientierten Physiologie des 19. Jahrhunderts profitiert. Exaktere chemische Analysemethoden und die Darstellung reiner Substanzen wurden nun möglich. Erste Erfolge waren auf diesen Gebieten bereits am Anfang des Jahrhunderts durch die Darstellung des Morphiums (1806), des Strychnins (1818) und des Chinins (1820) zu verzeichnen gewesen.

Der eigentliche Entwicklungsschub vollzog sich freilich erst im zweiten Drittel des Jahrhunderts. Er wurde durch den Aufschwung der organischen Chemie ebenso beeinflusst wie durch die neuen Methoden der experimentellen Erprobung und klinischen Prüfung dieser Wirkstoffe, wie sie die exakte physiologische Messung erlaubte. Die Summe der neuen Möglichkeiten bildete schließlich die Grundlage der wissenschaftlichen Pharmazie und Pharmakotherapie. Zeugnis für die Fortschritte auf diesem Gebiet legt eine ganze Reihe medizinisch relevanter oder sogar *therapeutisch einsetzbarer Stoffe* ab, die seit dem zweiten Drittel des Jahrhunderts dargestellt oder produziert werden konnten. Zu ihnen gehörten

- das Chloroform (1831),
- das Chloral (1832),
- die Essigsäure (1845),
- die Acetylsalicyl- und Ameisensäure (1853),
- der als Barbitursäure bekannte Malonyl-Harnstoff (1863) oder
- das Aminophenazon (1893).

Die neuen Möglichkeiten wirkten disziplinbildend und führten zur **Institutionalisierung der wissenschaftlichen Pharmakologie** in Deutschland. Dieser Prozess ist eng verbunden mit dem Namen **Rudolf Buchheim** (1820–1879) und **Oswald Schmiedeberg** (1838–1921). Spätestens am Ende des Jahrhunderts ist die Vernaturwissenschaftlichung der Pharmakologie abgeschlossen.

7.3.3 Rudolf Virchow (1821–1902) und die Begründung des zellularpathologischen Krankheitskonzeptes

Grundlagen und Vorgänger. Die iatromorphologischen Krankheitskonzepte des 18. Jahrhunderts, insbesondere die Organpathologie des Italieners *Giovanni Baptista Morgagni* (1682–1771) und die Gewebepathologie des Franzosen *François Xavier Bichat* (1771–1802) hatten die Ablösung des noch auf antike Wurzeln zurückreichenden humoralpathologischen Krankheitskonzepts bereits eingeleitet bzw. in den Ansätzen vollzogen. Das Bemühen, alle Lebensvorgänge in Gesundheit und Krankheit auf ein einheitliches, nicht säftebezogenes Prinzip zurückzuführen, wurde auch am Anfang des 19. Jahrhunderts fortgesetzt. Die bis zur Perfektion vollzogene Weiterentwicklung der makroskopischen Anatomie war in diesem Zusammenhang wichtig, führte aber auch zu widersprüchlichen Erscheinungen.

So hatte der Wiener **Carl von Rokitansky** (1804–1878) zwar in der charakterisierten Weise die Entwicklung der pathologischen Anatomie vorangetrieben, das Suchen nach einem prinzipiellen Konzept für Gesundheit und Krankheit durch seine Überbewertung des Blutchemismus und sein dadurch bedingtes Festhalten an einer Säfte- bzw. *Krasenlehre* in die Sackgasse geführt. Rokitansky interpretierte das Blut als eigentlichen Sitz des Lebens. Die Beschaffenheit und Eigenart der in ihm enthaltenen Stoffe und die durch sie beeinflusste Blutmischung (Krase) könne durch Unverhältnismäßigkeiten zur Bildung krankhafter Zellen führen. Dieses letzte Aufflackern humoralpathologischer Auffassungen im wissenschaftlichen Diskurs – in der Volksmedizin hat sich das Konzept vereinzelt bis heute gehalten – sollte sowohl den Ausgangspunkt für eine heftige Kontroverse zwischen Rokitansky und dem jungen Pathologen Rudolf Virchow als auch die Grundlage für dessen zellularpathologisches Konzept liefern.

Rudolf Ludwig Karl Virchow. Der am 13. Oktober 1821 im hinterpommerschen Schievelbein als Sohn eines Fleischermeisters geborene Virchow, hatte sich nach einem Medizinstudium auf der Pépinière der Militär-Ärztlichen Akademie zu Berlin seit seiner Anstellung an der Charité (1843) mit mikroskopischen Untersuchungen zur Morphologie und Entstehung der Zellen beschäftigt und sich damit auf ein vielversprechendes neues Forschungsfeld vorgewagt.

Ausgehend von den *Pflanzenzellstudien* des Botanikers *Matthias Schleiden* (1804–1881) waren durch *Theodor Schwann*, einem Schüler des Physiologen Johannes Müller, diese Untersuchungen auf das Gebiet der tierischen Gewebe ausgedehnt worden. Eine andere Gruppe arbeitete um *Johann Evangelista Purkinje* (1787–1869). Den frühen Zellforschern ging es vor allem um die Entstehung der Zellen, wobei die Annahme einer Spontanbildung aus dem interzellulären Raum (Blastem) gegen die Neubildung durch Zellteilung stand. Die letzte Auffassung setzte sich seit etwa 1845 vor allem unter dem Einfluss des Müller-Schülers *Robert Remak* (1815–1865) durch, dessen wichtige zellularphysiologische und in ihren Ansätzen bereits auch schon zellularpathologische Forschungen (in der Geschwulstlehre) bis heute unterbewertet sind.

Virchows zellularpathologisches Konzept. Virchow konnte also bereits auf wesentliche mikroskopische Vorarbeiten zur Zellmorphologie und Zellentstehung zurückgreifen. Sein Hauptaugenmerk galt der Rolle der gestörten Zellphysiologie im Entstehungsprozess organischer Erkrankungen. In etwa zehn Jahren unermüdlicher Forschungstätigkeit, in denen durch Virchow das Mikroskop zum wichtigsten Instrument und die Mikroskopie zur unentbehrlichsten Methode des Pathologen wurde, entstand so eine Krankheitskonzeption, die bis heute unsere Auffassungen von der Entstehung der Krankheiten entscheidend prägen sollte.

Sein neues revolutionäres Konzept der Krankheitsentstehung bezeichnete der Pathologe – inzwischen über einen Ruf an den ersten deutschen Lehrstuhl für pathologische Anatomie und Physiologie in Würzburg (1849) nach Berlin auf den dortigen Lehrstuhl für Pathologie zurückgekehrt (1856) – als »*Cellularpathologie*«. Die Lehre dieses neuen Konzepts publizierte er erstmals 1858 unter dem Titel *Die Cellularpathologie in ihrer Begründung auf physiologische und pathologische Gewebelehre*. Diese Publikation basierte auf 20 Vorlesungen, die Virchow von Februar bis April 1858 am Pathologischen Institut zu Berlin gehalten hatte.

> *Zellularpathologie:* Von Rudolf Virchow (1821–1902) entwickelte Krankheitslehre, nach der alle Krankheitszustände des Organismus auf krankhafte Veränderungen der Körperzellen zurückgeführt werden können. Sie ist Ausdruck einer lokalistischen Krankheitsauffassung, Grundlage jeder lokalistischen Therapie. Jede physiologische Störung, besitzt einen lokal definierbaren Anfang, einen anatomisch bestimmbaren Sitz. Die Zelle ist »wahrhafte organische Einheit«; sie ist Ausgangspunkt aller Erscheinungen des Lebens (»omnis cellula a cellula«), strukturelle Grundeinheit des lebenden Organismus.

Virchow ging davon aus, dass allein die Zelllehre den »einzig möglichen Ausgangspunkt aller biologischen Doktrinen« bilden könne. Die Zelle sei die kleinste aller und das Tier nichts anderes »als eine Summe vitaler Einheiten«. Ausgangspunkt einer Zelle könne immer nur eine andere Zelle sein: »Wo eine Zelle entsteht, da muss eine Zelle vorausgegangen sein (Omnis cellula a cellula)«. Diese drei Grundregeln bildeten quasi das Gerüst der neuen pathologischen Konzeption und den endgültigen Schlussstrich unter die Bemühungen des 18. Jahrhunderts, das humoralpathologische Konzept der Antike abzulösen. Die Auffassungen Virchows besiegelten zugleich den definitiven Sturz der neohumoralistischen Auffassungen des Wiener Pathologen Carl von Rokitansky. Völlig unabhängig von dieser Auseinandersetzung im Detail akzeptierte Virchow gleichwohl die großen Leistungen seines Kontrahenten auf dem Gebiet der makroskopischen pathologischen Anatomie und insbesondere dessen Versuche, zu vernünftigen klassifikatorischen Einteilungen der pathologischen Erscheinungen zu kommen.

Gesellschaftstheoretische Wirkungen. Bereits in der grundlegenden Publikation Rudolf Virchows über die »Cellularpathologie« deuteten sich *Analogien zwischen der Zellorganisation und gesellschaftlichen Systemen* an, die für die weitere Entwicklung der Beziehungen zwischen Medizin und

Gesellschaft im Verlauf des 19. Jahrhunderts und bis weit ins 20. Jahrhundert bedeutsam sein würden. Virchow meinte erkannt zu haben, dass »die Zusammensetzung eines größeren Körpers immer auf eine Art von gesellschaftlicher Einrichtung« hinausliefe, »eine Einrichtung sozialer Art, wo eine Masse von einzelnen Existenzen aufeinander angewiesen« sei. Der Missbrauch solcher Körper-Staat-Analogien sollte im Zusammenhang mit Biologismen, die auch seit der Jahrhundertmitte die Lehren Darwins nahe legten, einen wichtigen Begründungsstrang biologischer und nationalsozialistischer Ideologeme in der Medizin liefern. Es wäre freilich absurd, diese fatalen Folgen eines Teilaspekts seiner Lehre Virchow selbst anlasten zu wollen.

> *Biologismus:* Übertragung biologischer Gesetzmäßigkeiten auf die Entwicklung und die Existenzbedingungen von Gesellschaften. Staat und Gesellschaft werden im Biologismus in Analogie zum Organismus gesetzt. Sprachliches Beispiel: Volkskörper. Deutlichste Ausprägung im Sozialdarwinismus (s. dort).

Rezeption. Bei den zeitgenössischen Ärzten weckte die zellularpathologische Lehre Rudolf Virchows eine gewaltige Resonanz. Das neue Pathologiekonzept wurde grundlegend für die pathologische Forschung und die lokalistische Therapie bis auf unsere Tage, Virchow zur Leitfigur der Medizin seiner Zeit. Selbstverständlich ist es zu Weiterentwicklungen auf diesem soliden Fundament gekommen. Biochemie, Elektronenmikroskopie und Molekularbiologie haben die Zellularpathologie Virchows erweitert und in kaum mehr nachvollziehbare Dimensionen differenziert. Gleichwohl kommt der Grundauffassung von der Zelle als dem morphologischen Grundelement des pflanzlichen und tierischen Organismus auch noch heute eine uneingeschränkte Aussagekraft zu. Auch die Sprache der Medizin hat sich in unverkennbarer Weise in ihren Einzelelementen der Zellularpathologie Virchows angepasst, und selbst die Gesellschaftswissenschaften sind über weite Strecken ihrer Entwicklung ohne die von Virchow auf zellulärer Ebene grundgelegten Biomorphoanalogien kaum denkbar.

7.3.4 Von der Miasmentheorie zur Kontagienlehre

Die hygienische Situation. Die Lage in den Städten und Dörfern noch in der Mitte des 19. Jahrhunderts können wir uns heute kaum drastisch genug vorstellen. Schmutz und Unrat beherrschten das Straßenbild. Eine Kanalisation existierte kaum; die Frischwasserversorgung unterlag ebenso wenig einer konsequenten und permanenten Kontrolle wie die Lebensmittelproduktion. Hinzu kam, dass die Industrialisierung und die Entwicklung frühkapitalistischer Produktionsweisen zur Entstehung neuer städtischer Ballungsräume geführt hatte, die sich bald als Brennpunkte sozialer Not und gesundheitlicher Gefahren entpuppten. Kinderarbeit, Hungerlöhne, Arbeitslosigkeit, sozialer Abstieg, Trunksucht und schließlich Verelendung bildeten zusammen mit Ernährungsdefiziten und hygienischen Missständen einen Nährboden, der die Entstehung von Seuchen und ihre schnelle Ausbreitung gewährleistete.

War die Pest die im Mittelalter am meisten gefürchtete Seuche, so galt dies im 19. und noch am Anfang des 20. Jahrhunderts für die **Cholera**. Sie zog in verschiedenen Wellen seit den dreißiger Jahren des 19. Jahrhunderts als neue Krankheit aus dem Osten, als asiatische Cholera, mit verheerender Gewalt durch die europäischen Städte. Weite Gebiete wurden von immer wiederkehrenden Pandemien heimgesucht, und noch 1892 starben in Hamburg innerhalb kurzer Zeit mehr als 8.000 Menschen an dieser Infektionskrankheit. Insbesondere das entkräftete und wenig widerstandsfähige Stadt- und Landproletariat fiel der Krankheit schnell zum Opfer. Aber nicht nur die Cholera, sondern auch andere Krankheiten forderten vorwiegend unter der mittellosen Bevölkerung dauernd ihren hohen Tribut: *Diphtherie, Fleckfieber, Tuberkulose, Grippe, Ruhr* und *Typhus*.

Die ersten Hygienebewegungen. Die Zusammenhänge zwischen der hygienischen Situation großer Teile der Stadt- und Landbevölkerung und den immer wieder verheerend in Erscheinung tretenden Seuchen wurden insbesondere nach den ersten großen Choleraepidemien der dreißiger Jahre deutlich erkennbar. Nicht zuletzt als Reaktion auf diese Seuchenzüge entwickelte sich zunächst in England, dann aber auch in Deutschland eine Hygienebewegung, deren erklärtes Ziel eine Verbesserung der sanitären Lebenssituation vornehmlich in den industriellen Ballungszentren war.

> *Sanitary Movement:* Englische Hygienebewegung in der ersten Hälfte des 19. Jhs.; der Zusammenhang von Krankheit und sozialer Lage in der englischen Arbeiterschaft wird insbesondere von Chadwick erkannt. Entstehung einer vergleichsweise fortschrittlichen »public health« in England (Straßenhygiene, Kanalisation, water closets, Frischwasser; vgl. Hygienebewegung).

An der Spitze der englischen Hygienebewegung (*sanitary movement*) standen der Rechtsanwalt *Edwin Chadwick* (1800–1890) und die Ärzte *Thomas Southwood Smith* (1788–1861) und *John Simon* (1816–1904). Insbesondere Chadwick und Smith widmeten sich der Arbeits- und Lebenssituation der unteren Klasse in den englischen Großstädten und galten als »Vorkämpfer aller sozialen Verbesserungen«. Berühmt geworden ist

Chadwicks Parlamentsbericht, den er als Sekretär der Armengesetz-Kommission 1842 über die »Sanitary Condition of the Labouring Classes of Great Britain« verfasst hat. Vor dem Hintergrund dieses Berichtes kam es in England zur Bildung einer ersten zentralen Gesundheitsbehörde, eines »General Board of Health«, das sich hauptsächlich um die Führung einer exakten und unbeschönigten Gesundheitsstatistik bemühte. Bald folgten praktische Maßnahmen wie die Anlage von Kanalisationsnetzen, die Einführung von »water closets« und die Erneuerung von Frischwasserzuleitungen. Diese Maßnahmen setzten sich bald zumindest in den größeren Städten durch und führten zu einer ersten Beseitigung zumindest der gröbsten Missstände.

Miasmentheorie versus Kontagienlehre. Eine ursächliche Bekämpfung der Krankheiten erfolgte durch diese zweifellos wichtigen Präventivmaßnahmen freilich nicht. Der Theorie der großen Krankheitsseuchen lag noch die alte Miasmentheorie zugrunde, die von der Entstehung und Ausbreitung von Krankheiten durch schlechte »Ausdünstungen« insbesondere des Bodens, der Sümpfe und des Wassers ausging.

❶ *Miasmatheorie:* (gr. Besudelung, Verunreinigung) Bis zur Ära der Bakteriologie (s. dort) vorherrschende Auffassung, dass epidemische Krankheiten durch schlechte Ausdünstungen des Bodens, des Wassers, insbesondere feuchter Sumpfgebiete, oder durch krank machende Bestandteile der Luft verursacht und verbreitet werden (Pesthauch).

Die alte **Kontagienlehre**, die bereits der italienische Arzt *Girolamo Fracastoro* (1478–1553) als Erklärungsmodell für die Entstehung und Ausbreitung epidemischer Krankheiten entwickelt hatte, war vergessen. Immerhin lag eine Verbesserung der hygienischen Lebenssituation auch in der Konsequenz der Miasmentheorie, so dass wir deren Wirksamkeit im Bereich der Krankheitsprävention nicht unterschätzen dürfen. Im Gegenteil, ihre Ausdifferenzierung in der ersten Hälfte des 19. Jahrhunderts bedeutete gleichzeitig den Anfang der modernen wissenschaftlichen Hygiene, auch wenn von Kontagien oder gar Bakterien noch keine Rede war.

❶ *Wissenschaftliche Hygiene:* In der ersten Hälfte des 19. Jahrhundertsdurch M. v. Pettenkofer (1818–1901) fundierte Bewegung zur Erforschung und Verbesserung der natürlichen Lebensumwelt des Menschen. Untersucht wurden die Einflüsse von Wasser, Luft und Boden sowie der Ernährung, Bekleidung und Wohnverhältnisse auf die menschliche Gesundheit. Grundlagen der frühen Hygiene waren die diätetisch-physikalische Chemie, medizinalpolizeiliche Vorstellungen des 18. Jahrhundertsund die frühe Idee einer öffentlichen Gesund-

7.3 · Die neuen Leitwissenschaften und Konzepte

heitspflege. Pettenkofers Idee basierte auf der nationalökonomischen Überzeugung, dass die Gesundheit der Bevölkerung ein wirtschaftliches Gut und damit unbedingt erhaltenswert sei.

Max von Pettenkofer (1818–1901). Der bayerische Arzt war einer der wichtigsten Vertreter dieser Frühphase der modernen wissenschaftlichen Hygiene. Der Sohn einer kinderreichen Bauernfamilie erhielt 1843 seine Approbation als Apotheker und Arzt und war schon während des Studiums mehr von den Zusammenhängen zwischen Chemie und Medizin als von der Aussicht auf eine praktische ärztliche Tätigkeit fasziniert. Ohne Bezahlung arbeitete Pettenkofer 1844 im chemischen Laboratorium von *Justus von Liebig* (1803–1873), und bereits drei Jahre später erhielt er eine außerordentliche Professur für medizinische Chemie an der Universität München.

Pettenkofers Verdienste. Insbesondere der Öffentlichen Gesundheitspflege nahm sich der junge Hochschullehrer an. Gesundheit war für Pettenkofer dabei nicht nur ein individuelles Gut, sondern auch ein wirtschaftlicher Wert, nämlich wichtigste Voraussetzung für eine prosperierende Nationalökonomie und damit zentrale Aufgabe staatlicher Aufsichtspflicht. Das Mühen um die Schaffung gesunder Wohn- und Ernährungsverhältnisse, die Verbesserung der Lebens- und Arbeitsbedingungen, die Entwicklung einer wissenschaftlich begründeten Kommunalhygiene und wissenschaftliche Untersuchungen zur Epidemiologie der wichtigsten Seuchen, insbesondere der Cholera und des Typhus, vereinigten sich in Pettenkofer auf ideale Weise. Als Hochschullehrer beschäftigte er sich in seinen »Vorträgen über Hygiene« vor allem mit Fragen der »diätetisch-physikalischen Chemie«, der »Medizinalpolizei« sowie der »Öffentlichen Gesundheitspflege für Ärzte, Architekten und Ingenieure«.

Pettenkofers Engagement in Forschung und Lehre, aber auch seinem Einfluss als Rektor der Münchener Universität ist es zu danken, dass in der bayerischen Metropole **1865** der erste **Lehrstuhl für Hygiene** und **1879** das erste Hygiene-Institut des deutschsprachigen Raumes eingerichtet werden konnte. International wurde dem bayerischen Hygieniker höchste Anerkennung zuteil, wenngleich sich seine miasmatische Bodentheorie von der Entstehung seuchenhafter Krankheiten als zunehmend unhaltbarer erwies.

Andere Vertreter und ihre Forschungen. Spätestens seit der Mitte des Jahrhunderts begannen andere Ideen zur Seuchenentstehung virulent zu werden. Die Vertreter solcher Ideen griffen die doch noch nicht ganz in Vergessenheit geratene Kontagienlehre des Girolamo Fracastoro wieder auf bzw. entdeckten die alte Theorie neu, dass kleine Lebewesen für die Verbreitung von Krankheiten verantwortlich seien. Bereits in der ersten Hälfte des 19. Jahrhunderts war es *Jakob Henle* (1809–1885), der den Begriff des »*contagium vivum*« wieder in die Diskussion brachte, diese Vorstellung aber gegen übermächtige miasmatische Auffassungen nicht durchsetzen konnte. Die Idee freilich blieb virulent.

Auch einige Parasitenentdeckungen schienen sie zu stützen; so etwa die erste Trichinen-Beschreibung durch **Richard Owen** (1804–1892) im Jahre 1832, die Entdeckung des Trichomonas vaginalis durch **Alfred Donné** (1801–1878) drei Jahre später, die Beschreibung des Favus-Pilzes (1837) durch **Lukas Schönlein** (1793–1864) oder des Wurms Distomum haematobium (1851) durch **Theodor Bilharz** (1825–1862).

Der Boden für ein Umdenken und damit für die Entstehung einer neuen hygienischen Disziplin auf der Grundlage der Parasiten- und Bakterienlehre war indes noch nicht bereitet. Ihr standen als wichtigste Hindernisse drei allgemein verbreitete und in der Ärzteschaft weitgehend akzeptierte Hypothesen über den Charakter niederer Organismen entgegen:

- die Theorie ihrer Entstehung durch Urzeugung *(Generatio spontanea)*,
- ihre Allgegenwart *(Ubiquität)* und
- Vielgestaltigkeit *(Pleomorphie)*.

Vor allem die Beseitigung dieser Erkenntnishindernisse durch den französischen Chemiker Louis Pasteur (1822–1895) und den Wollsteiner Landphysikus Robert Koch (1843–1910) und nicht in erster Linie die frühen Erregernachweise ermöglichte die Durchsetzung kontagionistischer Vorstellungen und die damit verbundene Entstehung der Bakteriologie als wissenschaftliche Disziplin.

7.3.5 Die wissenschaftliche Bakteriologie

Anfänge mit Louis Pasteur. In Frankreich wandte sich Louis Pasteur in den fünfziger Jahren der Erforschung der Milchsäure- und alkoholischen Gärung zu und beschrieb diese biochemischen Prozesse als Ergebnisse mikroorganischer Tätigkeit. Darüber hinaus konnte Pasteur eine Reihe von Weinkrankheiten als erregerbedingte Veränderungen erklären und zeigen, dass man diese Erreger durch das Erzeugen einer bestimmten Temperatur abtöten konnte (Pasteurisieren), ohne die Qualität des Weines nachhaltig zu mindern. Vor dem Hintergrund dieser Untersuchungen gelang ihm schließlich der Nachweis, dass Mikroben immer nur von Mikroben erzeugt werden und damit nicht Produkt einer Urzeugung sein können.

7.3 · Die neuen Leitwissenschaften und Konzepte

Pasteurs Forschungen zur Entstehung, Vermehrung und zum Lebenszyklus der Mikroben, seine Untersuchungen zur Ursache-Wirkungsbeziehung zwischen Mikroorganismus, Infektion und Krankheitssymptom lieferten der jungen Bakteriologie ein wichtiges Fundament. Bereits die Weinforschungen Pasteurs hatten den Chemiker zu der Vermutung veranlasst, dass auch bestimmte Krankheiten der Menschen und Tiere durch Mikroorganismen, Mikroben, verursacht sein könnten.

Die Entdeckungen Robert Kochs in Deutschland, die im folgenden Abschnitt beschrieben werden sollen, bestätigten diese Vermutungen und veranlassten Pasteur, sich seit dem Ende der siebziger Jahre mit den Infektionskrankheiten des Menschen zu beschäftigen. Seine Aufmerksamkeit galt vor allem der Milzbranderkrankung, deren Verursacher, den Bacillus anthracis, Robert Koch 1876 entdeckt hatte. Parallel dazu untersuchte er auch eine bakterielle Tierkrankheit, die Hühnercholera. Pasteur gab sich mit dem Erregernachweis nicht zufrieden. Sein Interesse galt der Verhütung dieser Krankheiten durch die Methode der von *Edward Jenner* (1749–1823) beschriebenen Vakzination.

Erste Ergebnisse. Der erste Erfolg stellte sich 1880 ein, als es zum ersten Mal gelang, einen Impfstoff gegen Hühnercholera herzustellen. Bereits ein Jahr später folgte die Entwicklung des ersten wirksamen Impfstoffes gegen den Milzbrand. Vier Jahre später gelang die Herstellung einer Tollwutvakzine, mit der ein Patient durch eine erfolgreiche Immunisierung während der Inkubationszeit zum ersten Mal vor dem bis dahin immer tödlichen Schicksal der Tollwutinfizierten bewahrt werden konnte.

An den Impfforschungen waren vor allem die beiden Schüler Pasteurs *Emile Roux* (1853–1933) und *Charles Eduard Chamberland* (1851–1908) beteiligt. Durch die Forschungsergebnisse Pasteurs und seiner Schule fielen die alten Urzeugungs- und Ubiquitätsthesen. Gleichzeitig wurden entscheidende Grundlagen für die Entwicklung der wissenschaftlichen Bakteriologie, der Desinfektionslehre, der Asepsis und der Antisepsis gelegt.

❶ *Bakteriologie:* Wissenschaft von den kleinsten einzelligen Mikroorganismen, ihrer krankheitserregenden Potenz und den Möglichkeiten ihrer Bekämpfung; Begründung der Bakteriologie durch den französischen Chemiker Louis Pasteur (1822–1885) und den Wollsteiner Landphysikus Robert Koch (1843–1910). Grundlagen: Widerlegung der in der vorbakteriologischen Ära vermuteten Eigenschaften niederer Lebewesen (Urzeugung, Ubiquität, Pleomorphie); Bestätigung der disziplinbegründenden Erregerpostulate Kochs: Nachweisbarkeit, Eindeutigkeit, Isolierbarkeit, Züchtbarkeit, Überimpfbarkeit, Wiedergewinnbarkeit.

In *Deutschland* waren es vor allem *Ferdinand Julius Cohn* (1828- 1898), *Robert Koch* (1843-1910) sowie dessen Schüler und Mitarbeiter *Georg Theodor August Gaffky* (1850-1918), die der Bakteriologie zum Durchbruch verhalfen und die alte lokalistische Theorie widerlegten.

Ferdinand Julius Cohn. Der Botaniker und Pflanzenphysiologe gehört neben Robert Koch zu den bedeutenden Begründern der wissenschaftlichen Bakteriologie in Deutschland. Schon früh hatte sich der Kaufmannssohn aus Breslau nach seinem Universitätsstudium in Breslau und Berlin mit dem Problemkreis pflanzlicher und tierischer Mikroorganismen beschäftigt.

Cohn interessierte sich insbesondere für die Einteilung, die *Klassifikation der Bakterien*. Kriterien wie Nahrungsaufnahme, fermentative Eigenschaften, Fortpflanzung, aber auch die äußere Erscheinungsform lieferten die Grundlage dieser Klassifikationen. Wichtige Untersuchungsergebnisse publizierte er in einer 1870 begründeten Schriftenreihe *Beiträge zur Biologie der Pflanzen*. Cohn wandte sich heftig gegen die alte Lehre von der Pleomorphie der Bakterien. Auch über die *Pathogenität* einzelner, klar abgrenzbarer und in immer wiederkehrenden Formen auftretender Bakteriengruppen hat sich Cohn geäußert. Zwei Jahre vor der Bestätigung durch Robert Koch vermutete Cohn bereits, dass Bakterien für die pathogenen Wirkungen bei milzbranderkrankten Tieren verantwortlich seien.

Robert Koch. Unter den Begründern der wissenschaftlichen Bakteriologie kommt seiner Persönlichkeit zweifellos die größte Bedeutung zu. Dies gilt sowohl mit Blick auf seine Pionierleistung in der bakteriologischen Forschung, insbesondere in den Jahren 1873-1883, als auch mit Blick auf die prinzipiellen Aussagen zur bakteriologischen Wissenschaft, die deren weitere Entwicklung entscheidend bestimmten.

Bereits 1873 hatte der Sohn eines Oberharzer Bergamtsleiters nach seinem Medizinstudium in Göttingen und ärztlich praktischer Tätigkeit in Hamburg, bei Hannover, bei Potsdam und in der Provinz Posen begeistert erste Schritte auf dem Feld der Mikrobensuche gewagt. Seine Untersuchungen über die Ursachen der Milzbranderkrankung führten 1876 zum Erregernachweis und zur Reinzüchtung des *Bacillus anthracis*. Die Publikation seiner Ergebnisse wagte Koch erst nach einer Überprüfung durch den bereits erwähnten Botaniker Ferdinand Cohn.

Kochs Entdeckungen. Sechs Jahre später schon erfolgte die vielleicht wichtigste Entdeckung Kochs auf dem Gebiet der jungen Bakteriologie. Die Entdeckung des *Mycobacterium tuberculosis* im Jahre 1882 bedeutete einen ersten Höhepunkt in der Bakteriologiegeschichte. Mit Hilfe neuer

Färbungstechniken und durch Anzüchtung des infektiösen Materials auf neuen geeigneten Nährböden gelang es Koch, »in allen tuberkulös veränderten Organen charakteristische, bis dahin nicht bekannte Bakterien zu finden«. Mit dieser revolutionären Entdeckung, deren Nachricht sich in kurzer Zeit über den Erdball verbreitete, verbanden sich gewaltige Hoffnungen, die Geißel der Volkskrankheit Tuberkulose nun doch besiegen zu können. Bis zur Entwicklung wirksamer Medikamente gegen eine bereits ausgebrochene Tuberkulose sollte es aber viele Jahrzehnte dauern. Die sensationelle Entdeckung des vermeintlich wachstumshemmend auf die Tuberkelbazillen wirkenden »Tuberkulin« (1891) entpuppte sich bald als Fehleinschätzung. Zuvor war die Welt in einen wahren Tuberkulintaumel gestürzt. Doch die Hoffnung trog. Koch hatte die Wirkung des Glyzerinextraktes aus Reinkulturen von Tuberkelbakterien weit überschätzt. Dem »Taumel« folgte der »Katzenjammer«. Immerhin, die Grundlage für die diagnostische Tuberkulin-Probe war geschaffen.

Bereits ein Jahr nach der Darstellung des Tuberkuloseerregers gelang Koch der dritte »große Wurf« durch die Entdeckung des *Vibrio comma (sive cholerae)*, des Choleraerregers also. Diese Entdeckung war das Ergebnis eines Forschungsaufenthaltes auf dem indischen Subkontinent, zu dem ihn die britische Kolonialregierung eingeladen hatte.

Der Durchbruch der Kontagienlehre. Mit der Entdeckung des Tuberkulose- und Choleraerregers war der Durchbruch in der wissenschaftlichen Bakteriologie endgültig gelungen, war der alte Streit zwischen Lokalisten und Kontagionisten zugunsten der Letzteren entschieden.

Max von Pettenkofer hatte im Zusammenhang mit der großen Hamburger Choleraepidemie 1892 in einem heroischen Selbstversuch mit Choleraerregern noch einmal versucht, die kontagionistische Auffassung aus den Angeln zu heben. Zwar führte damals die geringe Virulenz des gewählten Erregers zu keinen gravierenden Krankheitserscheinungen, gleichwohl war der Versuch gescheitert. Pettenkofer resignierte und ließ sich zwei Jahre später (1894) von seinen Lehrstuhlverpflichtungen entbinden.

Entscheidender noch als die sensationellen Erregernachweise Kochs waren die prinzipiellen Überlegungen und Forschungsergebnisse für die weitere Entwicklung der wissenschaftlichen Bakteriologie. Die alten Theorien von Urzeugung und Ubiquität hatten bereits Louis Pasteur und seine Schüler ins Wanken gebracht; die These von der Pleomorphie niederer Organismen war schon von Cohn vehement in Zweifel gezogen worden und nun durch die Züchtung von Reinkulturen und die gezielte Verimpfung isolierter Kolonien endgültig zugunsten einer monomorphistischen Anschauung gefallen. Aus der Vielzahl der Einzelergebnisse

subsumierten die Schüler Kochs (bes. Friedrich Loeffler) die bis heute klassischen und für die junge Disziplin determinierenden *Erreger-Postulate:*
- Die Erreger von Infektionskrankheiten müssen mikroskopisch nachweisbar und eindeutig identifizierbar sein,
- man muss sie isolieren und in Reinkultur züchten können,
- eine Überimpfung mit diesen Kulturen muss zu Krankheitszeichen führen, die mit denen der Grundkrankheit prinzipiell identisch sind,
- nach der Überimpfung muss es möglich sein, die Erreger im überimpften Organismus erneut nachzuweisen.

Wichtig waren neben diesen prinzipiellen Überlegungen und Forderungen auch die technischen Erweiterungen der Mikroskopie (Immersion, Abbescher Kondensator), die vielfach auf Kochs Vorschläge zurückgingen. Aber auch die Entwicklung neuer Färbemethoden und die Verbesserung der Nährböden erweiterten das Möglichkeitsspektrum bakteriologischer Forschungen.

Die Erfolge häuften sich insbesondere in den achtziger und neunziger Jahren des 19. Jahrhunderts. *Armauer Hansen* (1841–1912) fand 1873 den Erreger der Lepra (Mycobacterium leprae), *Albert Neisser* (1855–1916) entdeckte 1879 die Gonokokken, *Karl J. Eberth* 1880 die Typhussalmonellen, *Artur Nicolaier* (1862–1942) fünf Jahre später (1884) den Erreger des Wundstarrkrampfs, das Clostridium tetani. Die Liste der Entdeckungen ließe sich um ein Vielfaches verlängern.

Georg Theodor August Gaffky. Der Bakteriologie und Hygieniker, der 1850 in Hannover als Sohn eines Schiffsagenten das Licht der Welt erblickt hatte, gehörte zweifellos zu den wichtigsten Schülern Robert Kochs. Gaffky assistierte Koch bei fast allen experimentellen Laborforschungen und begleitete seinen Lehrer bei Expeditionen nach Ägypten, Indien und zur Erforschung der Rinderpest nach Südafrika. Eine Pestexpedition nach Indien leitete Gaffky zunächst, bis ihn sein Lehrer ablöste. Bereits 1885 wurde der Schüler Kochs an das *1876* gegründete *Kaiserliche Gesundheitsamt* kommandiert. Drei Jahre später übernahm er eine ordentliche Professur für Hygiene an der Universität Gießen. Während der Hamburger Choleraepidemie beriet und unterstützte Gaffky die Hamburger Gesundheitsbehörden in der Bekämpfung der Krankheit. Nicht zuletzt aufgrund dieser positiven Erfahrungen konnte *1901*, gefördert durch ein Gutachten von R. Koch und R. Kohlstock, in Hamburg das erste deutsche Institut für tropenmedizinische Forschungen, das Hamburger *Institut für Schiffs- und Tropenkrankheiten*, eröffnet werden. Nach der Jahrhundertwende schließlich löste Gaffky 1904 seinen Lehrer in der Leitung des von Koch 1891 begründeten Berliner *Instituts für Infektionskrankhei-*

ten ab, nachdem sich dieser ganz der wissenschaftlichen Arbeit widmen wollte.

Weiterentwicklung der bakteriologischen Forschung. Selbstverständlich konnte die bakteriologische Forschung in ihrer frühen Entwicklungsphase der Erregernachweise nicht stehen bleiben. Bereits in den achtziger Jahren wuchs das Interesse an spezifischen Bakteriengiften, den *Toxinen*. Erste Ergebnisse legte **Knud Faber** (1862–1956) zur Wirkungsweise der Tetanustoxine (1890) vor. Immunisierungsversuche an Tieren, wie sie vor allem durch die Koch-Schüler und -Mitarbeiter *Emil von Behring* (1854–1917) und *Sh. Kitasato* (1852–1931) durchgeführt wurden, belegten im gleichen Jahr die Bildung von Antitoxinen und markierten den Anfang der *serumtherapeutischen Ära*.

Emil von Behring. Die Grundidee der vor allem von Behring entwickelten Blutserumtherapie fußte auf der Annahme, dass es gelingen müsse, die Erreger von Infektionskrankheiten nicht mit biodesinfizierenden Chemikalien, sondern mit Antitoxinen, also mit solchen Gegengiften zu bekämpfen, die vom Körper selbst im Rahmen der Abwehrreaktion produziert würden. Behring richtete sein besonderes Augenmerk auf die Bekämpfung der häufig infamst verlaufenden Diphtherieerkrankung und versuchte, ein Diphterieserum zu entwickeln. Schon in den neunziger Jahren waren diese Versuche von Erfolg gekrönt. Zum ersten Male gelang es, diphtheriekranke Kinder mit dem entwickelten Heilserum erfolgreich zu behandeln. Nach seiner Berufung zum Professor für Hygiene und zum Leiter des Hygieneinstituts an der Universität Marburg im Jahre 1895 setzte Behring seine Forschungen fort und verbesserte das Serum. Im Jahre 1901 wurde er für diese Leistungen durch den ersten Nobelpreis an einen Arzt geehrt. In den folgenden Jahren entwickelte Behring darüber hinaus auch einen Impfstoff gegen die Diphtherie und ein wirksames Tetanusprophylaktikum. Die erste dauerhaft wirksame Diphtherieschutzimpfung durch eine aktive Immunisierung erfolgte im Jahre 1913. Behrings Tetanusprophylaxe wurde während des ersten Weltkrieges erstmalig breit eingesetzt. Damit waren zu der auf Vorarbeiten Pasteurs fußenden aktiven Immunisierung durch Vakzination nun auch die neuen Möglichkeiten zur passiven und schließlich zur aktiven Immunisierung getreten. Insbesondere die beiden letzten Methoden wurden in den ersten Jahrzehnten nach der Jahrhundertwende verfeinert und um neue Impfstoffe bereichert.

In der entscheidenden Phase der Serumforschung um 1900, die vielfach ihre Probanden in wenig aufgeklärten Krankenhauspatienten fand, gab es indessen auch ethisch höchst bedenkliche Zwischenfälle, die die breite Öffentlichkeit erstmals auf das Problemfeld »Humanexperiment«

aufmerksam machten. Ein Beispiel hierfür ist der Fall Neisser. Der berühmte Entdecker des Gonococcus, **Albert Neisser**, hatte in den Jahren vor 1900 als Direktor der Breslauer Dermatologischen Klinik das Serum syphilitischer Personen nicht erkrankten Prostituierten, z. T. Minderjährigen, injiziert, ohne die Betroffenen darüber zu informieren, geschweige denn ihre Einwilligung einzuholen. Neisser hatte *bona fide* gemeint, im Namen der Menschheit und im Dienste des Erkenntnisfortschrittes seine Experimente durchführen zu können. Vier von acht Probandinnen, eine Zwanzigjährige, an Gonorrhoe erkrankte Hausangestellte, sowie drei junge Prostituierte im Alter von 17 und 19 Jahren erkrankten nach den Injektionen an der Syphilis. Neisser, dem es um die Suche nach einem Immunserum ging, musste feststellen, dass eine Immunität durch diese Impfung nicht verliehen worden war, er musste sich aber auch die schwer wiegende Frage stellen: »Ist denn aber nicht die Syphilis vielleicht durch die Infusion selbst erzeugt worden?«. Der Forscher glaubte, dies verneinen zu können, »weil es sich in all diesen Fällen um junge Prostituierte« gehandelt habe, die vor oder nach der Seruminjektion »auf andere, normale Weise inficirt worden sind«. Der Fall erregte die Öffentlichkeit in hohem Maße, führte zu einer geringfügigen Strafe, vor allem aber zu einer ersten Regelung des humanexperimentellen Forschens in preußischen Krankenhäusern als »Anweisung an die Vorsteher der Kliniken, Polikliniken und sonstigen Krankenanstalten – Preußisches Ministerium der geistlichen und der Unterrichtsangelegenheiten« (Anweisung vom 29. 12. 1900).

Die Institutionalisierung der wissenschaftlichen Bakteriologie. Die Institutionalisierungsschritte der wissenschaftlichen Hygiene in Deutschland sind verschiedentlich bereits angedeutet worden. Der Errichtung des ersten **Lehrstuhls für Hygiene** in München und seine Besetzung mit Pettenkofer im Jahre **1865** folgte die Eröffnung des ersten **Münchner Hygiene-Instituts** 1879. Drei Jahre zuvor hatte in Berlin das **Kaiserliche Gesundheitsamt** seine Arbeit aufgenommen. Als institutionelles Enkelkind dieses Amtes arbeitete bis zu seiner Auflösung am 24. Juni 1994 (Bundesgesetzblatt 1994, Teil I, S. 1416 f.) das **Bundesgesundheitsamt** (BGA). Im Jahre **1885** wurde in Berlin zunächst das neu geschaffene **Hygiene-Institut** und schließlich **1891** das **Institut für Infektionskrankheiten** eröffnet; Gründungsdirektor beider Institutionen war Robert Koch. Weitere Lehrstühle für das junge Fach folgten. Von ihnen gab es Ende der 80er-Jahre in Deutschland bereits sechs (München, Leipzig, Göttingen, Berlin, Gießen, Jena). Damit war ein starker Institutionalisierungsprozess in Gang gekommen.

Auf dessen Notwendigkeit hatte 1884 der erste Göttinger Hygieniker *Carl Flügge* (1847-1923) auf der Versammlung des Deutschen Vereins für Öffentliche Gesundheitspflege in Hannover hingewiesen: »Wenn anerkannt wird, dass die wahre Förderung der hygienischen Forschung in der Anwendung der experimentellen Methode beruht, dann sind auch besondere hygienische Institute unerlässlich. Denn das ist ganz undenkbar, dass etwa die ganze experimentelle Forschung in anderen medicinischen Fachinstituten stattfindet. Dazu erfordert die hygienische Forschung einen viel zu eigenartigen und viel zu complicierten Apparat.«

Bakteriologie und Gesetzgebung. Auch auf dem Gebiet der Gesetzgebung fand die neue Grundwissenschaft der Bakteriologie ihren Niederschlag – deutlichstes Anzeichen für die allgemeine Durchsetzung ihrer Prinzipien. Im April *1874* wurde das *Reichsimpfgesetz* verabschiedet und in ihm die Pockenschutzimpfung mit Kälberlymphe kodifiziert. Fünf Jahre später, am 14. Mai *1879*, kam es zur Verabschiedung eines ersten *Nahrungsmittelgesetzes*, das bakteriologische Untersuchungen bindend vorschrieb; am Beginn des neuen Jahrhunderts, am 30. Juni *1900*, regelte das *Reichsseuchengesetz* erstmalig umfassend alle Präventiv- und Bekämpfungsmaßnahmen auf dem Gebiet des allgemeinen Seuchenschutzes. Das Reichsseuchengesetz und seine Erweiterungen stellt noch heute in seinen generellen Aussagen die Grundlage unserer Seuchengesetzgebung dar.

7.4 Antisepsis und Asepsis

In unmittelbarem Zusammenhang mit den neuen Erkenntnissen der aufstrebenden wissenschaftlichen Hygiene standen Bemühungen um keimarmes bzw. keimfreies Arbeiten in der Geburtshilfe und den operativen Behandlungsmethoden. Mit der Festigung der wissenschaftlichen Bakteriologie reifte gleichzeitig die Erkenntnis, dass Keime, die durch die Luft oder durch die Hände des Operateurs in eine Wunde gelangten, für die dramatischen Wundinfektionen verantwortlich waren, die dem chirurgischen Arbeiten bis weit ins 19. Jahrhundert hinein die Schranken gewiesen hatten. Das Bemühen um die Vernichtung bereits in die Wunde gelangter Keime *(Antisepsis)* und um die Keimfreiheit aller Gegenstände, die mit einer Operationswunde in Berührung kommen konnten *(Asepsis),* war eng mit den beiden Ärzten Ignaz Phillip Semmelweis (1818-1865) und Joseph Lister (1827-1912) verbunden.

7.4.1 Geburtshilfe

Ignaz Phillip Semmelweis (1818–1865). Der Wiener Geburtshelfer Semmelweis hatte als erster erkannt, dass das gefürchtete *Kindbettfieber* keineswegs von miasmatischen Verunreinigungen der Luft oder überwiegend von der »Unreinlichkeit der Wöchnerinnen« und der damit verbundenen Autoinfektion ausging, sondern in erster Linie von den Händen der gynäkologischen Untersucher und Geburtshelfer. Semmelweis hatte beobachtet, dass insbesondere solche Frauen dem Kindbettfieber zum Opfer fielen, die von Ärzten oder Studenten unmittelbar nach Sektionen untersucht oder behandelt wurden. Fasziniert von dieser Beobachtung trieb Semmelweis seine Untersuchungen voran und fand sie bald vielfach bestätigt. Als Konsequenz schrieb er gründliches Händewaschen in einer Chlorkalklösung, regelmäßiges Waschen des Bettzeuges sowie eine sorgfältige Reinigung der gynäkologischen Instrumente vor.

> ❗ *Asepsis:* Keimfreiheit aller Gegenstände (Hände, Instrumente, Verbandstoffe), die mit der Wunde in Berührung kommen; 1847 eingeführt in die Geburtshilfe (Waschungen in Chlorwasser), durch den Wiener Gynäkologen I. Ph. Semmelweis (1818–1865).

Modern: Die Gesamtheit aller Maßnahmen zur Verhinderung der Einschleppung von Keimen in den Organismus (vgl. Antisepsis).

Resonanz auf Semmelweis. Es mag heute paradox klingen, für das Grundverständnis der Zeit um 1850, in die die Beobachtungen und Schlussfolgerungen des Gynäkologen fielen, war die heftige Ablehnung dieser neuen Idee durchaus konsequent. Nur wenige Kollegen des engagierten Geburtshelfers, unter ihren **Ferdinand von Hebra** (1816–1880), *Carl Rokitansky* (1804–1878) und *Joseph Skoda* (1805–1881), stellten sich hinter Semmelweis. Der eigene Chef, **Johann Klein** (1788–1856), der durch die Einführung klinischer Sektionen und praktischer Unterweisung in die Gynäkologie an seiner Klinik für die hohen Mortalitätsraten der Wöchnerinnen indirekt verantwortlich war, bekämpfte seinen Mitarbeiter heftig und entließ ihn schließlich sogar. Nur mit großen Schwierigkeiten gelang es Semmelweis, sich 1850 zu habilitieren. Das breite Unverständnis vieler Zeitgenossen für seine Ideen veranlasste ihn kurz darauf, Wien verbittert zu verlassen. Am Sankt Rochus-Spital in Pest schließlich konnte er zwischen 1851 und 1855 seine Untersuchungen fortsetzen. Als Ergebnis legte Semmelweis 1861 die berühmte Abhandlung *Die Ätiologie, der Begriff und die Prophylaxis des Kindbettfiebers* vor und entfachte damit einen neuerlichen heftigen Streit. Hass, Missgunst, Neid und die heftige Auseinandersetzung um seine neuen Thesen verkraftete der

Gynäkologe nicht. In geistiger Umnachtung starb er 1865 in der Niederösterreichischen Landesirrenanstalt in Wien-Döbling. Die breite Akzeptanz seiner richtigen Lehre hat Semmelweis nicht mehr miterleben dürfen. Heute gilt er eben wegen dieser Entdeckungen als »*Retter der Mütter*« und als Begründer der Anti- und Asepsis in der Gynäkologie.

7.4.2 Chirurgie

Josef Lister. In der Chirurgie hat sich insbesondere der englische Operateur Lister (1827–1912) um die antiseptische Methode bemüht. Durch einen Zufall war er auf die keimtötende Wirkung der Karbolsäure aufmerksam geworden, auf deren desinfizierenden Effekt bereits 1860 der Franzose Jules Lemaire hingewiesen hatte.

❗ *Antisepsis:* (Bedingte) Vernichtung oder Hemmung der Wundinfektionserreger durch Desinfektionsmittel; durch den englischen Chirurgen (Lord) Joseph Lister (1827–1912) zuerst postuliert und in den sechziger und siebziger Jahren des 19. ahrhunderts in die Chirurgie eingeführt. Frühe Desinfektionsmittel waren Phenol- bzw. Karbolsäure und Sublimat (E. v. Bergmann); später setzte sich gespannter Dampf (Schimmelbusch-Trommel) durch (vgl. Asepsis).

Listers Versuche mit Karbolsäure. Lister, der durch die Arbeiten Pasteurs beeindruckt und beeinflusst wurde, war am Ende der sechziger Jahre des 19. Jahrhunderts zunächst der Desinfektionswirkung von Chlorzink, Sulfid und Phenol nachgegangen, hatte sich dann aber aus Kostengründen und wegen der größeren Wirksamkeit allein auf Versuche mit Karbolsäure konzentriert. Hinter diesen Versuchen stand die Einsicht, dass man die Wunde vor dem Kontakt mit der Luft und den in ihr enthaltenen Luftkeimen schützen müsse. Deshalb kam es darauf an, den gesamten Operationsbereich durch die Zerstäubung des Desinfektionsmittels quasi einzunebeln. Dieses Verfahren steigerte die Effektivität der Maßnahme und verringerte noch dazu ihre Kosten. Die erste Publikation der neuen Methode datiert aus dem Jahre 1867.

In Deutschland wurde dieses antiseptische Verfahren vor allem durch *Richard von Volkmann* (1830–1889) eingeführt. Tatsächlich gelang es, die Infektionshäufigkeit durch den Einsatz von zerstäubter Karbolsäure drastisch zu reduzieren. Ein weiteres bewirkte die Reinigung der Instrumente und der Hände der Operateure.

Nachteile der Karbolsäure. Neben diesen unbestrittenen Vorteilen war aber die Einnebelung des Operationstisches mit Karbolsäure für Ärzte und Schwestern nicht gefahrlos. Allergische Reaktionen, Hautverätzungen und sogar Nieren- und Leberschädigungen, die durch das Einatmen der Karbolsäuredämpfe bewirkt wurden, häuften sich. Darüber hinaus zeigte sich aber auch im Laufe der Jahre, dass ganz offensichtlich die Bakteriendichte und die Bakterienvermehrung in der Luft überschätzt worden war. Beide Erkenntnisse haben schließlich dazu geführt, dass das Karbolzerstäubungsverfahren aufgegeben wurde.

Andere Desinfektionsmethoden. Die durch *Ernst von Bergmann* (1836–1907) propagierte **Sublimat-Desinfektion** (HgC_{12}) lieferte zunächst Ersatz, war aber auch nicht ungefährlich.

Dem Berliner Assistenten Ernst von Bergmanns, *Curt Schimmelbusch* (1860–1895), gelang dann in den achtziger Jahren der Nachweis, dass strömender heißer Wasserdampf die keimtötende Wirkung der Karbolsäure bei weitem übertreffen konnte. Ausgehend von dieser Beobachtung konstruierte Schimmelbusch Dampfsterilisatoren, die bald nach seinem Namen benannt als *Schimmelbusch-Trommeln* in den Handel kamen. In ihnen konnte mit gespanntem Dampf endlich eine nahezu hundertprozentig Sterilisation der Operationsinstrumente durchgeführt werden.

Eine wirklich aseptische Operationstechnik war allerdings erst möglich, nachdem sich auch systematische Handwaschungen, die Desinfektion des Operationsfeldes und schließlich das Tragen von hauchdünnen Gummihandschuhen durchgesetzt hatten. Um die Desinfektion der Hände mit den weniger aggressiven Mitteln Seife und Alkohol hat sich in den späten achtziger Jahren des 19. Jahrhunderts insbesondere *Paul Fürbringer* (1849–1930) verdient gemacht. Die Desinfektion des Operationsfeldes durch Aufstreichen von Jodtinktur, wie sie bis weit in unser Jahrhundert praktiziert wurde, geht auf *Antonio Grossich* (1849–1926) zurück, während *Paul Friedrich* (1867–1925) in Deutschland und *William Stuart Halsted* (1852–1922) in Amerika das Tragen von Gummihandschuhen einführten.

Die Bestrebungen der Antisepsis und der Asepsis vereinigten sich etwa um die Jahrhundertwende, und das Bild des im Frack, ohne Mundschutz und ohne Gummihandschuhe operierenden Chirurgen verschwand allmählich.

7.5 Die neue Chirurgie und die Entstehung der klinischen Spezialfächer

Voraussetzungen. Obwohl die Chirurgie des 19. Jahrhunderts natürlich nicht zu den neuen Spezialfächern der klinischen Medizin gehörte, war ihre Fortentwicklung und Differenzierung dennoch verantwortlich für die Abspaltung einer Reihe ehemals chirurgischer Spezialdisziplinen.

Eine wichtige Grundvoraussetzung hierfür war die Modernisierung der klassischen Chirurgie und ihre Umwandlung zu einer modernen klinischen Disziplin. Hierfür waren drei Faktoren vor allem verantwortlich:
- Die Durchsetzung des lokalistischen, organbezogenen Denkens auch in der Chirurgie, über dessen Entstehung bereits im Zusammenhang mit der »Geburt« der modernen Klinik berichtet wurde. Die Etablierung und Festigung des lokalistischen Denkens in der Chirurgie lieferte die entscheidende konzeptionelle Voraussetzung für die moderne Organchirurgie, die sich nun zunehmend als blutiges Hilfsmittel der internistischen Therapie, aber auch als Instrument klinischer Diagnostik verstand;
- die bereits besprochene Ausprägung der Anti- und Asepsis im Denken und Handeln auch der Chirurgen und
- die Erweiterung der chirurgischen Möglichkeiten durch die Einführung der Anästhesie seit der Mitte des 19. Jahrhunderts.

7.5.1 Die Entwicklung neuer Techniken und Methoden

Anästhesie. Zu den entscheidenden Entwicklungsstufen der Allgemein- und Lokalanästhesie gehörte die experimentelle Erprobung und Einführung der *Lachgasnarkose* durch den Amerikaner Horace Wells (1815–1848) im Jahre 1844; das Gas selbst, ein Distickstoffoxid (N_2O), hatte bereits 1799 Sir Humphrey Davy (1778–1829) entdeckt. Die Entwicklung der *Ätherinhalationsnarkosen* begann mit William Morton (1819–1868) und John Warren (1778–1856) zwei Jahre später; die Etablierung der *Chloroformnarkose* erfolgte zunächst in der Gynäkologie durch J. Y. Simpson (1811–1870) und schließlich auch in der allgemeinen Chirurgie sowie in der zweiten Hälfte des 19. Jahrhunderts mit der Einführung der *Chloräthyl-Rauschnarkosen* durch von Hacker (1852–1933). In der Lokal- und Regionalanästhesie stand am Anfang die Einführung der *Kokain-Infiltrationsanästhesie* durch C. L. Schleich (1859–1922) sowie die Entwicklung der *Leitungsanästhesie* durch den Amerikaner William Stuart Halsted (1852–1922) und den Deutschen M. Oberst (1849–1925).

Operationsmethoden. Unter Zuhilfenahme dieser drei neuen und für die moderne Chirurgie grundlegenden Techniken konnte sich auch die Operationsmethode vor allem in der zweiten Hälfte des 19. Jahrhunderts entscheidend weiterentwickeln. Langdauernde Baucheingriffe waren nun möglich, was insbesondere der Magenoperationstechnik zugute kam.

Ihre neuen Grundlagen wurden vor allem durch den österreichischen Chirurgen *Theodor Billroth* (1829–1894) gelegt. Billroth, der sich auf neue Nahtmethoden von A. Lembert (1802–1851) und E. Albert (1841–1900) stützen konnte, führte 1881 die erste erfolgreiche Magenresektion durch. Auch die Fortentwicklung der Magenteilresektion ging auf Billroth zurück. Solche Operationen wurden ebenfalls bereits vor 1900 durchgeführt. Noch heute stützt sich die Chirurgie auf die von Billroth entwickelten Techniken. Magenoperationen nach der 1881 entwickelten Methode *Billroth I* (Antrum-Pylorusresektion; Teilverschluss des Magens; End-zu-End-Vereinigung des Magenstumpfes mit dem Duodenum) sowie nach der 1885 erstmals erprobten Methode *Billroth II* (Resektion des erkrankten Magenabschnittes; Entfernung des Pylorus; blinder Duodenalverschluss und blinder Verschluss des Magens; Gastroenterostomie) sind noch heute gängige Verfahren. Auch die chirurgischen Fachtermini »Billrothsche Jammerecke« (nahttechnisch kritische Region bei Magenoperationen nach Billroth) und »Billrothsches Syndrom« (bei der Pylorushypertrophie) erinnern an den großen Chirurgen.

Eine bedeutende Weiterentwicklung für die **Unfall- und Verletzungschirurgie** war die Einführung der Extremitätenoperation in absoluter Blutleere (1854) durch den Kieler Chirurgen *Friedrich von Esmarch* (1823–1908). Kompliziertere und länger dauernde Operationen im Gefäßbereich, eine gründlichere Blutstillung und eine vorsichtigere Gefäßversorgung waren allerdings erst durch die Einführung der Inhalationsnarkosen möglich. An die Stelle des alten Glüheisens traten nun der Thermokauter und die Blutstillungsverfahren durch Gefäßunterbindung und Umstechung. Sie alle sind noch heute gültige Methoden in der Chirurgie, wenngleich die Elektrokauterisation die alte Thermokauterisation abgelöst hat.

7.5.2 Die neuen Spezialdisziplinen

Aus der alten Chirurgie entwickelte sich eine Reihe chirurgischer Teilbereiche zu eigenständigen Spezialdisziplinen. Zu ihnen gehörten die Ophthalmologie, die chirurgische Urologie, die Oto-Rhino-Laryngologie, aber auch der operative Zweig der modernen Orthopädie.

Ophthalmologie. Bereits am Anfang des Jahrhunderts waren kleine Augenkliniken in Budapest und Erfurt gegründet worden. Den ersten Lehrstuhl für Ophthalmologie besetzte *Georg Joseph Beer* (1763–1821) im Jahre 1812 in Wien, nachdem er dort bereits 1805 eine erste Klinik für Augenkranke eröffnet hatte. Eine entscheidende Weiterentwicklung auf dem Gebiet der ophthalmologischen Diagnostik waren die Erfindung des *Augenspiegels* durch H. von Helmholtz (1821–1894) im Jahre 1851 sowie die Entwicklung des *Perimeters* durch Richard Förster (1825–1902). Entscheidende Schritte in der Weiterentwicklung der ophthalmologischen

Operationstechnik stellten die erste *Glaukom-Iridektomie* durch Albrecht von Graefe (1828–1870) im Jahre 1856 und nach der Jahrhundertwende die erste erfolgreiche *Keratoplastik* durch Eduard Zirm (1863–1944) im Jahre 1906 dar.

Otologie und Laryngologie. Die Abspaltung dieser beiden Spezialdisziplinen von der Chirurgie und der Inneren Medizin vollzog sich in den sechziger Jahren des vergangenen Jahrhunderts. Bereits 1863 gründete J. C. A. Lucae (1835–1911) eine erste private Poliklinik für Otologie in Berlin. Die erste Professur für Oto-, Rhino- und Laryngologie erhielt Otto Körner (1858–1913) im Jahre 1894 in Rostock. Wichtige Instrumente, die einer Verbesserung der oto-rhino-laryngologischen Diagnostik dienten, waren der durch Manuel Gracea (1805–1906) und Ludwig Türck (1810–1868) entwickelte *Kehlkopfspiegel* sowie der *Ohrentrichter* und die *Parazentesenadel*, die durch den bereits erwähnten J. C. A. Lucae eingeführt wurden.

Orthopädie. Ebenfalls aus der Inneren Medizin und der Chirurgie gleichermaßen leitete sich die 1741 bereits von Nicolas Andry (1658–1742) als »Orthopädie« bezeichnete Kunst ab, Deformitäten des kindlichen Körpers zu verhüten und zu heilen. Durch verbesserte *Bandagiertechniken*, orthopädische Apparate, Prothesen, Schienen und Bruchbänder wurde diese konservative Disziplin im 19. Jahrhundert vervollkommnet. Neue *chirurgische Techniken*, insbesondere in der knöchernen Extremitäten-, Gelenk- und Wirbelsäulenchirurgie, wurden am Ende des Jahrhunderts entwickelt.

Der eigentliche Disziplinbildungsprozess vollzog sich freilich erst nach der Jahrhundertwende. Wegmarken waren die Gründung der Deutschen Gesellschaft für Orthopädische Chirurgie im Jahre 1901, die Eröffnung der ersten staatlichen Orthopädischen Klinik in München (1903), die Etablierung der Krüppelfürsorge 1905 und die Arbeitsaufnahme der ersten Krüppelanstalt im Jahre 1906. In diesem Jahr gab es im Deutschen Reich mehr als 100.000 jugendliche Krüppel, von denen über 50.000 heimbedürftig waren. Ihnen standen aber nur 4.000 Heimbetten zur Verfügung.

Neue klinische Spezialfächer entstanden aber auch aus der alten Inneren Medizin. So etwa die Pädiatrie, die Dermatovenerologie, die Neurologie und schließlich auch die Psychiatrie.

Pädiatrie. Sie fußte im 19. Jahrhundert auf den Ergebnissen der Französischen Klinik des frühen 19. Jahrhunderts. Zu Begründern dieser Disziplin wurden *Charles Billard* (1800–1832) in Frankreich und *Charles West* (1816–1898) in England. Das französische Beispiel machte bald auch in Deutschland Schule. So wurde im Jahre 1830 an der Berliner Charité unter Leitung von *S. F. Barez* (1790–1856) und *H. F. L. Ebert* (1814–1872) das erste Kinderkrankenhaus mit Poliklinik eröffnet. Außeruniversitär eröffnete 1838 in Breslau die erste Klinik. In England nahm eine Kinderklinik 1852 in London ihre Arbeit auf. Die größte und modernste Kinderklinik entstand im Jahre 1890 als Kaiser- und Kaiserin-Friedrich-Kinderkrankenhaus unter *A. Baginsky* (1843–1918) in Berlin. Säuglingsfürsorge und das Bemühen um eine Reduzierung der hohen Kindersterblichkeit rückten zunehmend auch ins Zentrum staatlichen Interesses, ein Vorgang, der nach der Jahrhundertwende (1909) durch die Gründung einer Reichsanstalt zur Bekämpfung der Säuglings- und Kindersterblichkeit unter *A. Keller* (1868–1934) Ausdruck fand.

Dermato-Venerologie. Sie schließlich war als Subdisziplin der Inneren Medizin bereits durch die systematische Klassifizierung dermatologischer Krankheiten durch *Josef Jakob Plenck* (1738–1807) und *A. Ch. Lorry* (1726–1783) am Ende des 18. Jahrhunderts erfolgt. Die neuen Entwicklungen in der pathologisch-anatomischen Betrachtungsweise wurden insbesondere durch die Wiener Ferdinand von Hebra (1816–1880) und Carl von Rokitansky auf die Dermatologie übertragen.

Entscheidend für die Spezialisierung und Weiterentwicklung dieses Faches war schließlich die Entwicklung der Bakteriologie und der damit verbundene Nachweis infektiöser Hauterkrankungen. Zu den wichtigsten *Erregernachweisen* im Bereich der Dermatologie gehören der der Gonorrhö durch Neisser (1879), des Lepra-Erregers durch Hansen (1873) und der Nachweis von Tuberkelbakterien in lupösem Gewebe im Jahre 1884. Gegen Ende des Jahrhunderts gelang es *Ph. Ricord* (1800–1889), die Krankheitsbilder der Syphilis und der Gonorrhö durch Erregerdifferenzierung voneinander zu trennen. Die mykologische Dermatologie war bereits vor der Bakteriologie durch Lukas Schönlein und Robert Remak in der ersten Hälfte des 19. Jahrhunderts begründet worden.

Zu den grundlegendsten Neuerungen im Bereich der Fächerdifferenzierung und Spezialisierung in der klinischen Medizin des 19. Jahrhunderts gehört die Entwicklung der modernen Psychiatrie. Ihr soll daher im Folgenden ein eigenes Kapitel gewidmet werden.

7.6 Geisteskrankheit ist Gehirnkrankheit – die neue klinische Psychiatrie

Über die Befreiung der Geisteskranken von den Ketten wurde bereits im Kapitel über die Anfänge der klinischen Medizin berichtet. Die Herauslösung der Geisteskrankheiten aus ihrer diskriminierenden Isolierung

7.6 · Geisteskrankheit ist Gehirnkrankheit

durch Philippe Pinel (1745–1826) am Übergang zum 19. Jahrhundert bildete die entscheidende Grundlage für den fortschreitenden Prozess ihrer weiteren Entkriminalisierung, aber auch ihrer Entmystifizierung.

Anfänge. Der neue Lokalismus in der Medizin des beginnenden 19. Jahrhunderts konnte vor diesem Hintergrund auch in der Psychiatrie Fuß fassen, und unter seinem Einfluss begann ein Prozess, an dessen Ende die Geisteskrankheiten zu lokalisierbaren Hirnkrankheiten avanciert waren. Geisteskrankheiten waren zu Symptomen neuropathologischer Organveränderung geworden. Am Anfang dieses Entwicklungsprozesses standen die neuen Erkenntnisse in der *Gehirnpathologie,* die sich bereits in der ersten Hälfte des Jahrhunderts auf den Zusammenhang von umschriebenen Bereichen des Gehirns mit spezifischen psychophysiologischen Funktionen bzw. Funktionsstörungen konzentriert hatte.

Im Mittelpunkt dieser Entwicklung stand der französische Arzt und Anthropologe *Paul Broca* (1824–1880). Seine Arbeiten über die *Lokalisation von Gehirnfunktionen* waren bahnbrechend für die weitere Entwicklung der Psychiatrie und schließlich auch der Neurophysiologie. Broca gelang es 1861 erstmals, anhand eines Falles von motorischer Aphasie das motorische Sprachzentrum bei Rechtshändern in der linken Großhirnhemisphäre zu lokalisieren. Wenngleich spätere Forschungen gezeigt haben, dass diese erste neurophysiologische Funktionszuordnung nicht ganz exakt gelungen war, so bestehen doch an der Bedeutung dieser Entdeckung keine Zweifel. Sie gab den Anstoß zu einer systematischen Erforschung weiterer Gehirnfunktionen.

7.6.1 Die somatische Psychiatrie

Wichtige Vertreter. In Deutschland war es vor allem der Stuttgarter *Wilhelm Griesinger* (1817–1868), ein Schüler Schönleins, der seit der Mitte des Jahrhunderts darauf bestand, dass jeder psychischen Störung eine physiologisch-pathologische Gehirnveränderung zugrunde liegen müsse. Griesinger, der seine Theorie von der Geisteskrankheit als Gehirnkrankheit 1845 publizierte, wurde zum Begründer der wissenschaftlichen Somatopsychiatrie, die sich fortan vor allem auf die genaue Analyse des klinisch-pathologischen Erscheinungsbildes, eine genaue Untersuchung des psychologischen Status und auf die permanente Überprüfung des pathologisch-anatomischen Bildes in der Psychiatrie stützte. Griesingers *somatisch-empirische Richtung* der Psychiatrie bemühte sich um einen Ausgleich zwischen den ausweglos zerstrittenen Somatikern und Psychologen am Anfang des 19. Jahrhunderts.

Neben Griesinger waren es vor allem der Wiener Psychiater **Theodor Meynert** (1833–1892), **Carl Wernicke** (1848–1905) in Berlin und Breslau und **Emil Kraepelin** (1856–1926) in Dorpat, Heidelberg und München, die sich um die neue somatische Psychiatrie verdient gemacht haben. Meynert, dem eine Vielzahl von Entdeckungen zur Anatomie und Physiologie des Gehirns zuzuschreiben sind, war zwischen 1889 und 1892 Herausgeber der *Jahrbücher für Psychiatrie*, des ersten Forums der neuen Gehirnkrankheitslehre.

Wernicke beschrieb die sensorische Aphasie, die Alexie und Agraphie und gab zwischen 1897 und 1904 einen anatomisch-pathologischen Atlas des Gehirns heraus.

Emil Kraepelin ist vor allen Dingen wegen seiner Klassifikation der Geisteskrankheiten nach organischen Gesichtspunkten (1883) wichtig geworden. Diese Klassifikationsversuche wurden in einem *Kompendium* (1883) und in seinen *30 Vorlesungen über Psychiatrie* (1901) publiziert. Auch die konzeptionelle Erfassung der Dementia praecox und des manisch-depressiven Irreseins geht auf Kraepelin zurück. Für die Medizingeschichte ist insbesondere sein 1918 publizierter Rückblick auf *Hundert Jahre Psychiatrie* wichtig.

Erwähnenswert ist neben Meynert, Wernicke und Kraepelin aber auch der Schweizer Psychiater **Paul Eugen Bleuler** (1857–1939), der die Psychosen in die Gruppe der zyklischen Erkrankungen und in den Formenkreis der Dementia praecox unterteilte. Der Begriff der Schizophrenie geht auf ihn zurück.

Der Griesinger-Schüler **Richard von Krafft-Ebing** (1840–1903) hat sich ebenfalls um eine Klassifizierung der psychischen Erkrankungen nach ihren Verläufen und nach vergleichbaren Elementen in der jeweiligen Symptomausprägung bemüht. Für diesen Versuch steht sein dreibändiges *Lehrbuch der Psychiatrie,* das 1879 erschien. Krafft-Ebing gilt darüber hinaus als Begründer der Sexualpsychiatrie, die in seiner *Psychopathia Sexualis* (1886) niedergelegt ist. Beide Lehrbücher waren außerordentlich erfolgreich und erlebten viele Neuauflagen. Krafft-Ebings hypnotische Experimentalstudien (1888) leiten zum nächsten Kapitel über.

7.6.2 Gegenströmungen – die Anfänge der Psychotherapie

Die hypnotische Psychiatrie. Trotz seiner anfänglich großen Überzeugungskraft erwies sich der Somatizismus in der Psychiatrie des ausgehenden 19. Jahrhunderts bald auch als begrenztes Erklärungsmodell psychopathologischer Vorgänge. Komplexere Phänomene geistiger Störungen waren durch die pathophysiologischen und anatomisch patholo-

7.6 · Geisteskrankheit ist Gehirnkrankheit

gischen Möglichkeiten der Diagnostik nicht immer zu erfassen. Auch die therapeutischen Möglichkeiten erschöpften sich bald. In dieser Situation griffen einige Psychiater auf alternative Angebote zur Erkennung und – zaghaft zunächst – auch zur Therapie seelischer Krankheiten zurück, die bereits im 18. Jahrhundert als Vorformen der Hypnose bzw. der Hypnotherapie entwickelt worden waren.

Unter den Vorgängern dieser Methoden war es vor allem *E. A. Mesmer* (1734–1815), der durch seine magnetische Methode des Mesmerismus im Grunde nichts anderes als eine frühe Variante der Hypnose entwickelt hatte.

Von Mesmer beeinflusst war auch der englische Arzt *James Braid* (1795–1860), der sich insbesondere um den Zusammenhang von Hypnose und Suggestion bemühte. Seine Methode, die Induzierung eines hypnotischen Schlafes durch die Fixierung eines pendelnden oder festen Gegenstandes, wird auch als *Braidismus* bezeichnet.

Auf Braid wiederum fußten erste methodische Ansätze zu einer Ausnutzung der Hypnose im Sinne der Psychotherapie. Diese Versuche verbinden sich mit dem Namen des französischen Arztes *Jean M. Charcot* (1825–1893). Charcot, der führende Kopf in der *Pariser Schule* der hypnotischen Psychiatrie, bewertete die in der Hypnose erhöhte Erinnerungsfähigkeit als einen wichtigen Schritt auf dem Weg zur individuellen Versachlichung und Neutralisierung seelischer Konflikte. Hysterische Symptome, so die Auffassung der Pariser Schule, seien durch Hypnose oder auch durch seelische Ausnahmezustände (Psycho-Schock, Psycho-Trauma) bei Männern und Frauen induzierbar, die Hypnosefähigkeit selbst bereits ein Symptom angeborener hysterischer Schwäche.

Im Zusammenhang mit populären Strömungen des Hypnotismus müssen auch die Autosuggestionsversuche des französischen Apothekers *Émile Coué* (1857–1926) erwähnt werden. Coué war von Liébeault und Bernheim beeinflusst und publizierte seine Lehre 1922 unter dem Titel *La maîtrise de soi-même par l'autosuggestion consciente*.

Parallel zu der Pariser Schule bildete sich in Nancy um *Ambroise-Auguste Liébeault* (1823–1904) und *H. M. Bernheim* (1840–1919) eine zweite Schule der hypnotischen Psychiatrie, die jedem Gesunden bis zu einem gewissen Grad bereits Hypnosefähigkeit zusprach. Übergänge zwischen psychischer Gesundheit und psychischen Krankheiten seien fließend.

Sigmund Freud (1856–1939). Bei beiden Schulen (Paris 1885/86; Nancy 1889) hospitierte der Wiener Arzt Sigmund Freud, nachdem er durch seinen Freund und Kollegen *Joseph Breuer* (1842–1925) in Wien bereits in die hypnotherapeutischen Techniken eingeführt worden war. Die französischen Eindrücke bildeten zunächst die Grundlage des psychotherapeutischen Arbeitens der beiden Wiener Kollegen Freud und Breuer. Bald jedoch wuchs die Distanz zu Frankreich vor allem durch Breuers Entdeckung, dass hysterische Symptome nicht, wie es die Pariser Schule forderte, Zeichen einer angeborenen Degeneration des Hysterikers, sondern eher Ausdruck durch traumatische Erlebnisse erworbener und verdrängter, durch hypnotische Erinnerung aber immer wieder neu durchlebbarer und so schließlich auch zu bewältigender Erscheinungen sei *(Katharsis)*.

Während Breuer bei dieser Theorie von der Verdrängung allgemeiner traumatischer Erlebnisse und der Umwandlung der Verdrängungsenergie in hysterische Symptome ausging, war für Freud der Ursprung hysterischer Krankheitsbilder vor allem als Unterdrückung traumatisch-triebhafter Erlebnisse oder Phantasien zu erklären. Unterdrückungsenergie, so Freud, führe zu **Konversion**, d.h. zur Umwandlung traumatischer Erlebnisse und diese schließlich zur Ausbildung psychopathologischer Symptome (Traumatheorie).

An dieser unterschiedlichen Konzeption zerbrach die Zusammenarbeit zwischen Freud und Breuer bereits am Anfang der neunziger Jahre. Die hypnotische Methode Breuers sollte fortan in seinen therapeutischen Überlegungen keine Rolle mehr spielen. Stattdessen wandte sich Freud der Methode der freien Assoziation und der *Traumdeutung* zu. Mit der Schrift *Die Traumdeutung* (Leipzig/Wien 1900) beginnt im strengen Sinn die Entwicklung der Freudschen **Psychoanalyse**, deren Konzept freilich bereits vor 1900 skizziert worden war (Analyse 1894; Psychoanalyse 1896). Eine dritte Phase in der Konzeptualisierung psychotherapeutischer Methoden schloss sich mit der Entwicklung des **Struktur-Konzepts** in den Jahren 1920 bis 1929 an. Die psychoanalytischen Theorien Freuds und seiner Schüler werden im Kapitel 8 ausführlich dargestellt.

7.7 Der Wandel des Krankenhauses in der zweiten Hälfte des 19. Jahrhunderts

Auswirkungen der neuen klinischen Medizin. Die radikalen Veränderungen in der Medizin am Anfang des 19. Jahrhunderts, wie sie die Entstehung und Durchsetzung der modernen klinischen Methoden in Paris, Wien, Dublin und London mit sich gebracht hatten, blieben nicht ohne Konsequenzen für die Entwicklung des Krankenhauses:
- die Einführung physikalisch- und chemisch-diagnostischer Methoden in diese klinische Medizin,
- die Emanzipation der Physiologie von der Naturphilosophie und ihr Aufstieg zu einer modernen naturwissenschaftlich geprägten Wissenschaft und

7.7 · Der Wandel des Krankenhauses

- die neuen Konzepte und Grundlagen der Medizin, wie sie die Zellularpathologie und die Bakteriologie darstellten.

Bis zum Beginn des 19. Jahrhunderts war der Charakter der Krankenanstalten zwar gewissen Wandlungen unterworfen gewesen; an den alten Bindungen des Krankenhauses und seinen vielfältigen Funktionszuweisungen (Pflege der Armen, Herbergslosen, Alten und Kranken) hatte sich jedoch wenig verändert. Mit der Durchsetzung der neuen klinischen Medizin begann eine radikale Funktionseinengung auf die ausschließliche Behandlung von kranken Menschen, die sich im Verlauf des 19. Jahrhunderts, unter dem Eindruck einer zunehmend naturwissenschaftlich bestimmten Laboratoriumsmedizin, verstärkte.

Spätestens in der zweiten Hälfte des 19. Jahrhunderts bildeten die neuen naturwissenschaftlichen Methoden der Physiologie, der klinischen Chemie und der differenzierten physikalischen Diagnostik das neue Fundament einer Medizin, die sich radikal verändert hatte. Bedeutende Kliniker stehen mit ihren klinischen Leistungen und ihrer Publikationstätigkeit für diesen Wandlungsprozess, wie z. B.:

- der in Bamberg, Würzburg, Zürich und Berlin tätige *Johann Lukas Schönlein* (1793–1864),
- der physiologisch orientierte Internist und Begründer der wissenschaftlichen Thermometrie in der Medizin *Carl Reinhold August Wunderlich* (1815–1877),
- der Psychiater *Wilhelm Griesinger* (1817–1868),
- der Zellforscher, Neurophysiologe und Elektrotherapeut *Robert Remak* (1815–1865), der als erster jüdischer Arzt in Preußen habilitieren durfte (1847) und 1859 in Berlin außerordentlicher Professor wurde,
- der Chirurg *Wilhelm Roser* (1817–1888),
- *Karl von Pfeufer* (1806–1869) oder
- *Karl Friedrich Canstatt* (1807–1850).

Wissenschaftliche Publikationen. Die neuen Ziele und Methoden der klinischen Medizin fanden auch Ausdruck in einer Reihe neubegründeter wissenschaftlicher Zeitschriften, von denen die wichtigsten das von Johannes Müller (1801–1858) herausgegebene *Archiv für Anatomie, Physiologie und wissenschaftliche Medizin* (1834), die von Henle und Pfeufer edierte *Zeitschrift für rationelle Medizin* (1841–1869), Rosers und Wunderlichs *Archiv für physiologische Heilkunde* (1842–1859) und schließlich auch Virchows *Archiv für pathologische Anatomie und Physiologie und für klinische Medicin* (1847 bis heute) waren.

Wachstum und Ausdehnung. In den Krankenhäusern hatte sich das klinische Laboratorium am Ende des Jahrhunderts bereits einen unangefochtenen Platz erobert. Reagenzgläser, Messinstrumente, Brutschränke und physikalische Untersuchungsapparaturen bestimmten die Abläufe in Diagnose und Therapie, und die Dauer des Krankenhausaufenthaltes orientierte sich an seinem neuen Zweck, dem Erkennen und Heilen von Krankheiten.

Grundsätzliche Wandlungen hatten sich mittlerweile auch in der äußeren Form und der inneren Gestaltung des Krankenhauses ergeben. Anstalten mit mehr als 150 Betten waren nun in den großen Städten keine Seltenheit mehr. Überhaupt war das große städtische Krankenhaus – neben Kanalisation, Kasernen, Schlachthöfen und Küchen – zum wichtigen Aushängeschild für eine fortschrittliche Infrastruktur der Stadt am Ausgang des 19. Jahrhunderts avanciert.

Die Veränderungen der Bevölkerungsstruktur in den Städten führten insgesamt auch zu einer deutlichen Erhöhung der Hospitalzahlen, wie sich am Vergleich der Jahre 1876 und 1900 zeigen lässt. Fünf Jahre nach der Reichsgründung konnten im gesamten Reichsgebiet 3.000 Krankenanstalten ermittelt werden, die zusammen knapp 141.000 Betten aufwiesen. Nur 24 Jahre später (1900) war die Zahl der Krankenhäuser bereits auf 6.300 gestiegen, und auch die Bettenzahl hatte sich mit 370.000 mehr als verdoppelt. Der neue Charakter der klinischen Laboratoriumsmedizin und die explosive Entwicklung in den Bettenzahlen erforderten selbstverständlich auch mehr Krankenhausärzte. Ihre Zahl stieg von 334 im Jahre 1876 auf annähernd 2.000 an der Wende zum 20. Jahrhundert. Der prozentuale Anteil der Krankenhausärzte war gleichzeitig von 2,8 auf über 9 % geklettert.

Bauliche Veränderungen. Am Ende des Jahrhunderts wurden auch die architektonischen Veränderungen greifbar, die das neue Krankenhaus charakterisierten. Hinter den roten Backsteinfassaden der neuen Gesundheitsanstalten wurden die Patienten nun nach Kriterien der Infektiosität, der Geschlechtszugehörigkeit, aber auch nach internistischen und chirurgischen Gesichtspunkten getrennt. Das Korridorkrankenhaus mit seiner Abteilungsdifferenzierung war Ausdruck dieser Trennungsbemühungen. Ihre tieferen Gründe lagen freilich in der Spezialisierung der Medizin, in der Weiterentwicklung der neuen Hygiene und in der durch sie geweckten Angst vor den neuen Krankheiten des Krankenhauses. Anders geworden waren auch die Gerüche in den Krankenhäusern. Noch bis zur Mitte des Jahrhunderts hatte der Gestank von Verwesung und Absonderungen Ärzten und Patienten den Aufenthalt und die Arbeit im alten Typus des Krankenhauses zur Qual gemacht. Nun bestimmten Karbol und Äther die Atmosphäre der Kliniken, wobei nicht unerwähnt bleiben darf, dass die Sonderformen der nach 1900 entstandenen Pavil-

7.7 · Der Wandel des Krankenhauses

lon- und Barackensysteme auch eine regelmäßige und schnelle Lüftung der Kranken- und Behandlungsräume gestatteten.

Wandel der Pflegetätigkeit. Neben diesen Veränderungen ergaben sich auch im Bereich der Krankenhauspflege tief greifende Wandlungen. Ein bedeutendes Leitmotiv der Krankenhauspflegetätigkeit blieb zwar noch die christliche Nächstenliebe, das Motivationsspektrum erweiterte sich aber. Neben die alte und um 1900 mit über 24.000 Barmherzigen Schwestern immer noch dominierende Gruppe der katholischen Ordensfrauen im Pflegedienst traten seit der Gründung des »Vereins für Bildung und Beschäftigung evangelischer Diakonissen« im Jahre 1836 und des ersten Diakonissen-Mutterhauses durch **Theodor Fliedner** (1800–1864) auch evangelische Pflegeschwestern in den Krankendienst ein. Dieser Umstand signalisierte nicht zuletzt auch den Wandel zum *neuen Berufsbild der Krankenschwester* und gab daneben Anlass zu einer beeindruckenden Gründungswelle von Diakonissen-Mutterhäusern.

Von insgesamt annähernd 13.000 Diakonissen waren im Jahre 1900 bereits mehr als 4.000 in der Krankenpflege tätig. Die männliche Krankenpflege dagegen stagnierte auf einem vergleichsweise niedrigen Niveau (1900: 1.292 Barmherzige Brüder, 1.731 Diakone).

Daneben rückte die Krankenversorgung als wichtigste Dienstleistung des sozial-karitativen Sektors auch in den Interessenbereich *säkularer bürgerlicher Wohlfahrtspflege* und wurde zu einem wichtigen, ja zum einzigen Bildungs- und Beschäftigungsfeld der bürgerlichen Frau. Mit dem Schritt in den sozial akzeptierten Pflegedienst am Krankenhauspatienten eröffnete sich gleichzeitig eine Möglichkeit, der wohlbehüteten Verbannung ins bürgerliche Haus zu entgehen. Der Krankenpflegedienst wurde als wichtiger Dienst der bürgerlichen Frau an der Gesellschaft interpretiert, und es verwundert nicht, dass insbesondere die für das »Vaterland verwundeten Krieger« in den besonderen Interessenbereich der säkularen, bürgerlichen Krankenpflege rückten. Im Jahre 1860 hatte Rudolf Virchow bereits ausdrücklich eine qualifizierte *Krankenpflegeausbildung* außerhalb der kirchlichen Organisationen gefordert. Dieser Wunsch ging bedingt durch die Erfahrung des Deutsch-Französischen Krieges nach der Reichsgründung in Erfüllung, als sich die vaterländischen Frauenvereine vom Roten Kreuz mit ihren zahllosen lokalen Unterorganisationen dieser Aufgabe annahmen.

7.8 Sozialmedizin und Sozialgesetzgebung

7.8.1 Anfänge des Arbeitnehmerschutzes

Die technisch-industrielle Revolution in der ersten Hälfte des 19. Jahrhunderts und das Aufblühen des industriellen Frühkapitalismus in England und Deutschland führte zu sozialen und gesundheitlichen Benachteiligungen der arbeitenden Bevölkerung, die den Zeitgenossen nicht verborgen blieben und nach gesetzlichen Maßnahmen verlangten.

Gesetzliche Regelungen in England und Deutschland. In England, das mit seinen industriellen Ballungszentren bereits an der Wende zum 19. Jahrhundert die wesentlichen Charakterzüge der industriekapitalistischen Entwicklungen in den anderen europäischen Nationen vorwegnahm, wurden auch am frühesten gesetzliche Regelungen zur Reduzierung wenigstens der übelsten Auswüchse der neuen Ausbeutungsformen menschlicher Arbeitskraft verabschiedet. Markante Daten dieser Entwicklung waren:

- die gesetzliche Einschränkung der Kinderarbeit im Jahre 1802,
- das Verbot der bargeldlosen Arbeiterentlohnung mit Firmenprodukten (Trucksystem) im Jahre 1831 und
- die mit einer gesetzlichen Regelung der Kinderarbeit verbundene Aufhebung der Arbeitssklaverei im Jahre 1833.

Im Rahmen dieser Regelung wurde die *maximale Wochenarbeitszeit* für Kinder unter dreizehn Jahren auf 48 Stunden, die der Jugendlichen bis zur Vollendung des 18. Lebensjahres auf 69 Wochenstunden festgelegt. Im Jahre 1847 schließlich bildete die Einführung des zehnstündigen Arbeitstages für Frauen und Kinder den Höhepunkt und vorläufigen Abschluss des gesetzlichen Ausbeutungsschutzes für Kinder, Jugendliche und Frauen.

Allenfalls zu Ansätzen einer vergleichbaren Regelung ist es 1839 in *Preußen* gekommen. In diesem Jahr wurde gesetzlich festgelegt, dass Kinder erst mit dem zehnten Lebensjahr mit maximal neunArbeitsstunden täglich in den Produktionsprozess eingegliedert werden durften.

Diese Regelung in England und in Preußen stellte allerdings nur einen *minimalen Schutz* für die schwächsten Arbeitnehmer dar. Überdies bestand er kaum mehr als auf dem Papier, denn seine Einhaltung konnte nicht überprüft werden. Männer waren in den gesetzlichen Regelungen nicht berücksichtigt, und von einer Kranken-, Unfall- oder gar einer Invaliditätsfürsorge durch die Arbeitgeber oder durch den Staat konnte nicht einmal in Ansätzen die Rede sein. Im Gegenteil, die Arbeiter selbst bildeten häufig freie Gesundheitskassen, in deren Leistungsgenuss sie aber nur bei regelmäßigen Einzahlungen kamen.

7.8.2 Die Entstehung der Sozialmedizin

Ausgangssituation. Insbesondere in den großen industriellen Ballungszentren führte die Schwächung durch Arbeit, durch mangelhafte Ernährung und durch unhygienische Lebensbedingungen zu einer Zunahme von Krankheit und Tod, die wir uns heute kaum mehr vorstellen können. Die Verschlechterung der Situation betraf auch solche ländlichen Gebiete, in denen die Bevölkerung auf einen Broterwerb durch meist miserabel bezahlte Heimarbeit und Manufakturproduktion angewiesen war. Als um die Jahrhundertwende schließlich auch Ärzte auf diese sozialen Missstände aufmerksam wurden, war dies die Geburtsstunde eines Wissenschaftszweiges, der nach 1900 in Deutschland als *Sozialhygiene* und später als Sozialmedizin eine breite Resonanz finden sollte.

Sozialpolitische Ideen. Die Anfänge dieses Wissenschaftszweiges waren eng verknüpft mit den sozialpolitischen Ideen des deutschen bürgerlichen Revolutionsversuchs um 1848 und verbinden sich mit den Namen ***Salomon Neumann*** (1819–1908) und **Rudolf Virchow** (1821–1902). Salomon Neumann hatte bereits in seiner 1847 erschienenen Schrift über *Die öffentliche Gesundheitspflege und das Eigentum* zum ersten Mal in aller Deutlichkeit die »Soziale Natur der Heilkunst« unterstrichen. Auch Rudolf Virchow betonte in der von ihm und Rudolf Leubuscher herausgegebenen Wochenschrift *Die medicinische Reform* (1848/49) wiederholt die These vom sozialen Charakter der Medizin, die sich unmittelbar auch der allgemeinen Arbeits- und Lebenssituation der Bevölkerung zuzuwenden habe. Obwohl bei Virchow die Bedeutung der sozialen Medizin im Dienste einer öffentlichen Gesundheitspflege mit besonderem Blick auf epidemiologische Aspekte sehr deutlich im Zusammenhang mit dem sozialen Charakter von Krankheit, dem Zusammenhang von »Krankheit und sozialer Lage«, thematisiert wurde, ist es in den folgenden Jahrzehnten nicht zu einer weiten Verbreitung dieser Ansichten gekommen.

Hygiene und Bakteriologie. Der beispiellose Aufschwung der naturwissenschaftlichen Medizin, an ihrer Spitze die experimentelle Hygiene, und endlich der Bakteriologie konnte die Durchsetzung der revolutionären Programme Neumanns, Virchows und anderer (Erforschung der sozialen Determiniertheit des Menschen in Gesundheit und Krankheit) nicht begünstigen. Stattdessen entwickelten sich die experimentelle Hygiene und Bakteriologie zu unangefochtenen »Leitwissenschaften« in der ersten Entwicklungsphase des modernen öffentlichen Gesundheitswesens. Ihre Erfolge, wie etwa der Sieg über die Cholera, redeten eine deutliche Sprache. Öffentliche Gesundheitspflege wurde von ihren Trägern vor dem Hintergrund dieser Wissenschaftsentwicklung in kurativer wie auch in präventiver Hinsicht vorrangig als disziplinierende *Hygienisierung* der Bevölkerung, vor allem der städtischen Unterschichten interpretiert. Ihre Organisation und Wirkungsentfaltung entsprach einerseits dem obrigkeitsstaatlichen Muster vertikaler Intervention, ermöglichte daneben aber auch das Entstehen eines Dienstleistungsnetzes kirchlicher *Fürsorgestellen* (Innere Mission, 1848; Caritas, 1885) und *wohlfahrtspflegerischer Vereine* (Deutscher Verein für öffentliche und private Fürsorge, 1880) des Zweiten Kaiserreichs.

7.8.3 Die Bismarcksche Sozialgesetzgebung

Neben diesen Formen der ärztlichen und privatfürsorgerischen Intervention wurde seit den späten sechziger Jahren auch staatlicherseits über die Möglichkeiten einer modernisierenden Sozialgesetzgebung nachgedacht. Die preußische Gewerbeordnung des Jahres 1869 wies hier erste, wenngleich wenig befriedigende Ansätze auf. Es folgten Reichstagsinitiativen und schließlich im Jahre 1878 eine Novelle, die die Sicherheitsvorschriften in den Industriebetrieben verschärfte, den Arbeitsschutz für Kinder, Jugendliche und Frauen ausdehnte und das Truckverbot erweiterte.

Sozialreform des Reiches. Die Vielzahl der Einzelinitiativen, die auch in den Teilmonarchien des Reiches erfolgten, legte die Formulierung eines einheitlichen Sozialgesetzes nahe, das seit dem Beginn der achtziger Jahre auf Initiative Bismarcks vorbereitet wurde. Sein Inhalt sollte sich auf den Unfallschutz, die Krankenversorgung der Arbeiter und schließlich auf deren Invaliditätsabsicherung erstrecken. In einer kaiserlichen Botschaft an das Volk vom 17. November 1881 wurde das entsprechende Gesetzgebungspaket angekündigt. Damit wurde auch in aller Deutlichkeit unterstrichen, dass es sich nicht um Reformen handle, die durch den Druck der Straße oder als Ergebnis sozialistischer Forderungen entstanden waren, sondern um eine Sozialreform von oben. Die Idee dieser Reform fügte sich daher auch in das Muster der übrigen vertikalen, patriarchalen Sozialinterventionen des Zweiten Deutschen Kaiserreichs.

Sozialversicherungen. Immerhin, gemessen an ihren Vorteilen für die arbeitende Bevölkerung und verglichen mit der Situation in den anderen jungen aufstrebenden Industrienationen Europas muss die deutsche Sozialgesetzgebung, die der kaiserlichen Ankündigung in den Jahren 1883 bis 1889 folgte, als durchaus vorbildlich gewertet werden. Es handelte sich hierbei um drei gesetzliche Neuerungen:

- 1883 wurde ein Gesetz zur *Krankenversicherung* der Arbeiter verabschiedet, das Ortskrankenkassen schuf und die Versicherungsleistungen zu zwei Dritteln auf die Schultern der Arbeiter und zu einem Drittel auf die der Unternehmer legte. Darüber hinaus wurde den gewerblichen Arbeitern in den ersten 13 Wochen der Arbeitsunfähigkeit vom dritten Krankheitstag an eine Beihilfe gewährt. Eine Ausweitung dieser Regelung auf Transportarbeiter folgte im Jahre 1885, auf Landarbeiter ein Jahr später und auf alle Arbeiter im Jahre 1911.

— Als zweites Gesetz des vom Kaiser angekündigten Sozialversicherungspaketes folgte im Jahr 1884 das Gesetz über die *Unfallversicherung*, in dem die Einrichtung von Unfallkassen durch die Unternehmer vorgeschrieben und den Arbeitern eine finanzielle Unterstützung bei unfallbedingter Krankheit zugesprochen wurde.

— Das dritte Gesetz schließlich garantierte im Jahre 1889 als *Alters- und Invalidenversicherungsgesetz* jedem Lohnempfänger von seinem siebzigsten Lebensjahr an eine Rente. Die Versicherungslast wurde zu gleichen Teilen auf die Schultern von Staat, Arbeitgeber und Arbeitnehmer gelegt.

Insbesondere das Krankenversicherungsgesetz, das durch verschiedene Novellierungen erweitert und mit den anderen Gesetzen des Sozialversicherungspakets im Jahre 1911 schließlich zur *Reichsversicherungsordnung* zusammengefasst wurde, garantierte den Arbeitern durch ihre Mitbestimmung in den Ortskrankenkassen einen gewissen Einfluss, den sie nach der Aufhebung der Sozialistengesetze in die Hände ihrer vornehmlich sozialdemokratisch organisierten Arbeitervertreter legten.

Dieser Umstand ändert aber nichts an der Tatsache, dass es sich bei der vorbildlichen kaiserlichen Sozialgesetzgebung um keine Errungenschaften der Arbeiterbewegung handelte. Ihr Initiator Bismarck hatte erkannt, dass Unruhe und Unzufriedenheit in der Arbeiterschaft kaum durch repressive Maßnahmen zu unterdrücken, sondern entschieden besser durch eine Sozialreform von oben zu beschwichtigen seien, indem man den »Bedürfnissen des Sozialismus« entgegenkomme (Reichstagsrede vom 12. 6. 1882). Daher muss das Sozialversicherungspaket der Jahre 1883 bis 1889 in seinen politischen Intentionen als antisozialistische Maßnahme gedeutet werden, obgleich es in seinen objektiven Zielen den gesundheitlichen und sozialen Bedürfnissen der Arbeiterschaft entsprach.

7.9 Außenseitermedizin – alternative Heilmethoden des 19. Jahrhunderts

In einem Basistext zur Medizingeschichte muss der sog. Schulmedizin zwangsläufig der weitaus größte Platz eingeräumt werden. Konzeptioneller Wandel, wissenschaftlich-technischer Fortschritt und verfeinerte Diagnose- und Therapiemethoden waren weitestgehend an die Schulmedizin, d. h. an die jeweils herrschende akademische Lehrmedizin angebunden.

Immerhin hat es zu allen Epochen der Medizingeschichte alternative Regungen und Strömungen außerhalb des Hauptstranges der Medizingeschichte gegeben. Neben der »Main-Stream-Medicine« gab es immer auch eine »Fringe Medicine«, in der nicht selten Konzepte zutage traten, die langfristig auch die herrschende Schulmeinung beeinflussen sollten. Ein Beispiel hierfür ist die paracelsische Chemie des 16. Jahrhunderts, die chemisches Denken und den langfristigen Einzug der Chemie in die Medizin initiiert hat. Auch der Animismus des 18. Jahrhunderts ist zunächst eine Nebenströmung der Medizin, aus der in den folgenden Jahrzehnten aber viele neue Konzepte entstanden und ohne die die modernen Erkenntnisse und Verfahren der Tiefenpsychologie und Psychotherapie sich letztlich nicht hätten entwickeln können. Dass dies für die alternativen Heilverfahren und Lebenstheorien des 19. Jahrhunderts zumindest partiell in gleicher Weise gilt, hat sich in den vergangenen Jahrzehnten bereits angedeutet, und die Entwicklung scheint noch nicht abgeschlossen.

7.9.1 Die homöopathische Medizin

Anfänge. Alternative Heil- und Lebensweisen gehen bereits auf das letzte Jahrzehnt des 18. Jahrhunderts zurück und fußen in der Lebenskraft-Theorie des Berliner Arztes Christoph Wilhelm Hufeland. Hufelands vitalistische Grundthesen lassen sich durchaus mit einer anderen Gesundheits- und Krankheitstheorie der Zeit vergleichen, die insbesondere in der Therapie andere Wege einschlagen wollte.

Christian Friedrich Samuel Hahnemann. Ausgangspunkt des neuartigen Systems, das als homöopathische Medizin noch heute existiert und von Hahnemann (1755–1843) entwickelt wurde, ist die Kritik an der gefährlichen therapeutischen Praxis der Schulmedizin. Ihr werden lebensbedrohliche Arzneimittelverordnungen, exzessiver Aderlass und unnatürliche Eingriffe in den Prozess von Krankheit und Gesundheit vorgeworfen. Das therapeutische Prinzip der alten Medizin, auf Krankheiten mit Gegenmitteln zu reagieren (»contraria contrariis«), hatte tatsächlich zu einer Eskalation des Kräftevergleichs zwischen Krankheit und ärztlicher Therapie geführt.

Hahnemanns Krankheits- und Therapiekonzept. Hahnemann will hier neue Wege beschreiten. Krankheit entsteht bei ihm zunächst wie bei Hufeland aus einer »*Affektion*« *der Lebenskraft* durch krank machende Reize. Diese Lebenskraft ist ubiquitär, d. h. sie ist nicht an einem bestimmten Ort des Körpers gebunden und kann daher auch keiner bestimmten

Krankheitssystematik unterworfen werden. Wie für Hufeland ist auch für ihn Krankheit ein ganzheitliches Körperphänomen, und die Symptome von Krankheit äußern sich auch immer als ganzheitlicher Symptomkomplex. Sie sind am subjektiven Befinden des Patienten beobachtbar. Die Gesamtheit aller »wahrnehmbaren Zeichen« bildet die »Gestalt der Krankheit« (Organon, ½ 6).

Der Einsatz des Arztes hat sich auf eine *Stärkung der Lebenskraft* in all den Fällen zu richten, in denen diese Lebenskraft zur Selbstheilung nicht mehr in der Lage ist. Genau an dieser Stelle unterscheidet sich nun das Hahnemannsche System von allen anderen klassischen Systemen. Die Unterstützung des Arztes habe sich nämlich nicht im alten Sinne des contraria contrariis gegen die krank machenden Reize zu richten, sondern müsse ähnlich wie diese gerichtet sein. Sie sei damit nicht mehr allopathisch, sondern homöopathisch. Hahnemanns Konzept sah vor, dass der Arzt eine Kunstkrankheit erzeuge, indem er ein Medikament gebe, das der natürlichen Krankheit vergleichbare Symptome auslöse (»Similia similibus«-Prinzip). Auf diese Kunstkrankheit reagiere die Lebenskraft instinktiv mit einer Steigerung der Abwehrmaßnahmen. Selbstverständlich müsse der Arzt dazu eine möglichst niedrige Dosierung (Potenz) des fraglichen Medikaments verabreichen.

Auswirkungen. Es ist erstaunlich, welch große Resonanz die neue Lehre bereits zu Beginn des 19. Jahrhunderts hervorrief und wie schnell ihre Anhängerschaft wuchs. Dieser Prozess setzte sich durch das gesamte 19. Jahrhundert fort, und die Homöopathie gehört noch heute zu den populären alternativen Heilmethoden.

> *Homöopathie:* Durch den Arzt Chr. Fr. S. Hahnemann (1755–1843) entwickeltes Krankheits- und Therapiekonzept, das zwar auf vitalistischen Vorstellungen (vgl. Vitalismus) grundsätzlich aufbaut, sich in seinen therapeutischen Konsequenzen aber radikal von diesen und anderen Krankheitsvorstellungen unterscheidet. Das ganzheitliche Körperphänomen Krankheit ist »Affektion« der Lebenskraft durch pathogene Reize. Der Arzt unterstützt die Lebenskraft bei ihrer Abwehr nicht – wie in der Allopathie üblich – mit gleichgerichteten Gegenmitteln (»contraria contrariis«), sondern durch Verabreichung eines Stoffes in niedriger und niedrigster Dosierung (Tief- und Hochpotenz), der ähnliche Symptome wie die der natürlichen Krankheit auslöst (»similia similibus«). Die so bewirkte Kunstkrankheit veranlasst die Lebenskraft zur Abwehrsteigerung.

7.9.2 Die Naturheilkunde

Neben der Homöopathie formierte sich seit den dreißiger Jahren des 19. Jahrhunderts eine weitere alternativmedizinische Richtung, die in der Kritik an der allopathischen Schulmedizin mit der Homöopathie gleich lief und zusätzlich die Forderung Rousseaus nach einer Rückwendung zur Natur aufgriff. Wir können die Anhänger dieser Richtung daher als Vertreter einer Naturheilkunde fassen. Da ihre Zahl schnell zunahm und die Resonanz im bürgerlichen Publikum während des ganzen 19. Jahrhunderts nicht gering war, wird bisweilen auch von einer Naturheil-Bewegung gesprochen.

Frühe Theoretiker. Der Pfarrerssohn und Forstgeometer *J. H. Rausse* (1805–1848), der Apotheker *Theodor Hahn* (1824–1883) und der bayerische Militärarzt *Lorenz Gleich* (1798–1865) stellten früh naturheilkundliche Theorien auf. Alle drei Vertreter propagieren die Wasserkur als unterstützende Maßnahme zur körperlichen Ausscheidung von Giftstoffen. Hahn will darüber hinaus die auf den Körper einwirkenden »Lebensreize« positiv beeinflussen. Damit ist der enge Bereich der *Hydrotherapie* bereits überschritten und die Erweiterung zur »Naturheilkunde« postuliert.

Theodor Hahn popularisiert den Begriff der »Naturheilkunde«, während Gleich ihn prägt und inhaltlich ausfüllt. Gleich ist der führende Theoretiker und Terminologe der frühen Naturheilkunde (»Physiatrie«). Er unterscheidet in ihr die »Naturinstinktlehre«, die »Naturdiätetik« und die sog. »Naturheilverfahren«.

Führende Praktiker der frühen Naturheilkunde. Hier müssen *Vinzenz Prießnitz* (1799–1851) und der Pfarrer *Sebastian Kneipp* (1821–1897) genannt werden. Beide popularisieren die Naturheilkunde, insbesondere den Zweig der Hydrotherapie, und betreiben stark frequentierte Natur- und Wasserheilanstalten. Während Prießnitz vor allem als kreativer Methodiker der Hydrotherapie einzuordnen ist und streng auf dem ideologischen Boden der Naturheilkunde, also arzneilos, arbeitet, bemüht sich Kneipp um die Vereinfachung und private Praktikabilität der Wasseranwendung (Wassergüsse) und weist als Polypragmatiker auch Arzneimittel nicht völlig zurück, wobei er allerdings nur aus Heilkräutern gewonnene Tees oder Arzneien empfiehlt.

Naturheilkunde als Teil der Lebensreformbewegung. Die frühe Naturheilkunde erfährt starke Impulse aus ihrer expliziten Gegnerschaft gegenüber der naturwissenschaftlichen Universitätsmedizin. Sie organisiert sich in einer Vielzahl von Lokal- und Zentralvereinen, die 1888 als »Deutscher Bund der Vereine für Gesundheitspflege und arzneilose Heilweise« zusammengefasst werden. Am Ende des 19. Jahrhunderts mündet die bürgerliche Naturheil-Bewegung in den großen Strom allgemeiner lebensreformerischer Ideen und Praktiken ein. Dieses Ideen- und Bestrebungskonglomerat lässt sich als »Lebensreform« fassen und beherbergt neben der Naturheilkunde so unterschiedliche Einzelelemente wie Antialkoholismus, Bodenreform, Gymnastik und Sport, Impfgegnertum, Kleidungsreform, Nacktkultur, Naturheilkunde, Siedlungsbewegung, Vegetarismus, Vivisektionsgegnerschaft, Wohnungsreform, Theosophie, Pazifismus, Reform der sexuellen Moral, Ehereform und Frauenbewegung.

Viele der genannten Bestrebungen entwickeln und organisieren sich kompensatorisch als Reaktion auf die gescheiterte Revolution der Jahre 1848/49 und lassen Reste nicht eingelöster frühbürgerlich-aufklärerischer Forderungen erkennen. Implizites Programm der meisten Einzelströmungen ist die **Reform des individuellen bürgerlichen Lebens** auf unterschiedlichen Ebenen der Lebenswelt. Die Komplexe von Ernährungsreform und Vegetarismus, von Siedlungsbewegung und Bodenreform, von Freikörperkultur und Kleidungsreform, die wie erwähnt ebenfalls der Lebensreformbewegung angehören, sind im Gegensatz zur eigentlichen Naturheilkunde nur am Rande medizinrelevante Strömungen. Auf sie kann im Rahmen eines medizinhistorischen Basistextes nicht intensiver eingegangen werden.

7.10 Medizinstudium – ärztliches Berufsbild – Standesorganisationen

7.10.1 Neuerungen des Medizinstudiums

Wie in den vorausgegangenen Abschnitten zum Medizinstudium bereits erläutert wurde, hatte die ärztliche Ausbildung bis zur Einführung der klinischen Unterweisung am Krankenbett in den letzten Jahrzehnten des 18. Jahrhunderts einen überwiegend theoretischen Charakter besessen. Dies sollte sich im 19. Jahrhundert grundlegend ändern.

Stärkere Praxisorientierung. Ansätze dazu enthielt in Preußen zuerst das Prüfungsreglement des Jahres 1825. In diese Prüfungsordnung wurden erstmalig *praxisorientierte Ausbildungselemente* integriert und der Nachweis chirurgischer Kenntnisse gefordert. Eine weitere Ergänzung der praktischen Ausbildung um den geburtshilflichen Teil ergab sich zwangsläufig, als am 8. Oktober 1852 die bis dahin getrennten Professionen der praktischen Medizin, der Wundarznei und der Geburtshilfe zu einem ärztlichen »Einheitsstand« vereinigt wurden.

Zu einer deutlichen Betonung der praktischen ärztlichen Ausbildung kam es dann durch den *Erlass des neuen preußischen Prüfungsreglements* vom 18. September 1867. Diese Prüfungsordnung sah ein mindestens zweisemestriges Praktikum an der medizinischen und chirurgischen Klinik vor, bestimmte, dass jeder Kandidat der Medizin mindestens vier Geburten selbstständig geleitet und in einem öffentlichen Impfinstitut praktische Kenntnisse der Schutzblatternimpfung erworben haben musste, und legte schließlich den Ausbau der makroskopischen und mikroskopischen anatomischen Übungen zum ersten Male gesetzlich fest. Durch diese praktische Neuorientierung hatte die Vernaturwissenschaftlichung der Medizin auch auf die Gestaltung der ärztlichen Ausbildung übergegriffen.

Neue Spezialfächer. Deren Einzug in den Prüfungskatalog vollzog sich schleppend. Hier bremsten insbesondere die medizinischen Fakultäten, die erst seit 1869 prüfungsberechtigt waren, weil die Ordinarien der klassischen Fächer Angst vor einer Gleichberechtigung der neuen Randgebiete entwickelten. Man fürchtete einen Dammbruch und hintertrieb zunächst erfolgreich den Plan des preußischen Kultusministers, bei einer Novellierung der 1871 auf alle Bundesstaaten übertragenen Prüfungsordnung von 1869 auch Fächer wie Gerichtsmedizin, Öffentliche Gesundheitspflege, Psychiatrie und Arzneimittelkunde aufzunehmen. Tatsächlich gelang nur dem neuen und geradezu kometenhaft aufgestiegenen Fach *Hygiene* der Einzug in die Neufassung der Prüfungsordnung vom 2. Juni 1883. Erst bei der nächsten Novellierung der ärztlichen Prüfungsordnung, die am 28. Mai 1901 vom Bundesrat beschlossen wurde, mussten die neuen Spezialfächer Berücksichtigung finden. Zu den alten Praktika in Innerer Medizin, Chirurgie und Geburtshilfe traten nun solche

- in der psychiatrischen Klinik,
- in der medizinischen Poliklinik,
- in der Kinderklinik,
- in der Klinik für Hals-, Nasen- und Ohrenkrankheiten sowie
- in der dermatologischen Klinik.

Verschärft wurden auch die Anforderungen in den klassischen Fächern, und zusätzlich mussten nun Nachweise über Vorlesungen der forensischen Medizin, der Pharmakologie und der topographischen Anatomie erbracht werden. Die faktisch abgeschlossene Disziplinbildung der neuen medizinischen Spezialwissenschaften war damit auch gesetzlich kodifiziert.

7.10.2 Situation der Studenten und Ärzte

Zunahme der Studentenzahlen. Mit dem Einzug der Naturwissenschaften in die Medizin der zweiten Hälfte des 19. Jahrhunderts, mit dem zunehmenden Prozess der Professionalisierung der Medizin und dem damit verbundenen Aufstieg der Ärzte zu einem für das Bildungsbürgertum attraktiven Stand stiegen auch die Studentenzahlen im Fach Medizin. Ein Vergleich der Medizinstudentenzahlen an den deutschen Universitäten der Jahre 1880 (4.179) und 1890 (8.381) belegt dies deutlich. Mit dieser *Verdoppelung* konnte die Vermehrung des Lehrpersonals nicht standhalten. Hinzu kam, dass in der etablierten Ärzteschaft ein sich verschärfender Konkurrenzkampf befürchtet wurde. Das langlebige Schreckgespenst einer Überfüllung des ärztlichen Standes sowie einer Proletarisierung des Arztberufes entstand in diesen Jahren. Es hat sich bis heute gehalten.

Anfänge des Frauenstudiums. Wenn in Deutschland vor 1900 von Studenten der Medizin die Rede war, so dachte man tatsächlich nur an männliche Studenten. Medizinstudentinnen an deutschen medizinischen Fakultäten oder gar Ärztinnen im Krankenhaus oder in der ärztlichen Praxis schienen kaum vorstellbar. Dabei hatte in der zweiten Hälfte des 19. Jahrhunderts in den USA und in anderen europäischen Ländern der Kampf der Frauen um die gleichberechtigte Zulassung zum Medizinstudium bereits zu ersten Erfolgen geführt. In den USA werden Frauen bereits 1850/56 als Medizinstudentinnen zugelassen. Russland folgte 1872–82, Frankreich 1863, die Schweiz 1864, Schweden 1870, England 1874, Finnland und Dänemark 1875, die Niederlande 1878, Griechenland 1890 und Österreich-Ungarn 1897. In der Frage der Frauengleichberechtigung gehörte Deutschland auch auf dem Gebiet des Frauenmedizinstudiums zu den europäischen Schlusslichtern. Eine erste Änderung dieser Situation signalisierte ein Bundesratsbeschluss vom 20. April 1899, nach dem Frauen zum medizinischen und pharmazeutischen Staatsexamen zwar zugelassen wurden, freilich nur bedingt zum Studium eben dieser Fächer. Hier gewährte man ihnen allenfalls Hospitationsrecht und band dieses Recht an eine Genehmigung des Lehrstuhlinhabers, des Rektors und des Kultusministers.

Erst um die Jahrhundertwende kam es in Freiburg (1900) und Heidelberg (1901) zu ersten Vollimmatrikulationen von Medizinstudentinnen. Dem Vorstoß Badens folgte Bayern 1903, Württemberg 1904, Sachsen 1906, Thüringen 1907, Hessen und Elsass-Lothringen 1908. Ein komplettes Studium der Medizin einschließlich des Promotionsrechtes wurde Frauen 1908 auch in Preußen gestattet. Gleichwohl war es noch bis

1918 möglich, dass Hochschullehrer Frauen nach einem entsprechenden Antrag von ihren Vorlesungen ausschlossen.

Berufsbild des Arztes. Dass der Einfluss der Naturwissenschaften auf die Medizin des 19. Jahrhunderts auch für das Berufsbild und die Stellung des Arztes in der Gesellschaft nicht ohne tief greifende Veränderungen bleiben konnte, ist bereits angedeutet worden. Diese Veränderung vollzog sich in Stufen, deren erste durch die *Bildung des ärztlichen Einheitsstandes* in Preußen (1852) bereits charakterisiert wurde. Der Erlass vom 8. Oktober 1852 legte fest, dass nach diesem Datum approbierte Ärzte die Bezeichnung »Praktischer Arzt, Wundarzt und Geburtshelfer« zu tragen hatten. Auch die übrigen deutschen Staaten folgten der preußischen Regelung innerhalb weniger Jahre.

Zugunsten einer einheitlich-akademischen Ärzteschaft war damit die traditionelle Bewertungsskala der Medizinalpersonen nach Ausbildung, Herkunft, Status und Klientel aufgehoben, der Emanzipationsprozess der Chirurgie zu einer Teildisziplin der Medizin mit gleichen Rechten abgeschlossen. Als zweite Stufe folgte wenige Jahre später die Einordnung des ärztlichen Berufes als *freies Gewerbe*, wie sie die Gewerbeordnung des Jahres 1869 für Preußen vorsah. Der in diesem Gesetz festgelegten Kurierfreiheit folgte im Jahre 1871 für das ganze Deutsche Reich die Niederlassungsfreiheit. Auswirkungen auf das ärztliche Berufsbild dürfte schließlich auch die Einführung der allgemeinen Krankenversicherung im Jahre 1883 gehabt haben, wenngleich sich die medizinhistorische Forschung diesem besonderen Aspekt der Berufsbildgeschichte noch nicht zugewandt hat.

Standesorganisation. Parallel zur gesetzlich geregelten Professionalisierung des ärztlichen Berufes entwickelte sich seit den sechziger Jahren ein wachsendes Bedürfnis nach freier Organisation. In allen deutschen Bundesstaaten kam es zur Bildung von ärztlichen Vereinen, die einerseits als Ausdruck eines gesteigerten Selbstbewusstseins und einer zunehmenden Identifikation als gesellschaftlich relevante Gruppe gedeutet werden müssen. Sie waren andererseits aber auch der Versuch einer selbst organisierten Interessenvertretung nach außen sowie der wissenschaftlichen Fortbildung und Standesdisziplin nach innen.

Partikularstaatliche *Ärztevereine* entstanden 1864 in Baden, 1871 in Bayern, 1875 in Württemberg, 1876 in Hessen und 1887 in Preußen. Ihr Zusammenschluss zu einem gemeinsamen Dachverband, dem *Deutschen Ärztevereinsbund*, erfolgte 1872 in Leipzig. Dieser Verein erwies sich jedoch in den folgenden Jahren als zu schwach, um die ärztlichen Standesinteressen angemessen durchzusetzen. Diese Schwäche wurde insbesondere nach der Einführung der gesetzlichen Krankenversicherung

7.10 · Medizinstudium

1883 deutlich, als der Ärztevereinsbund als Kampfinstrument für eine allgemeine Kassenzulassung und für standesgemäße Bezahlung versagte. Im Jahre 1900 konstituierte sich daher der »Verband der Ärzte Deutschlands zur Wahrung ihrer wirtschaftlichen Interessen«, der nach seinem Gründungsort auch *Leipziger Verband* und nach seinem Initiator, Hermann Hartmann (1863–1923), auch *Hartmann-Bund* genannt wurde.

Zusammenfassung

Ökonomische und gesellschaftliche Grundlagen
Technisch-industrielle Revolution: Modernisierung des Transport- und Kommunikationswesens; Ausbildung frühkapitalistischer Produktionsweisen (Fabrikarbeit, Kinderarbeit, Trucksystem); Landflucht – Urbanisierung; Verelendung in den Städten

Kulturelle, geistesgeschichtliche, politisch-administrative Grundlagen
Aufklärung – Französische Revolution; Idealismus; Ausbildung der modernen empirisch-experimentellen Naturwissenschaften; aufgeklärt-absolutistische öffentliche Verwaltung

Medizin
- **Grundlagen:** Entstehung der modernen empirisch-experimentellen Physiologie – Ablösung der naturphilosophischen Physiologie; Entwicklung der wissenschaftlichen Pharmakotherapie; Zellularpathologie (R. Virchow); Wissenschaftliche Hygiene (M. v. Pettenkofer); Bakteriologie (L. Pasteur, R. Koch)
- **Klinik:** Geburt der modernen Klinik (Paris, Wien, London, Dublin): Physikalische Untersuchungsmethoden, lokalistische Läsionslehre, rationelle Therapie, Beginn der klinischen Statistik, klinisch-pathologische Sektion, Fächerdifferenzierung (Anfänge des klinischen Spezialismus); Befreiung der »Irren von den Ketten« – Lokalismus in der Psychiatrie (»Geisteskrankheit ist Gehirnkrankheit«) – Anfänge der Psychotherapeutischen Methode (Freud); Antisepsis und Asepsis in Gynäkologie und Chirurgie, Entwicklung der Narkoseverfahren; Entstehung des modernen Klinikums (Massenbetrieb – Spezialisierung)
- **Öffentliches Gesundheitswesen und Sozialversicherung:** Entstehung der Sozialmedizin (Krankheiten sind auch sozial bedingt); Sozialversicherungspaket: Krankenversicherung (1883) – Unfallversicherung (1884) – Alters- und Invalidenversicherung (1889): Medikalisierung der Bevölkerung

- **Professionalisierung:** »Aufstieg der Ärzte«; Bildung eines ärztlichen Einheitsstandes (1852); der Arztberuf ist ein freies Gewerbe (1869); Ausbildung erster Standesorganisationen (Deutscher Ärztevereinsbund, 1872); Anfänge des Frauenstudiums in der Medizin (Zürich-Paris-London)

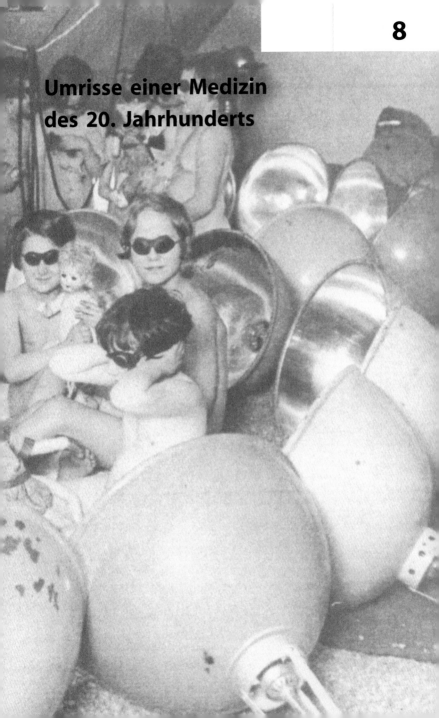

8
Umrisse einer Medizin des 20. Jahrhunderts

8.1	Leitwissenschaften – Leitideologien – 244
8.2	Medizin in der zweiten Hälfte des 20. Jahrhunderts – 245
8.3	**Die Fortentwicklung der alten Leitwissenschaft – von der Serumtherapie zu den Antibiotika** – 246
8.3.1	Serumtherapie – 247
8.3.2	Anfänge der antibakteriellen Therapie – 249
8.3.3	Entwicklung der Sulfonamide – 251
8.3.4	Entdeckung des Penizillins – 253
8.3.5	Bekämpfung der Tuberkulose – 255
8.3.6	Forschungsbereich Virologie – 256
8.4	**Neue Leitwissenschaften und Leitideologien in der deutschen Medizin bis 1945** – 260
8.4.1	Sozialhygiene – 260
8.4.2	Rassenhygiene – 262
8.4.3	Medizin und öffentliche Gesundheitsideologie unter der nationalsozialistischen Diktatur – 264
8.4.4	Leistungsmedizin – Naturheilkunde – 268
8.4.5	Humanexperimente in den Konzentrationslagern – 269
8.5	**Die neuen diagnostischen Methoden** – 270
8.5.1	Von den X-Strahlen zur Kernspinresonanztomographie – 270
8.5.2	Die elektrographischen Methoden – 274
8.5.3	Schalldiagnostische Verfahren – 275
8.5.4	Von der Endoskopie zur Herzkatheterisierung – 277
8.5.5	Klinisch-chemische Diagnostik – 278
8.5.6	Genetische Diagnostik – 280

8.6	**Die neuen therapeutischen Methoden** – 282
8.6.1	Die Chirurgie des 20. Jahrhunderts – Möglichkeiten, Probleme, Visionen – 282
8.6.2	Gynäkologie und Geburtshilfe – Strahlen, Hormone, Fertilisationstechniken – 289
8.6.3	Grenzkonflikte der Inneren Medizin – 292
8.6.4	Die Beeinflussung der Seele – psychotherapeutische Konzepte des 20. Jahrhunderts – 294

Bestimmend für die erfolgsgewohnte Medizin des frühen 20. Jahrhunderts war die Allmacht ihres naturwissenschaftlichen Habitus, der zugleich ihre tiefsten Krisen generieren sollte. Die therapeutisch orientierte Bakteriologie, aber auch die physikalisch-chemischen Methoden der medizinischen Forschung, Diagnostik und Therapie drängten den Menschen immer mehr in die Rolle des heilkundlichen Objekts. Besonders in den großen politischen Krisenzeiten des durch Weltkriege und Diktatur bestimmten Jahrhunderts haben Ärzte dem Reiz des rücksichtslosen Humanexperiments nicht immer widerstehen können. Es entstand jedoch vor diesem Hintergrund auch eine neue Ethik der Medizin, der aufgeklärte und autonom entscheidende Patient wurde als Gegenbild einer paternalistischen Medizin entworfen. Die Heilkunde ist am Ende des 20. Jahrhunderts fast ausschließlich naturwissenschaftlich begründet, sie kann zahllose Krankheiten sicher vorhersehen, erkennen und heilen, Organe und Gliedmaßen ersetzen; sie steht indes auch in der wachsenden Gefahr, den ganzen Menschen aus den Augen zu verlieren.

8.1 Leitwissenschaften – Leitideologien

Bakteriologie. Insgesamt, so wird man feststellen dürfen, setzten sich die Entwicklungstendenzen der Medizin des 19. Jahrhunderts auch nach der Jahrhundertwende nahezu bruchlos fort. Dies gilt in erster Hinsicht für die Bakteriologie, die sich als bedeutendstes Kind der wissenschaftlichen Hygiene, der medizinischen Leitwissenschaft des späten 19. Jahrhunderts, ausgeformt hatte. Mit der Entwicklung der *Serologie* zu einer wichtigen Teildisziplin im Binnenraum und auf den wissenschaftlichen Grundlagen ihrer Leitwissenschaft betritt die Bakteriologie um die Jahrhundertwende auch das Terrain des therapeutischen Handelns. Die Geburt der **Chemotherapie** in den Jahren vor dem Ausbruch des Ersten Weltkrieges, die Entwicklung der **Sulfonamide** in den zwanziger Jahren und schließlich die **Reindarstellung des Penizillins** am Anfang der vierziger Jahre sind weitere bedeutende Markierungspunkte für die Entfaltung ihrer therapeutischen Möglichkeiten. In den fünfziger Jahren sieht es so aus, als ob die meisten der bis dahin bekannten Infektionskrankheiten, einschließlich der Syphilis und der Tuberkulose, beherrschbar geworden sind.

Sozialhygiene und Rassenideologie. In den ersten Jahrzehnten des 20. Jahrhunderts emanzipieren sich neben der Bakteriologie zwei neue richtungweisende Leitströme der Medizin, die in ihrer Benennung und ihrer Terminologie die Nähe der wissenschaftlichen Hygiene suchen. Aber allenfalls dem einen ist der Charakter einer neuen Leitwissenschaft zuzusprechen, während es sich bei dem anderen bestenfalls um eine neue Leitideologie der Medizin handelt. Die Rede ist von der Sozialhygiene und von der Rassenideologie, die sich als Rassenhygiene mit dem Mantel der Wissenschaftlichkeit umgibt.

Während sich die Sozialhygiene insbesondere in den Metropolen Deutschlands und Österreichs in den zwanziger Jahren zur vollen Blüte entfaltet und unmittelbar am Beginn der nationalsozialistischen Diktatur als karitative, gleichmacherische Disziplin diffamiert und von den neuen Machthabern vernichtet wird, leitet der gleiche politische Umbruch den kometenhaften *Aufstieg der Rassenhygiene*, der neuen Leitideologie, ein. Ihr pseudowissenschaftlicher Charakter, ihre menschenverachtende, »aristokratisch« selektierende und vernichtende Handlungskonzeption erfährt vor dem Hintergrund der politischen Verhältnisse eine verbrecherische Ausformung in bislang ungekannten Dimensionen. Wenngleich ein Basistext zur Medizingeschichte keine nationalhistorisch dominierenden Züge tragen sollte, so muss doch die Berücksichtigung dieser wichtigen parallelen Leitwissenschaften bzw. Leitideologien der Medizin in der ersten Hälfte des 20. Jahrhunderts gestattet sein, weist sie doch auf die prinzipiellen Möglichkeiten und Gefahren politischer Inanspruchnahme und Verführbarkeit moderner Medizin.

8.2 Medizin in der zweiten Hälfte des 20. Jahrhunderts

Das medizinhistorische Bild der zweiten Hälfte des Jahrhunderts ist noch kaum strukturierbar. Ein solcher Versuch soll daher auch nicht unternommen werden. Stattdessen schien es sinnvoll, die wesentlichsten Aspekte der neuen diagnostischen und neuen therapeutischen Methoden der Medizin in ihrem Entwicklungsgang vom Anfang des Jahrhunderts bis in die achtziger Jahre in Umrissen zu verfolgen. Dass ein solches Bild nur den Charakter von Konturen haben kann, muss nicht besonders unterstrichen werden.

Diagnostik und Therapie. Leitidee auch dieser Konturierung war das Bemühen, neben dem immer schnelleren *Fortschritt* in Diagnostik und Therapie auch die ständig zunehmenden *Problemfelder* – und hier insbesondere im ethischen Bereich – der Medizin zu berücksichtigen. Medizinischer Fortschritt ist immer, und dies gilt insbesondere für die Entwicklung der letzten Jahrzehnte, ein dialektisches Fortschreiten. So gestattet etwa die großtechnisch-apparative Medizin des späten 20. Jahrhunderts ganz neue Zugriffe in den Bereichen der Krankheitserkennung und Krankheitstherapie; sie fördert aber auch gleichzeitig die Entfremdung zwischen Arzt und Patient, zwischen Mensch und Medizin, wie sie bereits in der Labormedizin fassbar wurde und sich in unserer Maschinenmedizin vollends entfaltet hat.

Die neuen Möglichkeiten der Diagnostik, etwa im Bereich der pränatalen Medizin bei den Ultraschallverfahren und bei der Gendiagnostik (Amniozentese, Chorionzottenbiopsie), gestattet einen früheren und sicheren Zugriff auf Krankheitsgeschehen, die sich erst in der Zukunft manifestieren werden. Ein solcher diagnostischer Zugriff auf fernes Geschehen ist indes nicht nur ein Segen, sondern er wird in dem Maße zur Last, indem er die ärztliche Toleranzgrenze gegenüber pränatal diagnostizierbaren Defekten senkt und damit die Entscheidungsbereitschaft zu einer abortiven »Therapie« hebt.

Chirurgie. Im Bereich der Chirurgie eröffnen insbesondere die neuen, segensreichen Transplantationsverfahren gleichzeitig völlig neue Problemfelder, die von der Indikation zu einer Transplantation über die Gewinnung von Spenderorganen bis hin zur Auswahl von Organempfängern reichen. Bei den neuen gynäkologischen Techniken der Fertilisation scheinen nun alte Visionen der »Menschenzüchtung« in Erfüllung zu gehen. Die ethischen und rechtlichen Probleme, die allein durch diese neue Technik aufgeworfen werden, sind derzeit noch nicht einmal in Ansätzen gelöst.

Die kaum fassbaren Neuerungen, die die präventivmedizinische Forschung schließlich allen Bereichen der Menschheit brachte, haben zu höherer Lebenserwartung und fraglos auch zur Verbesserung der Lebensqualität in einer bestimmten Lebensphase geführt; sie vermehren aber auch die medizinischen Probleme in den letzten, »dazugewonnenen« Jahren des Lebens. Anforderungen des chronischen Krankseins und des alternden Patienten werden bis weit in das nächste Jahrtausend hinein zunehmend unser ärztliches und sozialtherapeutisches Handeln bestimmen müssen, wenn die gewonnenen Jahre auch gute Jahre sein sollen.

8.3 Die Fortentwicklung der alten Leitwissenschaft – von der Serumtherapie zu den Antibiotika

Am Ende des 19. Jahrhunderts war die wissenschaftliche Hygiene – bedingt durch ihre unbestreitbaren Erfolge bei der Zurückdrängung der Cholera, vor allem aber durch die Entwicklung der Bakteriologie – zur unangefochtenen medizinischen Leitwissenschaft geworden. Eine Vielzahl von Erregern hatte nachgewiesen werden können; infektiöse Krankheitsverläufe waren studiert worden. Was fehlte, war eine spezifisch wirksame antibakterielle Therapie. Gerade gegen die klassischen Infektionskrankheiten, gegen die Tuberkulose, aber auch gegen Geschlechtskrankheiten lagen noch keine wirksamen Therapeutika vor. Bei der Tuberkulose bemühten sich die Ärzte, durch Klimawechsel Stillstände im Krankheitsprozess zu erreichen. Eine Volksheilstättenbewegung mühte sich um die Errichtung von Tuberkuloseheimen und Sanatorien für alle Bevölkerungsschichten. Beherrschbar war die Krankheit dadurch freilich nicht geworden. Bei den Geschlechtskrankheiten waren es vor allem adstringierende Mittel und solche, die wie das Arsen zwar gegenüber den Syphiliserregern eine gewisse Wirksamkeit zeigten, aber auch den Organismus insgesamt schädigten.

8.3.1 Serumtherapie

In das letzte Jahrzehnt des 19. Jahrhunderts fällt der Beginn wissenschaftlicher Bemühungen um eine wirksame und zielgerichtete antibakterielle Therapie, deren Erfolge das therapeutische Handeln auf dem Feld der Infektionskrankheiten nach der Jahrhundertwende bis heute bestimmen sollen. Es handelt sich hierbei um die Anfänge der Immunologie und in ihrem Zusammenhang insbesondere der Serologie sowie um die theoretische Grundlegung der Chemotherapie.

Emil von Behring. Auf die Anfänge der Immunologie wurde bereits im Zusammenhang mit der Bakteriologie des 19. Jahrhunderts hingewiesen. Sie verbanden sich insbesondere mit dem Namen des Arztes und Naturforschers Emil von Behring (1854–1917). Als Mitarbeiter von Robert Koch hatte sich Behring seit 1890 intensiv zunächst mit Desinfektionsmitteln beschäftigt, sich dann aber vor allem auf die antibakterielle Wirkung der Blutseren konzentriert. Über Immunisierungsversuche an Tieren führte der Weg zur Entdeckung des Diphtherie- und Tetanusserums im Jahre 1890.

An diesen Forschungen war neben Behring auch der Koch-Schüler *Shibasaburo Kitasato* (1852–1931) beteiligt. Behrings und Kitasatos Entdeckung belegte, dass der menschliche Organismus in der Lage war, körpereigene Antitoxine gegen Krankheiten, im speziellen Fall gegen Diphtherie und Tetanus zu bilden. Eine erste klinische Erprobung erfolgte bereits 1892. Ein Jahr später wurde Behring zum Professor ernannt und setzte seine Forschungen in Marburg fort. Aus seinen Marburger Laboratorien gingen die späteren Behring-Werke hervor. Im Jahre 1901 erhielt Emil Behring für seine Forschungen den Nobelpreis und wurde geadelt. Mit seinem persönlichen Erfolg konnte der große Forscher und Arzt schlecht umgehen. Zu Lebzeiten bereits ließ er sich ein Mausoleum errichten.

Behrings Bedeutung für die Immunologie. Behrings Verdienste in der immunologischen Forschung werden durch seine persönlichen Eskapaden aber nicht geschmälert. Er produzierte seine Diphtherieseren in den eigenen Laboratorien, und auf seine Anregung hin wurden seit 1913 Kinder regelmäßig mit einem ungiftigen Toxin-Antitoxin-Impfstoff aktiv gegen Diphtherie immunisiert. Damit war auch eine Diphtherieimpfung als wirksame prophylaktische Maßnahme möglich geworden. Die Krankheit konnte so in den zwanziger und dreißiger Jahren insgesamt zurückgedrängt werden. Gleichwohl ist es immer wieder zu zeitlich und räumlich begrenzten Epidemien gekommen.

Ein großer Triumph wurde Behring in seinen letzten Lebensjahren während des Ersten Weltkriegs zuteil. Sein Tetanus-Serum erwies sich sowohl als Therapeutikum als auch zur Prophylaxe des Wundstarrkrampfes als außerordentlich erfolgreich. Die Erprobung und Anwendung des Serums im Weltkrieg hat maßgeblich zu dessen Popularisierung und Durchsetzung beigetragen.

Max von Gruber (1853-1927). Auch mit den Forschungsarbeiten dieses Mannes sind die Anfänge der Serologie eng verbunden. Gruber gelang wenige Jahre nach der Entdeckung Behrings die Beschreibung der Agglutinationsfähigkeit des Typhusimmunserums beim Kontakt mit noch lebenden Typhuserregern. Damit war erstmals die serologische Definierung eines Bakterienstamms durch die *Bakterienagglutination* mit bekannten Antiseren auf dem Objektträger (qualitativ) oder im Reagenzglas (quantitativ) möglich geworden. Noch im Jahr der Entdeckung dieses Phänomens (1896) hat *Fernand Vidal* (1862-1929) von Grubers Entdeckung zu einer klinisch-diagnostischen Methode weiterentwickelt.

Weitere Forschungserfolge. Die Zeit vor dem Ersten Weltkrieg kann als Blütezeit der experimentellen Serumtherapie bezeichnet werden. Die Erfolge Behrings und von Grubers belegten die Entwicklungsfähigkeit dieses jungen Forschungszweiges. Auch auf dem Gebiet der *Syphilisdiagnostik* erwies sich die Serologie als einsatzfähig. *August Paul von Wassermann* (1866-1925) gelang im Jahre 1906 zusammen mit seinem Mitarbeiter *Carl Bruck* (1879-1944) eine *Komplementbindungsreaktion*, die zum Nachweis bestimmter Reagine im Serum von Syphiliskranken herangezogen werden konnte. Die Reaktion stützt sich in klassischer Weise auf drei Systeme (Luisches System und Wassermann-Antigen; hämolytisches Indikatorsystem; Meerschweinchen-Serum als Komplement) und gehört als »Wassermann-Reaktion« zu den serologischen Standardmethoden in der Syphilisdiagnostik. Auch der Grundtypus der Komplementbindungsreaktion ist noch heute eine diagnostische Standardmethode, mit der es möglich ist, bei bekannten Antigenen den Antikörper oder umgekehrt bei bekannten Antikörpern das Antigen zu bestimmen.

Ausgehend von den ersten klinisch-serologischen Erfolgen Behrings und von Grubers wurden die Forschungen auch im Bereich der Serumtherapie intensiv vorangetrieben. Mit den Ergebnissen dieser Forschungen gelang es schließlich, infektionserkrankte Menschen durch die hochdosierte Gabe spezifischer Immunseren mit sofortiger Wirkung für etwa drei Wochen passiv zu immunisieren. Die Gewinnung der Schutz- und Heilseren erfolgte durch *Einspritzung von Bakterienaufschwemmungen* oder toxinhaltigen Seren vor allem bei Rindern, Pferden und Hammeln. Neben den Diphtherie- und Tetanusseren gelang im Laufe der Zeit die Darstellung einer Reihe weiterer, meist *polyvalenter* Seren (Anaeroben-Serum, Botulismus-Serum, Gasödem-Serum, Masern-Serum, Peritonitis-Serum, Milzbrand-Serum, etc.).

Schwächen der Serumtherapie. Da es sich hier um keine antibakterielle, sondern um eine antiinfektiöse Therapie handelt, war ihre Wirkung nicht immer sicher, der passive Impfschutz begrenzt und die Gefahr, bereits nach der erstmaligen oder nach wiederholten parenteralen Gaben artfremden Eiweißes serumkrank zu werden, war groß. Die 1902 durch den Franzosen **Charles Robert Richet** (1850–1935) entdeckte und erklärte Wirkung der *Anaphylaxie* (Nobelpreis 1913), des am Anfang des Jahrhunderts kaum beherrschbaren anaphylaktischen Schocks, schwebte wie ein Damoklesschwert über der jungen Serumtherapie. Es kam darauf an, die Bakterien selbst anzugreifen, in ihrer Lebensfähigkeit zu beeinträchtigen oder sie zu zerstören.

8.3.2 Anfänge der antibakteriellen Therapie

Paul Ehrlich. Erste Schritte auf dem Weg zu einer antibakteriellen Therapie gelangen einem Mitarbeiter Emil von Behrings. Paul Ehrlich (1854–1915) (◻ Abb. 8.1 und ◻ Abb. 8.2) war von der Entdeckung des Diphtherie-Antitoxins fasziniert und bemühte sich um die Klärung seiner Wirkungsweise. Ehrlich schloss, dass sich eine besondere Haftgruppe *(Haptophore-Gruppe)* am Toxinmolekül – analog zum Schlüssel-Schloss-Prinzip – an einer entsprechenden Rezeptorgruppe *(Seitenkette)* der Körperzelle anlagere und erst dort ihre toxische Wirkung entfalten könne. Auf solche Bindungen reagiere die Körperzelle durch die Bildung und Ausstoßung immer neuer Rezeptoren ins Blutplasma. Dort, so Ehrlich, würden sich dann Toxine und Antitoxine durch die Haptophoren-Gruppe verbinden, ohne dass die Körperzelle überhaupt erreicht und geschädigt werde.

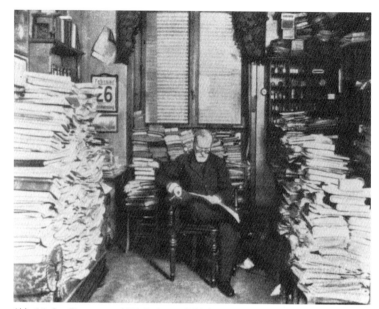

Abb. 8.1. Der Zigarren- und Kriminalromanliebhaber Paul Ehrlich (1854–1915) in seinem ›Arbeitszimmer‹. Um 1910

Diese Theorie, die als *Seitenkettentheorie* zum ersten Mal den Vorgang der passiven Immunisierung in der Serumtherapie erklärte, bildete zugleich den theoretischen Ausgangspunkt für Forschungen, die auf eine unmittelbare antibakterielle Therapie zielten. Analog zu den Immunisierungsvorgängen im Organismus postulierte Ehrlich, dass es auch bei der Herstellung chemischer Heilmittel möglich sein müsse, solche Haptophore zu finden, die zu den Körperorganen nur eine geringe Affinität hätten, zu entsprechenden Rezeptorgruppen von Parasiten aber eine vergleichsweise hohe. Der *therapeutische Koeffizient* eines Heilmittels bestimme sich aus eben dieser Eigenschaft.

Experimentelle Forschung Ehrlichs. Paul Ehrlich blieb nicht bei der theoretischen Konzeption einer antibakteriellen, chemotherapeutischen Wirksamkeit stehen. Intensive chemische Forschungsarbeiten sollten die Theorie praktisch belegen. Wenig erfolgreich waren zunächst Versuche mit Farbstoffen. Als Erfolg versprechender erwiesen sich arsenhaltige Präparate (Atoxyl, Arsenophenylglyzin, Arsazetin), deren »Entschärfung« bzw. Aussonderung Schritt für Schritt gelang. Das Präparat mit der

8.3 · Die Fortentwicklung der alten Leitwissenschaft

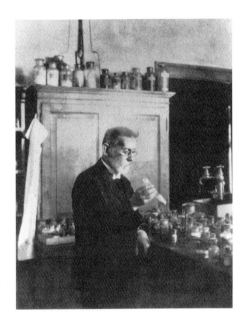

Abb. 8.2. Der Vater des Salvarsans, Paul Ehrlich (1854–1915), im Labor

Versuchsnummer 606 brachte endlich einen ersten Teilerfolg. Mit ihm gelang es zum ersten Male, grobspezifisch und ohne schwerwiegende Beeinträchtigung des Patienten gegen die Erreger der gefürchteten Syphilis vorzugehen. Das Präparat kam 1910 als Salvarsan in den Handel. Sein hoher Arsengehalt war jedoch immer noch recht gefährlich. In den folgenden Jahren gelang es, ein mit weniger Nebenwirkungen behaftetes Medikament zu entwickeln, das 1912 als Neosalvarsan zugelassen wurde.

Damit waren erste wichtige Schritte auf dem Weg zu einer antibakteriellen Therapie erfolgt, wenngleich Ehrlichs Ziel, die »Therapia sterilisans magna«, nur annähernd erreicht war. Die neuen Präparate waren immer noch mit zu vielen Begleitwirkungen und Gefahren in der Anwendung behaftet, als dass man sie bedenkenlos hätte einsetzen können.

8.3.3 Entwicklung der Sulfonamide

Neue Forschungsansätze. Nach dem Krieg wurden die Forschungen vor allem durch drei Pharmakologen fortgeführt: *Gerhard Domagk* (1895–1964) (◘ Abb. 8.3), *Fritz Mietzsch* (1896–1958) und *Josef Klarer* (1898–1953). Am Anfang der neuen Forschungen stand ein neuer Gedanke:

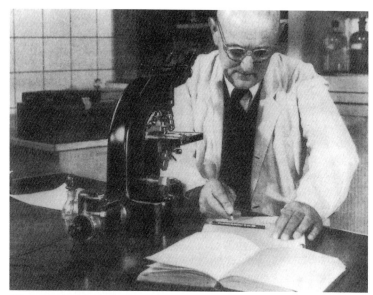

Abb. 8.3. Gerhard Domagk (1895–1964) im Labor

Domagk hatte beobachtet, dass Bakterien im Organismus umso schneller phagozytiert werden, je mehr sie bereits zuvor durch andere Stoffe geschädigt wurden. Es würde also bereits ausreichen, die Bakterien durch ein geeignetes Präparat im Organismus zu schädigen und sie so einer schnelleren Phagozytose auszuliefern, als von Anfang an auf eine »innere Desinfektion« zu spekulieren. Nicht mehr die Bakteriozidie, sondern *Bakteriostase* war das neue Ziel. Zu Ausgangspunkten der Forschungen wurden die Farbstoffe, mit denen sich bereits Paul Ehrlich in der Frühphase seiner chemotherapeutischen Experimente beschäftigt hatte.

Erste Erfolge. Im Jahre 1931 gelang es erstmalig, durch das Anhängen einer Sulfonamidgruppe an einen solchen Farbstoff tierexpimentelle Erfolge zu erzielen. Ein Jahr später glückte die gezielte chemotherapeutische Beeinflussung einer experimentellen Streptokokkeninfektion bei Mäusen und Kaninchen. Die Wirksamkeit des neuen Präparates wurde auch im klinischen Experiment am Menschen belegt. Unter der Markenbezeichnung *Prontosil* kam es im Jahre 1935 als erstes Sulfonamid in den Handel. Das von der Gruppe um Domagk entwickelte Medikament ist bis in die sechziger Jahre eingesetzt worden.

8.3.4 Entdeckung des Penizillins

Ausgehend von der Entdeckung der ersten Sulfonamide und ihrer bakteriostatischen Entwicklung durch die Gruppe um Domagk setzte bereits in den dreißiger Jahren international eine hektische pharmakologische Forschungsaktivität ein. Zahlreiche *neue Sulfonamidabkömmlinge* wurden dargestellt und klinisch erprobt. So gelang es, außerordentlich spezifisch wirkende Chemotherapeutika gegen die unterschiedlichsten Infektionskrankheiten zu entwickeln. Auch die Erfordernisse des Krieges trieben diese Forschungsarbeiten voran.

Alexander Fleming. Vor allem in England und in den Vereinigten Staaten bemühte man sich um die Verbesserung der lokalen Wundversorgung durch Sulfonamide, wobei im Vordergrund der Bemühungen die Behandlung des durch Clostridien verursachten Gasbrandes stand. Dabei war der Grundstein für eine erfolgreiche Behandlung auch dieser Krankheit bereits zehn Jahre vor dem Beginn des Zweiten Weltkrieges durch eine Entdeckung des schottischen Arztes Alexander Fleming (1881–1955) gelegt worden (◘ Abb. 8.4). Fleming hatte sich bereits nach

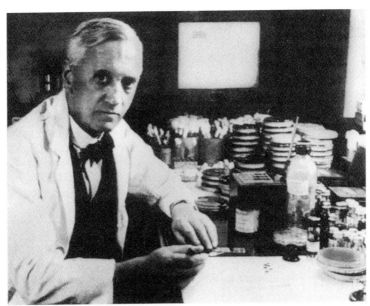

Abb. 8.4. Alexander Fleming (1881–1955) mit Petrischalen im Labor

seiner wissenschaftlichen Assistentenzeit in den frühen zwanziger Jahren mit Problemen der Infektionsbekämpfung und dem Phänomen der körpereigenen Infektabwehr beschäftigt. Im Zusammenhang mit diesen Forschungen war ihm 1924 die Entdeckung des körpereigenen antibakteriellen Enzyms Lysozym gelungen. Beiläufig hatte Fleming im Rahmen dieser Forschungen auch bereits die bakterienkulturvernichtende Wirkung des Pinselpilzes **Penicillium notatum** registriert und in einer kleinen Publikation festgehalten.

Weiterentwicklung der Forschungen Flemings. Erst 1939, als Flemings alte Lysozym-Forschungen in Oxford durch *Howard W. Florey* (1898–1968) und den jungen Biochemiker *Ernst Boris Chain* (1906–1979) wieder aufgegriffen wurden, geriet auch die Penizillinbeobachtung wieder ins Blickfeld der Forschung. Bald zeigte sich die bakteriozide und breitbandige Wirkung des Pilzes, an dessen Reindarstellung man fieberhaft arbeitete. Sie gelang in den frühen vierziger Jahren, und die Reinproduktion in hinreichend großen Mengen konnte beginnen. Parallel dazu wurde in England und in den USA seit 1943 die klinische Erprobung des Medikaments mit Hochdruck vorangetrieben. Ende 1944 bereits stand es den alliierten Invasionstruppen zur Verfügung.

Verbreitung und Weiterentwicklung des Penizillins. In Deutschland hatte man zwar die Forschungen registriert, den Geheimhaltungsschutz, der sie umgab, freilich nicht durchbrechen können. Erst nach dem Ende des Zweiten Weltkrieges konnte Penizillin in Kontinentaleuropa und bald auch weltweit mit großem Erfolg eingesetzt werden. Fleming, Florey und Chain wurden 1945 für ihre Leistungen durch die Verleihung des Nobelpreises geehrt.

Noch heute verwenden wir in der antibiotischen Therapie eine ganze Reihe unterschiedlichster Penizillintypen, die inzwischen auch halbsynthetisch gewonnen werden können. Um ihre Wirksamkeit zu erhöhen, aber auch um der Penizillinresistenz verschiedener Bakterienstämme zu entgehen, die sich im Verlauf der Jahrzehnte entwickelt hat, werden die Penizilline häufig mit den Abkömmlingen des Streptomycins kombiniert. Dieses Antibiotikum ist 1943/44 von einer Forschergruppe um *S. A. Waksman* erstmalig aus dem Strahlenpilz **Streptomyces griseus** gewonnen worden. Aus anderen Mitgliedern dieser Pilzgattung entstanden ebenfalls wichtige Antibiotika. Medikamente, die in den späten vierziger und frühen fünfziger Jahren aus ihnen hergestellt werden konnten, waren etwa das Aureomycin (1948) und das Oxytetracyclin (1950).

8.3.5 Bekämpfung der Tuberkulose

Immer wieder ist im Laufe der Sulfonamid- und Antibiotikaforschung auch versucht worden, mit den neuen Medikamenten die alte Volkskrankheit Tuberkulose zu bekämpfen. Alle Versuche, die Mykobakterien der Tuberkulose zu hemmen oder zu vernichten, scheiterten jedoch.

Erste Erfolge. Erst die Beobachtung, dass durch Salicylsäure der Stoffwechsel der Mykobakterien angeregt werden konnte, brachte die Wende. Man versuchte nun, um am Mycobakterium tuberkulosis die gegenteilige Wirkung zu erzielen, einen Salicylsäureantagonisten ausfindig zu machen. Dies gelang 1946 mit der *Paraaminosalicylsäure (PAS)*, die sich als deutlich tuberkulostatisch erwies. Ein weiteres Tuberkulostatikum wurde in den Bayer-Werken von einer Gruppe um Gerhard Domagk entwickelt und kam als Isonicotinsäurehydracit *(Isoniacid, INH)* 1952 auf den Markt. Mit diesen Medikamenten, die bald durch eine Reihe anderer ergänzt wurden (Rifampicin, Pyracinamid, Aethambuthol etc.), etablierte sich in der ersten Hälfte der fünfziger Jahre die erfolgreiche medikamentöse Tuberkulosetherapie. In Kombination mit den bereits früher eingeführten Diagnose- und Prophylaxemaßnahmen (Tuberkulinprobe, 1907; Tuberkuloseschutzimpfung mit BCG [Bile-Calmette-Guérin; in Rindergalle und Glyzerin gezüchtete, schwach virulente Rindertuberkelbazillen], 1926) konnte nun systematisch mit der Bekämpfung dieser Volkskrankheit begonnen werden.

Im Zusammenhang mit den Bemühungen um einen wirkungsvollen Tuberkuloseschutz muss auch ein tragischer Impfzwischenfall erwähnt werden, in dessen Folge 1931 vom Reichsministerium des Innern »Richtlinien für neuartige Heilbehandlung und für die Vornahme wissenschaftlicher Versuche am Menschen« erlassen wurden, die das wissenschaftliche Humanexperiment in bis heute vorbildlicher Weise regeln. Am 24. 02. 1930 hatte der Leiter des Allgemeinen Krankenhauses in Lübeck mit Hilfe des Lübecker Gesundheitsrates eine als Großversuch angelegte BCG-Schutzimpfungsaktion durchgeführt, in deren Folge 14 Kinder starben; die Presse schrieb vom »Lübecker Totentanz«.

Richtlinien und Bestimmungen. Als Reaktion auf diesen Zwischenfall rief der aus Freiburg stammende Reichsinnenminister Josef Wirth (1879–1956) eine Sondersitzung des Reichsgesundheitsrates ein, in der über die Zulässigkeit von Menschenversuchen diskutiert wurde. Zur Sache referierten der sozialdemokratische Arzt und Reichstagsabgeordnete *Julius Moses* (1868–1942, KZ Teresienstadt), *Friedrich von Müller* (1858–1941), Münchens berühmter Internist, *Arthur Schlossmann* (1867–1932), der Düsseldorfer Pädiater, sowie *Alfons Stauder,* der Vorsitzende der Bayerischen Landesärztekammer und des Hartmannbundes. Unter dem Vorsitz des Präsidenten des Reichsgesundheitsamtes, *Carl Hamel* (1870–1949), führte die Diskussion schließlich zur Abfassung jener berühmten Richtlinien, die am 28. Februar 1931 vom Reichsminister des Inneren den Landesregierungen zugestellt wurde. Präziser und umfassender als in vielen späteren Deklarationen wurden alle auch noch heute gültigen Gesichtspunkte für die Vorgehensweise bei neuartigen Heilbehandlungen sowie bei wissenschaftlichen Versuchen am Menschen behandelt. Vor allem wurde die Unzulässigkeit medizinischer Versuche beim Vorliegen von Abhängigkeitsverhältnissen oder in einer Notsituation erstmalig klargestellt.

8.3.6 Forschungsbereich Virologie

Anfänge. Weniger erfolgreich als die antibakterielle Chemotherapie- und Antibiotikaforschung war die Virologie in der Umsetzung ihrer wissenschaftlichen Erkenntnisse. Die Anfänge dieses Sonderforschungsbereichs liegen wie die der Chemotherapie im ersten Jahrzehnt unseres Jahrhunderts. Bakteriologen wie *Paul Frosch* (1860–1928), *Emile Roux* (1853–1933) oder *Friedrich Loeffler* (1852–1915) hatten bereits um die Jahrhundertwende beobachtet, dass einige der Krankheitserreger, nach denen sie fahndeten, offensichtlich so klein waren, dass man sie weder mikroskopisch erkennen, noch mit dem von *Charles E. Chamberland* (1851–1908) entwickelten und nach ihm benannten Bakterienfilter gewinnen konnte. Solche Erreger galten als »ultravisibel« und man gab ihnen die Namen *Viren*.

Nachweis von Viren. Eines von ihnen, das sich wegen seiner außergewöhnlichen Größe gerade noch im Auflösungsbereich normaler Lichtmikroskope darstellen ließ, war das Variolavirus, der Pockenerreger also. Sein Nachweis gelang 1906 dem Hamburger Bakteriologen *Enrique Paschen* (1860–1936). Paschens Entdeckung der nach ihm benannten *Elementarkörperchen* (Viruspartikel bei Pocken; quaderförmig, ca. 0,2 µ) leitete die Ära der Virologie ein.

Entscheidende Fortschritte auf diesem jüngsten Feld der wissenschaftlichen Hygiene wurden aber erst durch die technische Verbesserung der Mikroskopie möglich. Insbesondere die Entwicklung des *Elektronenmikroskops* durch *Max Knoll, Ernst Ruska* und *Bodo von Borries* in den dreißiger Jahren brachte einen entscheidenden Fortschritt. Mit diesen damals noch unförmigen Instrumenten waren nun höchste Auflösungen möglich, und eine Reihe von Viren konnte erstmalig beobachtet werden.

Im Jahre 1957 definierte der französische Serologe **André Lwoff** (geb. 1902) fünf Charakteristika, die einer **Abgrenzung der Viren** gegenüber anderen Mikroorganismen dienen sollten:
- Viren enthalten nur DNS und RNS,
- Viren reproduzieren sich nur durch ihre Nukleinsäuren (nicht durch Teilung),
- kein Wachstum in der extrazellulären Ruhephase,
- keine Stoffwechselenzyme,
- Replikation durch Ribosomen der Wirtszellen.

Prävention und Therapie. In den fünfziger Jahren begann auch die Aufklärung der Virusinfektionen und mit ihr die Suche nach präventiven und therapeutischen Maßnahmen gegen diese Erkrankungsgruppe. Die Suche nach virostatischen Chemotherapeutika blieb zunächst erfolglos. Die Entwicklung von Impfstoffen gegen einige Viruserkrankungen hingegen gelang. Der wichtigste Erfolg auf diesem Gebiet war die Entwicklung eines **Impfstoffs gegen die Poliomyelitis** (Kinderlähmung) durch **Jonas E. Salk** (geboren 1914) und **Albert B. Sabin** (geboren 1906) im Jahre 1954. Mit Hilfe eines Lebendimpfstoffes (Oralvakzine), der oral aufgenommen werden konnte (Schluckimpfung), gelang eine **aktive Immunisierung** gegen die Kinderlähmung.

Nach Testreihen an Affen fanden 1955 die ersten »Schluckimpfungen« an Menschen statt. Ab 1956 wurde der Impfstoff erfolgreich an Millionen von Kindern in der Sowjetunion getestet und 1962 von der amerikanischen »Food and Drug Administration« für die USA freigegeben. In der Folge führten groß angelegte Impfkampagnen (»Sabin Sundays«) zum Verschwinden der Poliomyelitis in Nordamerika und aufgrund einer breit angelegten Schluckimpfungspropaganda auch in vielen anderen Ländern der Welt.

Der Einsatz der »Eisernen Lunge« (nach Killian und Dönhardt), einer voluminösen Metallkammer (Tankrespirator) zur Atemunterstützung bei poliomyelitisbedingter Atemlähmung (Landry-Paralyse), ging zurück (◘ Abb. 8.5). Heute ist diese Methode der Atemunterstützung weitgehend durch **Beatmung über Trachealkatheter** ersetzt.

Wachsende Impfnachlässigkeit, insbesondere in den letzten Jahren, hat indes Befürchtungen wachsen lassen, dass es in absehbarer Zeit wieder zu einem Aufflammen dieser Krankheit kommen könnte. Die **Pockenkrankheit** hingegen scheint verschwunden zu sein. Im Jahre 1980 hat die Weltgesundheitsorganisation die Pocken für ausgerottet erklärt, nachdem der letzten natürlichen Pockeninfektion in Somalia (1977) keine weiteren Fälle mehr gefolgt waren. Der bis in die achtziger Jahre gesetzlich

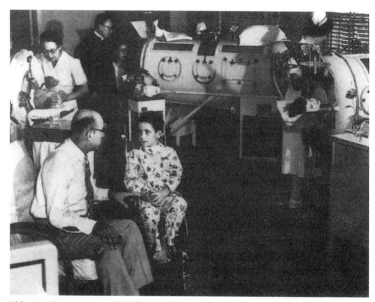

Abb. 8.5. »Eiserne Lunge«. Metallkammer zur Bekämpfung der drohenden Atemlähmung bei Poliomyelitis (um 1950)

vorgeschriebene Pockenimpfschutz ist aus diesem Grunde überflüssig geworden.

Antivirale Chemotherapeutika. Wenig Erfolg versprechend verliefen bis heute Forschungen zur Entwicklung dieser sog. *Virostatika*. Zwar gelang es, Medikamente zu entwickeln, die erfolgreich in der Vermehrungsphase von Herpesviren angewendet werden konnten, bei vielen anderen lebensbedrohlichen Viruserkrankungen befinden sich die Virostatika allerdings noch im Erprobungsstadium. Besondere Hoffnungen werden dabei auf die 1957 von Isaacs und Lindemann entdeckten *Interferone* gelegt. 1978 gelang es zum ersten Mal, diese nach Infektion mit Viren gebildeten niedermolekularen Proteine erfolgreich gegen das Herpeskeratitis-Virus (HSV I) einzusetzen.

HIV-Virus. Besondere Probleme wirft das 1983 erstmalig isolierte HIV-Virus (Human Immunodeficiency Virus) auf, das für die bis heute unbehandelbare Immunsystemerkrankung *AIDS* (Acquired Immune Deficiency Syndrome) verantwortlich ist. Im Jahre 1981 fiel die Krankheit in Kalifornien zum ersten Mal auf. Ein Jahr später erhielt sie ihren

8.3 · Die Fortentwicklung der alten Leitwissenschaft

Namen, nachdem der Erkrankungsgang in Ansätzen geklärt war, ohne dass man das Virus bis dahin jedoch isoliert und gesehen hätte. Zu diesem Zeitpunkt wusste man aber bereits, dass das HIV-Virus gerade jene Zellen des Immunsystems befällt, die in der Virusabwehr eine Hauptrolle spielen.

· Es zeigte sich bald, dass es vor allem durch Geschlechtsverkehr übertragen wurde und dass zwischen der eigentlichen HIV-Infektion und dem Ausbruch der AIDS-Krankheit bei bestehender Infektiosität Jahre liegen konnten. 1983 gelang die Isolierung. Drei Jahre später stand ein erster Wirkstoff zur Verfügung, mit dem AIDS zwar behandelt, aber nicht geheilt werden konnte. Das Medikament *AZT* ist in der Lage, die Symptome von AIDS-Kranken – in den entwickelten Ländern – zu lindern und die Lebenserwartung zu erhöhen. Zurzeit verspricht die Therapieforschung mit antiretroviralen Medikamenten jedoch keine kurzfristigen Erfolge.

Die Effektivität dieser Teilerfolge sinkt sogar; laxer Umgang mit Schutzmaßnahmen (Kondome) lässt die Inzidenz unter Hochgefährdeten steigen. Das Spektrum der besonders gefährdeten Gruppen – anfangs vor allem Homosexuelle – hat sich, bedingt durch einen weltweiten Drogenkonsum und die mit ihm verbundene Beschaffungsprostitution, gewandelt. Auch Heterosexuelle sind nun im unmittelbaren Gefahrenbereich. Hingegen konnte das Problem der HIV-Übertragung durch Blutkonserven weitestgehend beseitigt werden.

Bis Ende 1996 waren weltweit über 27,9 Mio. HIV-Infizierte gemeldet.

Die Zahl der Neuinfektionen lag 1999 bei 5,6 Mio. (2,3 Mio. Frauen, 0,57 Mio. Kinder). Es lebten 1999 insgesamt 33,6 Mio. Menschen mit HIV/AIDS (23,3 Mio. in Afrika). Seit Ausbruch der Epidemie waren etwa 16,3 Mio. an der Krankheit verstorben. Es zeigt sich immer deutlicher eine Korrelation von Armut, Abhängigkeit, niedriger Bildung, weibliches Geschlecht und AIDS-Mortalität.

Bis zur Entwicklung eines wirksamen Chemotherapeutikums gegen diese jüngste Herausforderung der Virologie sind nur konsequente Präventivmaßnahmen (»Safer Sex«, Schutz vor humanem Frischblut, konsequente Kontrolle von Transfusionsblut, Benutzung unverseuchter Injektionsnadeln, Aufklärung und soziale Sicherung) Erfolg versprechend.

8.4 Neue Leitwissenschaften und Leitideologien in der deutschen Medizin bis 1945

8.4.1 Sozialhygiene

Leitwissenschaft öffentlicher Gesundheitspflege. Spätestens um die Jahrhundertwende waren die Grenzen der wissenschaftlich-experimentellen Hygiene und der jungen Bakteriologie als Leitwissenschaften öffentlicher Gesundheitspflege deutlich geworden. Weder durch eine technische Assanierung und Hygienisierung der Städte noch durch individualisierte Krankheitskonzepte der Bakteriologie oder durch die fortschrittliche Sozialgesetzgebung des Zweiten Kaiserreichs war es gelungen, die überwältigenden sozialen und hygienischen Probleme der zweiten Phase der Industrialisierung in den schnell expandierenden Städten zu lösen.

Allzu euphorische Hoffnungen, die sich ermuntert durch die Erfolge der Bakteriologie auf eine erfolgreiche Bekämpfung der Volkskrankheit Tuberkulose gerichtet hatten, trogen. Der durch Koch ausgelöste Tuberkulin-Rausch war verflogen, und die 1906 durch Albert Calmette (1863–1933) und Camille Guérin entwickelte Impfmöglichkeit gegen die Tuberkulose mit einem Stoff, der lebende, aber abgeschwächte Rinder-TB-Bazillen enthielt, setzte sich erst langsam durch. Es war deutlich geworden, dass es gerade bei der Tuberkulose nicht in erster Linie biologische, sondern die sozialen Existenzbedingungen waren, die den Ausbruch und den Verlauf der Krankheit entscheidend beeinflussen konnten.

> **❶** *Sozialhygiene:* Gegenüber der durch R. Koch und M. v. Pettenkofer vorgezeichneten wissenschaftlichen Hygiene verstand sich die in den ersten zwei Jahrzehnten des 20. Jahrhunderts entstandene Sozialhygiene als Erweiterung des hygienischen Aufgabenkreises auf alle Krankheiten, die ursächlich mit den sozialen Lebensbedingungen der Bevölkerung, insbesondere des großstädtischen Proletariats zusammenhingen (»Krankheit und soziale Lage«). Die Grundlage einer Sozialmedizin hatten bereits S. Neumann (1819–1908) und R. Virchow (1821–1902) entwickelt. Führende Theoretiker im 20. Jahrhundert waren Alfred Grotjahn (1869–1931), Alfons Fischer (1873–1936) und A. Gottstein (1857–1941). Blütezeit praktischer Sozialhygiene waren die zwanziger und frühen dreißiger Jahre. Durch alle politischen Lager öffnete sich die Sozialhygiene in dieser Zeit aber auch rassenhygienischem bzw. eugenischem Gedankengut. Ihr Anteil an der ideologischen Vorbereitung rassenhygienischer Praxis unter der NS-Diktatur ist daher nicht zu vernachlässigen (vgl. Rassenhygiene).

Ähnliche Zusammenhänge wurden auch für andere Krankheiten entdeckt. Eine erste große Aufsatzsammlung, die sich den spezifischen Aus-

8.4 · Neue Leitwissenschaften und Leitideologien

wirkungen sozialer Lebensbedingungen auf die Gesundheit des Menschen widmete, erschien 1913 unter dem Titel *Krankheit und soziale Lage*. Herausgeber waren **Max Mosse** (geb. 1873) und **Gustav Tugendreich** (1876-1948).

Alfred Grotjahn. Unter den Ärzten, die jene Zusammenhänge erkannten und auf der Grundlage dieser Erkenntnis erste theoretische Konzepte von einer neuen sozialen Hygiene entwickelten, war es der sozialdemokratische Arzt Alfred Grotjahn (1869-1931), der für die praktische Umsetzung einer sozialhygienisch orientierten öffentlichen Gesundheitspflege insbesondere in der Weimarer Republik von zentraler Bedeutung sein sollte. Sein Hauptwerk *Soziale Pathologie* (1923) legte die Leitlinien der neuen Leitwissenschaft öffentlicher Gesundheitspflege fest. Für Grotjahn war es wichtig, dass die Hygiene unter Einbeziehung kulturhistorischer, psychologischer, nationalökonomischer und politischer Erwägungen zu einer sozialhygienischen Gesamtdisziplin werde. Das Wesen dieser Disziplin bestehe darin, »alle Dinge des öffentlichen Lebens und der sozialen Umwelt im Hinblick auf ihren Einfluss auf die körperlichen Zustände zu betrachten und aufgrund dieser der sozialen Hygiene eigentümlichen Betrachtungsweise Maßnahmen zu finden, die keineswegs immer einen rein ärztlichen Charakter haben sollten, sondern sehr häufig in das Gebiet der Sozialpolitik oder der Politik überhaupt hinübergreifen« müssten. Erst durch eine soziale Hygiene sei es dem Volk möglich, »die körperlichen Grundlagen seiner Kultur, seiner Volkskraft, dauernd unversehrt zu erhalten«. Sozialhygiene müsse eine *deskriptive* und eine *normative Wissenschaft* sein.

Es ging also nicht nur um die Beobachtung des Zusammenhangs zwischen Gesundheit und sozialer Lage, sondern um eine aktive Beeinflussung dieses Gefüges. Soziale Hygiene sollte als eine Methode präventiver Medizin im Großen die brennenden gesundheitlichen Probleme des neuen Jahrhunderts lösen. Neben Grotjahn müssen unter den theoretischen und praktischen Begründern dieser neuen Disziplin auch **Alfons Fischer** (1873-1936), **Adolf Gottstein** (1857-1941), **Arthur Schlossmann** (1867-1932), **Ludwig Teleky** (1872- 1957) und in Wien der Mediziner und Sozialreformer **Julius Tandler** (1869-1936) genannt werden.

Praktische Umsetzung. Der theoretische sozialhygienische Entwurf wurde auf breiter Ebene erst nach dem Ersten Weltkrieg vor allem in den großen preußischen Industrie- und Ballungszentren in die Praxis umgesetzt. »*Sozialhygienische Akademien*« entstanden 1920 in Breslau, Charlottenburg und Düsseldorf. Sie vermittelten die theoretischen Grundlagen der Sozialhygiene und wiesen in das breite Spektrum der gesamten Gesundheits- und Sozialfürsorge ein. Der 4-Millionen-Stadt Berlin kam exemplarischer Charakter zu. Dort entstanden, getragen von den über alle Stadtbezirke verteilten **kommunalen Gesundheitsämtern**, an die 100 Schwangeren-, Säuglings- und Kleinkinderfürsorgestellen, Eheberatungsstellen, Fürsorge- und Beratungseinrichtungen für Tuberkulöse und Geschlechtskranke, städtische Einrichtungen der Alkoholiker-, Psychopathen-, Sucht- und Krüppelfürsorge.

Ärztliches Engagement. Wenngleich das politisch-ideologische Spektrum der in der Sozialhygiene engagierten Ärztinnen und Ärzte breit war, so kann doch eine Dominanz sozialistischer, kommunistischer und jüdischer Vertreter und Vertreterinnen konstatiert werden. Von ihnen wurden vielfach auch **Ambulatorien** und **Gesundheitshäuser** getragen, die in Berlin und in einigen Unterweserstädten mit sozialhygienisch-sozialmedizinischer Orientierung als Reaktion der Krankenkassen auf den sog. »Ärztestreik« vom Dezember 1923 errichtet worden waren. Es handelt sich hierbei um Beratungsstellen, teilweise aber auch um Großpraxen mit angestellten Ärzten (sog. Nothelfern). Sie waren teilweise mit modernsten medizinischen Geräten ausgestattet und entwickelten sich bald zu Zentren praktischer Sozialmedizin mit präventiver, gesundheitspädagogischer Ausrichtung. Gestützt wurden diese Einrichtungen insbesondere durch die »*Arbeitsgemeinschaft sozialdemokratischer Ärzte*« und den »*Verein sozialistischer Ärzte*«.

Gegenströmungen. Heftig bekämpft wurden sie aus den Reihen der standesorganisierten Ärzte, die um ihre Pfründe fürchteten, allen voran der Reichstagsabgeordnete der DNVP, Karl Haedenkamp (1889–1955), der sich zwischen 1930 und 1933 für eine Annäherung zwischen dem Hartmann-Bund und dem NSDÄB einsetzen sollte. Unter diesen Ärzten galten die Ambulatorien als »Behandlungsfabriken« mit »Massenabfertigung« und die dort arbeitenden Ärzte als »Streikbrecher« und sozialistische Feinde eines »freien und berufsfreudigen Arztseins«. Solche Diffamierungen wurden u. a. getragen durch dumpf-autoritative Ideologeme vom »Arzt und seiner Sendung«, wie sie etwa durch Männer wie Erwin Liek (1878–1935) vertreten wurden. Der Keim des Hasses gegen die sozialhygienischen Einrichtungen war bei der Machtübernahme der Nationalsozialisten längst gesät.

8.4.2 Rassenhygiene

Grundlagen und Definition. Neben der Sozialhygiene hat sich in den zwanziger Jahren – von breitesten Bevölkerungskreisen rezipiert und akzeptiert – eine zweite Disziplin verselbstständigt und institutionalisiert:

8.4 · Neue Leitwissenschaften und Leitideologien

die Rassenhygiene. Sie hatte sich ebenfalls bereits vor 1914 (1905: Gesellschaft für Rassenhygiene) teils unabhängig, teils im Rahmen der Sozialhygiene entwickelt.

Die Grundlagen dieser von *Alfred Ploetz* (1860–1940) im Jahre 1895 zuerst benannten und umrissenen Lehre fußten in der Gedankenwelt des durch *Charles Robert Darwin* (1809–1882) begründeten *biologischen Darwinismus* (»Struggle for life«, »Survival of the fittest«, Selektionstheorie), des auf ihm errichteten *Sozialdarwinismus* (Übertragung des biologischen Darwinismus auf die Gesellschaft) sowie auf der jungen wissenschaftlichen *Vererbungslehre*. Das Ziel der Rassenhygiene richtete sich auf die »Erhaltung und Fortpflanzung der biologischen Rasse unter den günstigsten Bedingungen«, wobei es ihr als *quantitative Rassenhygiene* um die »Mehrung«, als *qualitative Rassenhygiene* oder Eugenik um die »Verbesserung« oder »Hebung« des Volksbestandes ging. Als positive bzw. negative Rassenhygiene stünden ihr zu diesem Zweck, so glaubte man, die Mittel der »Auslese« bzw. der »Ausmerze« zur Verfügung.

> ❗ *Eugenik:* Von Francis Galton (1822–1911) begründete Lehre auf der Basis des Darwinismus (s. dort), in deren Kernbereich die Vision einer Menschenzüchtung im Sinne der Herausbildung biologischer Eliten (Zuchtrassen) stand. Als negative Eugenik sollte sie der Verschlechterung der Erbanlagen vorbeugen, als positive Eugenik deren Verbesserung fördern. Die Eugenik wurde von Alfred Ploetz als »Rassenhygiene« (s. dort) im deutschsprachigen Raum popularisiert.

Rezeption und Verbreitung. Wie radikal bereits in den zwanziger Jahren gerade der Aspekt der Auslese gedacht wurde, zeigt etwa die 1920 publizierte Schrift über *Die Freigabe der Vernichtung lebensunwerten Lebens* von *Karl Binding* (1841–1920) und *Alfred Hoche* (1865–1943). Sowohl die quantitative als auch die qualitative Rassenhygiene fanden nach dem Ersten Weltkrieg geradezu ideale Diskussions- und Betätigungsfelder. Das Menetekel des durch Kriegsverlust und Geburtenrückgang drohenden Aussterbens des deutschen Volkes sowie das Schreckgespenst drohender Entartung durch die Zunahme sog. Keimgifte (Alkohol, Tuberkulose, Syphilis) als Folgen zunehmender Verelendung durch Krieg und Wirtschaftskrisen wurden allgemein empfunden.

Die eugenisch-biologistischen Vorstellungen gingen quer durch die politischen Lager in bürgerlichen und sozialistischen Ärztekreisen der Republik von Weimar. Der Medizinhistoriker *Paul J. Weindling* sieht für die zwanziger Jahre zu Recht »in Deutschland nicht nur einen Höhepunkt für Demokratie und Sozialpolitik allgemein, sondern auch für die eugenisch begründete Sozialpolitik« im Besonderen. Es entwickelte sich im

Binnenraum, aber auch neben der Sozialhygiene eine *eugenische Bewegung* der Weimarer Republik. Diese Bewegung wuchs stetig und radikalisierte sich zunehmend in großen Teilen der bürgerlichen Ärzteschaft als *sozialdarwinistische Rassenhygiene.*

Auch als »wissenschaftliche« Disziplin waren Rassenhygiene und Eugenik lange vor 1933 innerhalb und außerhalb der Universitäten institutionalisiert. Ihre Begründung, Ausformung und Institutionalisierung war in Deutschland eng mit den Namen Friedrich Wilhelm Schallmayer (1857–1919), Alfred Ploetz (1860–1940), Eugen Fischer (1874–1967), Fritz Lenz (1887–1976) und Othmar Freiherr von Verschuer (1896–1969) verbunden. Bereits 1927 war es zur Gründung des Kaiser-Wilhelm-Instituts für Anthropologie, menschliche Erblehre und Eugenik gekommen.

8.4.3 Medizin und öffentliche Gesundheitsideologie unter der nationalsozialistischen Diktatur

Rassenhygiene statt Sozialhygiene. Dass es meist jüdische, sozialistische oder kommunistische Ärzte waren, die in ihren Praxen, den Beratungsstellen und Kassenambulatorien gerade den Schwachen und Schwächsten der Gesellschaft ihre Hilfe widmeten, ließ nationalsozialistischen Ärzten und Gesundheitspolitikern und solchen, die sich bereits im Sog der nationalsozialistischen Ideologie befanden, die Sozialhygiene schon lange vor dem 30. Januar 1933 bekämpfenswert erscheinen. Ins Bild des verhassten, als liberal und sozial nivellierend diffamierten Weimarer Staates fügte sich die öffentliche Gesundheitspflege auf der Grundlage einer Sozialhygiene, die sich als helfende, praktisch-fördernde, präventive und soziale Gesundheitswissenschaft in der Ehegesundheitsberatung, der Sexualhygiene, der Säuglings- und Kleinkinderfürsorge oder in Ambulatorien für die sozialen Unterschichten eingesetzt hatte. Dies geschah mit dem Wissen um eugenische Probleme, aber unter Verzicht auf radikale Umsetzungsstrategien biologistischer, sozialdarwinistischer Bevölkerungsideologien und war damit in den Augen der Nationalsozialisten letztlich »kontraselektorisch«. Auf solchem Humus sei es zu einer zunehmenden »Volksentartung« gekommen.

Der 30. Januar 1933 leitete das abrupte Ende jener fürsorgerisch-sozialhygienisch orientierten Gesundheitspflege ein. Ihre schnelle Zerschlagung ging einher mit der definitiven Umwandlung öffentlicher Gesundheitspflege in eine nationalsozialistische Erb- und Rassenpflege. Dabei wurde die Sozialhygiene als alte Leitwissenschaft der öffentlichen Gesundheitspflege durch die rücksichtslos-sozialdarwinistische *Rassenhygiene als ihre neue Leitideologie* ersetzt.

8.4 · Neue Leitwissenschaften und Leitideologien

Exemplarisch für das Ergebnis dieses Paradigmenwechsels kann der programmatische Beitrag des Würzburger Arztes und Hochschullehrers Ludwig Schmidt (1891–1941) über *Hygiene, Sozialhygiene, Rassenhygiene* stehen, der die Inauguration der neuen Leitideologie öffentlicher Gesundheitspflege darstellte. Dieser Beitrag erschien 1934 und richtete sich heftig gegen das »demokratische«, gleichwertende, karitative Bemühen des Arztes um jeden Menschen. Solche Bemühungen, wie sie die Weimarer »Systemzeit« gekennzeichnet hätten, seien durch die Ergebnisse der neueren »Erbforschung« gründlich überholt. Es könne nun, so der Autor, nicht mehr darum gehen, ganz im Sinne des »Salus aegroti suprema lex«, in der öffentlichen Gesundheitspflege nur das Wohl des Einzelnen im Auge zu haben. »Sozialpolitik, Hygiene und Sozialhygiene« hätten »unbewusst die natürliche Auslese weitgehend ausgeschaltet und damit die Geburtssiege der Unerwünschten ermöglicht. Die darin liegende Gefahr« habe »die aristokratisch werdende Rassenhygiene erkannt«. Es heiße nun nicht mehr »Salus aegroti«, sondern »Salus populi suprema lex«.

Zerschlagung der Sozialhygiene und Vertreibung ihrer Träger. Die Dinge entwickelten sich schnell auf eben dieser Leitlinie. Der Bruch mit dem verhassten karitativen Individualismus in der sozialhygienisch orientierten Gesundheitspflege war dabei aber nicht nur ein ideologischer Bruch – der Bruch mit einer Leitwissenschaft –, er hatte auch unmittelbare personelle Konsequenzen. Bereits in den ersten Monaten nach der Machtübernahme und noch vor der gesetzlichen »Regelung« solcher Vorgänge wurden viele der sozialhygienischen Praktikerinnen und Praktiker bereits als nicht arisch oder national unzuverlässig aus ihren kommunalen Diensten entlassen, diffamiert, belästigt und frühzeitig in die Emigration getrieben. Die gesetzlich reglementierte Zerschlagung der alten Sozialhygiene und ihrer Vertreter begann mit dem Inkrafttreten des »Gesetzes zur Wiederherstellung des Berufsbeamtentums« am 7. April 1933. Auf der Basis dieses Gesetzes wurden jüdische, halbjüdische und politisch »unzuverlässige« Beamte entlassen, die Lehrer der alten Sozialhygiene beseitigt und die Ortskrankenkassen von rassisch belastetem oder national unzuverlässigem Personal »gesäubert«. In die frei werdenden Stellen rückten arische und politisch »zuverlässige« Ärzte. In Berlin allein belief sich der »Austausch« auf nahezu 50 %.

Die nationalsozialistische Ideologie erfreute sich in der verbliebenen deutschen Ärzteschaft durchaus wohlwollender Resonanz. Innerhalb weniger Jahre waren mehr als 40 % in nationalsozialistischen Organisationen eingeschrieben. Die Zerschlagung der alten kommunalen Gesundheitsämter und ihre Unterstellung unter das Reichsinnenministerium erfolgte durch das »Gesetz über die Vereinheitlichung des Gesundheitswesens« vom 3. Juli 1934, das bereits in den zwanziger Jahren entworfen worden war.

Rassengesetzgebung auf dem Boden der Rassenhygiene. Bereits ein Jahr vor dem In-Kraft-Treten des Vereinheitlichungsgesetzes hatte auch die Erb- und Rassenpflege, das Kernstück und die Leitideologie nationalsozialistischer Gesundheitspflege, im »*Gesetz zur Verhütung erbkranken Nachwuchses*« vom 14. Juli 1933 ihre gesetzliche Festschreibung erfahren.

Das Gesetz, das sich in den wesentlichen Paragraphen fast wortgleich an eine preußische Gesetzesvorlage aus den frühen 1890er Jahren anlehnte und sich wie sein Vorbild rassenhygienischer Formulierungen völlig enthielt, ein Umstand, der bei den alliierten Siegermächten und in der nachkriegsdeutschen Justiz bis in die 60er Jahre große Zurückhaltung in seiner kritischen Beurteilung bewirken sollte, sah die Sterilisierung »auch gegen den Willen des Unfruchtbarzumachenden« und gegebenenfalls unter »Anwendung unmittelbaren Zwanges« bei angeborenem Schwachsinn, Schizophrenie, zirkulärem (manisch-depressivem) Irresein, erblicher Fallsucht, erblichem Veitstanz (Huntingtonsche Chorea) erblicher Blindheit, erblicher Taubheit, schwerer erblicher körperlicher Missbildung sowie bei schwerem Alkoholismus vor. Das Antragsrecht lag beim Betroffenen selbst oder seinem Vormund, bei beamteten Ärzten sowie bei den Leitern von Kranken-, Heil- und Pflegeanstalten. Erstinstanzlich lag die Entscheidung bei regional zu bildenden Erbgesundheitsgerichten, letztinstanzlich bei den Oberlandesgerichten anzugliedernden Erbgesundheitsobergerichten. Ein Einspruch des Betroffenen war mit zunächst aufschiebender Wirkung möglich, hatte aber in aller Regel keine große Aussicht auf Erfolg. 1935 bereits waren es mehr als 200 Erbgesundheitsgerichte und 30 Erbgesundheitsobergerichte, die in Deutschland Unrecht sprachen.

Das harte Zwangsgesetz zu »Verhütung erbkranken Nachwuchses« trat am Neujahrstag des Jahres 1934 in Kraft. Für die ersten Jahre liegen Zahlen über seine Umsetzung vor, die vom Reichsjustizministerium ermittelt wurden und auf persönliche Weisung Hitlers geheim bleiben sollten. 1934 wurden 84.604 Sterilisationsanträge gestellt, 62.463 Sterilisationen beschlossen, allerdings »nur« 32.268 durchgeführt. 1935 waren es mehr als 73.000 Männer und Frauen, die ihre Zeugungsfähigkeit einbüßen mussten, 1936 weit mehr als 63.000. In diesem Zeitraum, auch darüber berichtet die Statistik, starben an der Sterilisationsoperation aufgrund verschiedenster Komplikationen insgesamt 367 Frauen und 70 Männer. Die Rate der Anwendung unmittelbarer Gewalt bei der Durchführung der Sterilisation stieg von 7,7 % (1934) auf 9,4 % (1936); zwischen

8.4 · Neue Leitwissenschaften und Leitideologien

1933 und 1945 dürften insgesamt – nach einer tief angesetzten Schätzung des Bundesjustizministeriums – etwa 350.000 Menschen in Deutschland ihrer Zeugungsfähigkeit gewaltsam beraubt worden sein.

Das Sterilisationsgesetz wurde am 15. September 1935 durch das »*Gesetz zum Schutze des deutschen Blutes und der deutschen Ehre*« ergänzt. An seiner Vorbereitung hatten führende Rassenhygieniker und Ärzte (Eugen Fischer, Fritz Lenz, Othmar Freiherr von Verschuer, Ernst Rüdin und andere) mitgewirkt. Das Gesetz verbot in seinem ersten Paragraphen jede »Eheschließung zwischen Juden und staatsangehörigen Deutschen« und in seinem zweiten Paragraphen auch den »außerehelichen Geschlechtsverkehr« zwischen diesen Gruppen.

Die folgenden Monate waren bestimmt durch erbbiologische »Bestandsaufnahmen« in den Heil- und Pflegeanstalten, durch vergleichbare Untersuchungen über »Zigeuner«. Erste Vorschläge zur »praktischen Erfassung von Juden und Judenmischlingen« entwarf der bereits erwähnte Othmar Freiherr von Verschuer. Im Frühjahr 1937 wurde die *Zwangssterilisation* aller farbigen deutschen Kinder, der sog. »Rheinlandbastarde«, durchgeführt. Spätestens im Sommer 1938 diskutierte man bereits Möglichkeiten, die im Rahmen eines »Asozialen-Gesetzes« Betroffenen in Konzentrationslager zu bringen und zu sterilisieren.

Euthanasie. Zeitgleich wird die Euthanasie geistig Behinderter systematisch vorbereitet. Wenig mehr als einen Monat nach dem Beginn des Aggressionskrieges gegen Polen (1. September 1939) ordnet Hitler im Reich die Euthanasie an.

❶ *Euthanasie:* (gr. eu-thanatos – guter Tod) In seiner ursprünglichen Bedeutung ein Begriff, der sich auf alle Maßnahmen erstreckt, die ein würdiges Sterben ermöglichen. Ausgehend von der Ideologie des Sozialdarwinismus (s. dort) wurde der Begriff seit ca. 1900 und insbesondere in der NS-Diktatur pervertiert (»Vernichtung lebensunwerten Lebens«) und zur Handlungsgrundlage zehntausendfachen Mordens (»Euthanasie-Aktion«). Aktive Sterbehilfe wird in Deutschland heute als Tötungsdelikt (§ 211, 212, 216 StGB) geahndet.

Im Januar 1940 beginnt im Rahmen der *Aktion Gnadentod* die praktische Umsetzung. Bis September 1941 werden in Heil- und Pflegeanstalten, in mobilen Vergasungswagen und in Konzentrationslagern mehr als 70.000 Geisteskranke ermordet. Der Krankenmord wurde in vielfältiger Gestalt vollzogen: in stationären und mobilen Gaskammern mit Kohlenmonoxid oder bisweilen direkt mit Auspuffgasen; getötet wurde auch durch die Injektion schwerer Narkotika wie etwa Morphium, Scopolamin, Luminal und ähnlichen.

Zentrale Orte des Mordens waren das hessische *Hadamar* (ca. 15.000 Morde), *Schloss Grafeneck* bei Reutlingen (ca. 10.000 Morde), *Schloss Hartheim* bei Linz (mehr als 18.000 Ermordete), die *Vergasungsanstalt Sonnenstein in Pirna* bei Dresden (ca. 14.000 Krankenmorde), die *Heil- und Pflegeanstalt Bernburg* (annähernd 9.000 Ermordete), und das *Zuchthaus Brandenburg* (annähernd 10.000 Morde). Während die NS-Ärzte und Krankenmordorganisatoren die Kriterien für die klinische Hinrichtung in den folgenden Jahren nach innen zugleich ausweiteten und differenzierten, wurden nach dem Überfall Deutschlands auf die Sowjetunion (22. Juni 1941) dort unterschiedslos alle Insassen psychiatrischer Krankenhäuser umgebracht.

Die Euthanasieaktion lässt sich grob in zwei Phasen unterteilen, deren erste bis zum sog. »Stopp« im August 1941 dauerte, als die Richtgröße von etwa 70.000 Getöteten erreicht war. Danach begann eine zweite Phase, die dadurch charakterisiert war, dass immer neue Menschengruppen in den Kreis derer, die selektiert und dann getötet werden sollen, hineingestellt wurden: Tuberkulosekranke, Alte und Schwache, wohnungslose »Streuner«, Arbeitsunwillige, schwache und kränkliche KZ-Insassen, insbesondere sowjetische Kriegsgefangene, als »Zigeuner« diffamierte Sinti und Roma und viele andere mehr. Diese Phase mündete unmittelbar in die »*Endlösung der Judenfrage*«, die auf der *Wannseekonferenz* am 20. Januar 1942 besiegelt wurde.

1942 gab die für die Organisation des Krankenmordes verantwortliche Aktionszentrale »Tiergartenstraße 4« über 100 ihrer Verwaltungsspezialisten an die Vernichtungslager im besetzten Polen ab. Die ersten Kommandanten der Lager Belzec, Sobibor und Treblinka kamen aus der »T4« und wurden weiterhin von ihr bezahlt. Nur ein Jahr später waren bereits 2,4 Mio. europäischer Juden in Konzentrationslager verschleppt und ermordet. Beim Zusammenbruch der NS-Diktatur sollten es annähernd 6 Mio. sein. Die »Krankenmord-Aktion T4« ist vom millionenfachen Mord an der jüdischen Bevölkerung Europas nicht zu trennen, denn die Spirale des organisatorisch und technisch perfekten Tötens, die sich seit der Erprobung von Zyklon B im KZ-Auschwitz am 3. September 1941 immer schneller zu drehen begann, hatte ihren Ausgang bei den Kohlenmonoxidvergasungen der Euthanasieaktion genommen.

8.4.4 Leistungsmedizin – Naturheilkunde

Neben der nationalsozialistischen Erb- und Rassenhygiene sollte nach 1933 eine Medizin entstehen, die wesentlich durch zwei Leitgedanken bestimmt war: die Leistungsförderung und das Bestreben, die alte Volks- und Naturheilkunde als »Neue Deutsche Heilkunde« in den Dienst des

Nationalsozialismus zu stellen. Alle Bestrebungen in die eine oder die andere Richtung wurden in die pädagogische Form der »Nationalsozialistischen Gesundheitsführung« gepresst.

Die NS-Leistungsmedizin. Sie ging davon aus, dass der Mensch mehr als nur ein ärztlich-biologischer Wert sei. Der ganze Mensch sollte sich den nationalsozialistischen Leitprinzipien unterordnen, in seiner Freizeit und am Arbeitsplatz. In beide Lebensbereiche griff die Gesundheitsführung dirigistisch-diktatorisch ein. Ihr Ziel war Arbeits- und Produktivitätssteigerung. Arbeit und Arbeitsfähigkeit galten als sittliche Pflicht, nicht verhütete Krankheit und körperliche Schwäche als asozial. Der Zusammenhang zwischen Leistungsschwäche und eigennütziger Rentensucht wurde permanent hergestellt. Gesundheitsführung war gleichzeitig aber auch Vorbereitung auf den Krieg, auf Leistung und Soldatentum.

Die Neue Deutsche Heilkunde. Sie bemühte sich in den ersten Jahren der nationalsozialistischen Diktatur um eine Zusammenführung der klassischen Schulmedizin mit traditionellen Heilformen, wie sie die Naturheilkunde des 19. Jahrhunderts hervorgebracht hatte. Ihre wesentlichen Charakterzüge waren:
- die Kritik an einer rein naturwissenschaftlichen Medizin,
- die Bezugnahme auf die Volks- und Naturheilkunde,
- die Individualisierung von Krankheit und Gesundheit,
- eine heroisch-asketische Lebensauffassung sowie
- eine radikale Kostendämpfung im Gesundheitswesen durch Rückgriff auf die landeseigene Materia medica.

Die Integrationsversuche gegenüber Naturärzten führten 1935 zur Begründung der »Reichsarbeitsgemeinschaft für eine neue deutsche Heilkunde«, die einen Zusammenschluss aller in Deutschland ansässigen Verbände der Natur- und Außenseiterärzte darstellte. Bereits 1936 scheiterte indes der Versuch vor allem am Widerstand der Schulmedizin, daneben aber auch an der Unvereinbarkeit der zur Vereinigung vorgesehenen Gruppierungen.

8.4.5 Humanexperimente in den Konzentrationslagern

Ihren extremsten Ausdruck fand die »*Medizin ohne Menschlichkeit*« (Mitscherlich/Mielke) unter der NS-Diktatur in den ungezählten Humanexperimenten, die gewissenlose Ärzte vorwiegend in Konzentrationslagern aus eigener Initiative und auf Weisung durchführten. Die exponiertesten Täter der humanexperimentellen Verbrechen unter der NS-Diktatur wurden im Nürnberger Ärzteprozess am 20. August 1947 verurteilt. Von den 23 vor Gericht stehenden Personen, die wegen Kriegsverbrechens, des Verbrechens gegen die Menschlichkeit und der Mitgliedschaft in einer durch das Urteil des Internationalen Militärgerichtshofes für verbrecherisch erklärten Organisation angeklagt worden waren, wurden sieben zum Tode verurteilt, neun zu Haftstrafen, sieben wurden freigesprochen. Der dem Urteilsspruch vorangestellte »Nürnberg Codex« sollte vor dem Hintergrund der NS-Medizin »ohne Menschlichkeit« die zukünftigen ethischen *Prämissen des Humanexperiments* festlegen und wurde zu einem bedeutenden Ausgangspunkt der Ethik des Humanexperiments in der Nachkriegszeit. Auch das *Genfer Ärztegelöbnis* von 1948 und die *Deklaration von Helsinki/Tokyo* zum Humanexperiment sind letztlich Reaktionen auf die verbrecherischen Menschenversuche der Nationalsozialisten. In Genf formulierte der Weltärztebund 1948 das Genfer Gelöbnis. Die Deklaration von Genf ist der Versuch einer modernen Fassung des hippokratischen Eides und seit 1950 Bestandteil der bundesrepublikanischen Berufsordnung für Ärzte.

8.5 Die neuen diagnostischen Methoden

Die physikalisch-diagnostischen Methoden der klinischen Medizin des frühen 19. Jahrhunderts hatten den Ärzten erstmals diagnostische Zugriffe auf das Innere des menschlichen Organismus erlaubt, ohne damit zugleich Verletzungen zu verursachen. Auskultation, Perkussion und Thermometrie waren die wesentlichen Methoden dieser physikalisierten Diagnostik. Im 20. Jahrhundert werden diese Ansätze konsequent weiterverfolgt und differenziert. Es entsteht ein gläserner Mensch, dessen Physiologie und Pathologie durchschaubar wird. In den folgenden Abschnitten sollen die wesentlichen Etappen dieser Entwicklung nachgezeichnet werden, wobei Vollständigkeit in der Darstellung nicht angestrebt wurde.

8.5.1 Von den X-Strahlen zur Kernspinresonanztomographie

Entdeckung der X-Strahlen. Am 8. November 1895 experimentierte in Würzburg ein ebenso unbekannter wie ehrgeiziger Physiker wieder einmal mit einer jener Kathodenstrahlröhren, die der Engländer William Crookes (1832–1919) bereits knapp 20 Jahre zuvor konstruiert hatte. Bei dem im bergischen Lennep geborenen Physiker, der bereits 1876 in Strassburg zum Professor der Physik ernannt worden und 1888 über Gießen nach Würzburg gelangt war, handelte es sich um **Wilhelm Conrad Röntgen** (1845–1923). An jenem denkwürdigen 8. November unternahm Röntgen mit den Emissionen der Kathodenstrahlröhre eine Reihe von Experimenten. Er ließ mit ihnen Fluoreszenzschirme im Dunkeln aufleuchten und belichtete photographische Platten zunächst durch schwarzes Papier hindurch, dann durch seine Geldbörse und schließlich durch seine eigene Hand. Bei diesen Versuchen zeigte sich, dass die Münzen in seiner Geldbörse ebenso wie die Knochen seiner Hand als helle Schatten auf der photographischen Platte festgehalten wurden. Es mussten Strahlen sein, die aus der Kathodenstrahlröhre entwichen. Da der Physiker aber natürlich nichts über die Natur dieser Strahlen wusste, nannte er sie X-Strahlen. Später wurden diese Strahlen nach seinem Namen benannt.

Rezeption. Noch im November informierte Röntgen die Öffentlichkeit über seine Entdeckung, deren Tragweite insbesondere für die medizinische Diagnostik bald klar wurde. Röntgens Experimente waren relativ einfach, leicht reproduzierbar und daher überaus publikumswirksam. Seine Entdeckung wurde in wenigen Wochen auf der ganzen Erde bekannt und bald auch Gegenstand spektakulärer Kabinettstücke und zahlloser Varietéwitze.

Aber auch die ernsthafte Anwendung der neuen Strahlen in der Medizin und hier insbesondere in der Chirurgie ließ nicht lange auf sich warten (◘ Abb. 8.6 und ◘ Abb. 8.7). Bald erkannte man, dass sich

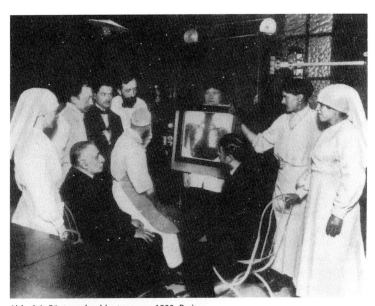

Abb. 8.6. Röntgendurchleutung vor 1900, Paris

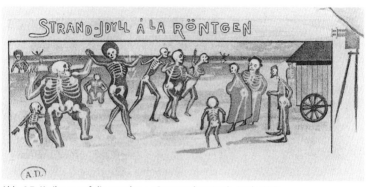

Abb. 8.7. Karikatur auf die »moderne« Röntgendiagnostik. Nach 1900

mit der jungen Methode der **Röntgenographie** Frakturen, Dislokationen, Fremdkörper (u. a. Geschossprojektile) leicht darstellen ließen. Bereits um die Jahrhundertwende wurden erste Versuche unternommen, Hohlorgane des Körpers durch die Applikation von Kontrastmitteln sichtbar zu machen. Mit oral applizierten Wismutpasten gelang es, Bewegungen des Magens (1898) und des Darmtraktes (1901) darzustellen.

Schnell erweiterten Röntgens Durchleuchtungsgeräte das diagnostische Arsenal vieler Krankenhäuser. Auch das Militär bemächtigte sich der neuen Entdeckung. So gehörte bereits bei der Niederschlagung der sog. Boxerrebellion in China (1900/1901) ein Röntgenzug zum Tross der alliierten europäisch-amerikanischen Imperialmächte auf dem chinesischen Festland. Es ist erstaunlich, wie schnell die Röntgendiagnostik von Ärzten und Patienten akzeptiert wurde. Dies galt auch für den therapeutischen Einsatz der Röntgenstrahlen, der ebenfalls schon im ersten Jahrzehnt dieses Jahrhunderts begann. Erste »Röntgenkongresse« fanden 1900 in Paris, 1902 in Bern und 1904 in Mailand statt; die erste Röntgengesellschaft wurde 1905 in Berlin gegründet.

Weiterentwicklung der Röntgentechnik. Röntgendurchleuchtungen waren um 1900 technisch recht aufwendige Verfahren. Man benötigte eine etwa fußballgroße Röntgenröhre, Verstärkerspulen und eine massive Kaliumbichromatbatterie. Erhebliche Erleichterungen brachte die Entwicklung einer neueren **Röntgenröhre** durch den amerikanischen Physiker **William David Coolidge** (1873–1975) im Jahre 1913. Bei ihr handelte es sich um eine Hochvakuumelektronenröhre mit Wolframglühkathoden und einer schräg gestellten Anode (Antikathode). Weitere Verbesserungen in der Röntgentechnik ergaben sich durch die Einführung der Elektronenfokussierung durch *Arthur R. W. Wehnelt* (1871–1944), durch die Verkleinerung des Röntgen-Brennflecks (Strichfokus) sowie durch die Entwicklung einer rotierenden Anode (Wolframteller) in den fünfziger Jahren.

Die Entwicklung der Fernsehtechnik erlaubte dann den Einsatz von sog. *Röntgenbildverstärker-Fernsehdurchleuchtungen*. Mit dieser Methode wurde es möglich, das Röntgenbild direkt zu betrachten und auf den Bildschirm eines Sichtgerätes zu übertragen. Damit wurden dosissparende Durchleuchtungen möglich. Der Arzt war unabhängig von der Betrachtungsoptik und konnte nun auch längere Röntgenphasen durch Magnetaufzeichnung dokumentieren.

Das jüngste Kind des klassischen Röntgenverfahrens ist in der zweiten Hälfte der siebziger Jahre in die klinische Diagnostik eingeführt worden. Es handelt sich hierbei um ein *Schichtaufnahmeverfahren*, das zum Bildaufbau einen Computer benötigt. Mit dieser Aufnahmetechnik ist es möglich, die Abbildung einer Körperschicht herzustellen. Erforderlich sind eine Röntgenröhre und ein Szintillationszähler mit nachgeschaltetem Fotomultiplier. Mit diesem Verfahren ist eine abgestufte Weichteildarstellung auch ohne Kontrastmittel und ohne eine Überlagerung, durch andere Schichten möglich. So vermindert sich die Belastung des Patienten, während der Informationsgehalt für den Arzt steigt.

Sonstige Strahlendiagnose-Methoden. Eine weitere neue strahlendiagnostische Methode, die mit der klassischen Röntgendiagnostik nichts mehr zu tun hat, ist die am Anfang der sechziger Jahre entwickelte und eingeführte *Szintigraphie*, bei der durch einen Scanner die Körperverteilung vorher eingegebener radioaktiver Stoffe registriert wird. Diese Methode ermöglicht es, im Röntgenverfahren schwer lokalisierbare Tumoren oder Metastasen nachzuweisen. Als strahlende Radionuklide setzte man insbesondere Jod-131, Au-198 oder Cr-51 ein.

Durch den Gebrauch elektronischer Datenverarbeitungsgeräte konnte die frühe Szintigraphie in den achtziger Jahren zu einem szintigraphischen Schichtaufnahmeverfahren *(Emissionscomputertomographie)* verfeinert werden. Mit der alten Strahlendiagnostik nur noch wenig gemein hat die in den achtziger Jahren entwickelte *Kernspin(resonanz)tomographie*, bei der aus rasterartigen Kernresonanzmessungen ein tomographisches Schichtbild aufgebaut wird. Bei diesem Verfahren wird der Patient keiner Strahlenbelastung mehr ausgesetzt.

8.5.2 Die elektrographischen Methoden

Elektrokardiographie (EKG). Von vergleichbar großer Bedeutung wie die Röntgendiagnostik ist die Einführung der elektrographischen Diagnosemethoden am Anfang dieses Jahrhunderts. Ihre Vorgeschichte beginnt bereits in der zweiten Hälfte des 19. Jahrhunderts mit ersten Versuchen, den Herzschlag elektrometrisch aufzuzeichnen. Galvanometrische Studien folgten in den frühen achtziger Jahren des 19. Jahrhunderts.

Der entscheidende Schritt in die moderne Elektrographie der Herzaktionen sollte dem niederländischen Physiologen **Willem Einthoven** (1860-1927) gelingen. Einthoven darf als Begründer der modernen Elektrokardiographie gelten. Mit einem von ihm eigens zur Aufzeichnung der elektrischen Herzströme konstruierten Saiten-Galvanometer gelangen dem Physiologen 1902/03 die ersten korrekten Aufzeichnungen. Das Instrument konnte sowohl in der Physiologie als auch in der klinischen Medizin eingesetzt werden; Voraussetzung war freilich, dass der Arzt die Aufzeichnungen richtig interpretierte. Auch auf diesem theoretischen Gebiet begründete Einthoven die moderne Elektrokardiographie. Für das von ihm entwickelte und nach seinem Namen benannte Einthoven-Dreieck, mit dem die elektrokardiographischen Aufzeichnungen berechen- und analysierbar wurden, erhielt er 1924 den Nobelpreis.

Elektroenzephalographie. Das röntgendiagnostische Verfahren hatte bereits am Anfang des Jahrhunderts auch neue Einblicke ins menschliche Gehirn gestattet. Die Einführung der Pneumenzephalographie durch den Engländer *W. E. Dandy* (1886-1946) im Jahre 1918 erlaubte dann zum ersten Mal differenziertere Analysen der Gehirnmorphologie am Lebenden. Raumfordernde Prozesse, soweit sie die Ventrikel einengten, waren nun erkennbar, wenngleich die Möglichkeiten chirurgisch in das krankhafte Geschehen einzugreifen, begrenzt blieben. Pathologische Gehirnvorgänge, die ohne raumfordernde oder substanzvermindernde Prozesse abliefen, konnten durch dieses Verfahren jedoch auch weiterhin nicht sichtbar gemacht werden.

Einen wichtigen Schritt in der Entwicklung der Gehirndiagnostik stellte daher die Entwicklung der Elektroenzephalographie (EEG) durch den Jenenser Psychiater **Hans Berger** (1873-1941) dar. Berger gelang es 1929, ein erstes brauchbares EEG zu schreiben. Durch die Registrierung und graphische Darstellung bioelektrischer Potentialschwankungen des Gehirns war es nun möglich, krankhafte Hirnveränderungen (Epilepsie, toxische Schädigungen, Hirndruckzeichen) genauer zu analysieren. Bald gelang es, mit diesem Verfahren Krampfpotentiale im epileptischen

Anfall zu erkennen und als Ausdruck gleichzeitiger Aktivierung einer großen Neutronenzahl zu interpretieren.

Elektromyographie. Die Erfassung, Verstärkung und Darstellung muskulärer Aktionspotentiale (Elektromyographie) gehört erst seit den sechziger Jahren zu den elektrographischen Routinemethoden. Mit ihr wurde es möglich, zwischen neurogenen Muskelatrophien und myogenen Muskeldystrophien zu unterscheiden. Besondere Anwendungsgebiete der elektrographischen Diagnostik sind die *Elektroneurographie* (ENG) und die *Elektroretinographie* (ERG). Auch diese Verfahren werden routinemäßig erst in den letzten Jahrzehnten angewandt.

8.5.3 Schalldiagnostische Verfahren

Perkussion und Auskultation. Die beiden ältesten schalldiagnostischen Verfahren, die Auskultation und die Perkussion, sind in der Frühphase der klinischen Medizin an der Wende vom 18. zum 19. Jahrhundert in die Diagnostik eingeführt worden. Sie waren Ausdruck der Physikalisierung der klinischen Untersuchungsmethoden und wurden bald in den großen klinischen Schulen des frühen 19. Jahrhunderts (Paris, Wien, London, Dublin und Edinburgh) gepflegt.

Sowohl die Perkussion als auch die Auskultation beruhte auf dem *Prinzip der Schallleitung*. Bei der Perkussion war es die unterschiedliche Schallleitung in verschieden dichten Geweben, die Aufschlüsse über Füllungszustand und Lage bestimmter Organe und auch über Krankheitsprozesse in bzw. an ihnen gestattet. Bei der Auskultation erlaubte die Schallleitung des menschlichen Körpers die Wahrnehmung körpereigener Geräusche (Herzschall, Pulsschall, Darmgeräusche etc.).

Die *klinische Interpretation* der akustischen Befunde, wie sie mit Hilfe der Perkussion und Auskultation gewonnen werden konnte, wurde im Verlauf des 19. und frühen 20. Jahrhunderts zunehmend differenzierter. Die schalldiagnostischen Verfahren konnten freilich immer nur so gut sein wie die akustische Sensibilität des Untersuchenden. Früh setzten daher Bemühungen ein, zumindest die Auskultation technisch zu verbessern. Laennec entwickelte 1819 mit dem *Stethoskop* ein außerordentlich nützliches Hilfsinstrument der Auskultation. Damit war allerdings für einige Jahrzehnte die Grenze des technisch Möglichen erreicht, denn weitere Schallleitungs- und Schallverstärkungsmöglichkeiten standen nicht zur Verfügung.

Dies änderte sich erst, als es Anfang unseres Jahrhunderts gelang, Schall durch *Mikrophone* in elektrische Impulse umzuwandeln und die so entstandenen niederfrequenten Impulse durch elektronische Vakuumröhren zu verstärken. Wichtige Schritte auf diesem Weg waren die Entwicklung der niederfrequenten **Röhrenverstärkung (Triode)** durch L. de Forest im Jahre 1906 und die praktische Umsetzung des piezoelektrischen Effektes (bereits 1880 von P. J. und M. Curie entdeckt) für den Bau hochwertiger **Kristallmikrophone** in den zwanziger Jahren.

Phonokardiographie. Erste Versuche, Herztöne mit elektrischen Mitteln aufzunehmen und zu verstärken, wurden bereits vor 1910 unternommen. Dabei gelang es, mit einem von *S. G. Brown* erfundenen Telefonstethoskop nicht nur die Herztöne 60fach zu verstärken, sondern sie auch ins Telefonnetz einzuspeisen und sie damit für konsultierende Ärzte in einer Entfernung von über 100 Kilometern (!) hörbar zu machen. Hierzu bediente man sich noch der alten Kohlenmikrophone.

Brauchbare Verstärkungsqualitäten konnten freilich erst unter Einsatz der piezoelektrischen Kristallmikrophone erzielt werden. Die Phonokardiographie dient noch heute der Aufzeichnung von Schallerscheinungen des Herzens und damit einer differenzierten Auskultationsdiagnostik. Darüber hinaus können auch von den Strömungsgeräuschen großer Gefäße, arteriovenösen Fisteln und von stark durchbluteten Organen Phonogramme aufgezeichnet werden. Häufig werden dabei die Schallphänomene und die jeweilige EKG-Abteilung parallel erfasst.

Ultraschall-Echoverfahren. Nur noch entfernt verwandt mit dem klassischen Verfahren der Perkussion ist das von *W. Umbach* und *M. Kley* entwickelte Ultraschall-Echoverfahren. Diese Methode basiert auf der Registrierung der Zeit, die eine Ultraschallwelle von der Schallquelle zu einer reflektierenden Wand und zurück braucht. Die Zeit ist dabei dem vom Schall zurückgelegten Weg proportional. Erste einfache Versuche, dieses Verfahren als Routinemethode für die klinische Medizin fruchtbar zu machen, wurden in den frühen siebziger Jahren unternommen. Frühe Untersuchungsobjekte der Sonographie waren Schädel, Herz und Augen.

Sehr bald begann auch die Geburtshilfe sich der neuen Methode zu bedienen. Das Verfahren gestattete zum ersten Mal, fötale Organfunktionen lange vor der Geburt differenziert darzustellen und zu beurteilen. Die Verbesserung der technischen Möglichkeiten der Ultraschalldiagnostik und der Einsatz computergestützter Auswertungs- und Bildwiedergabeverfahren ließen diese diagnostische Methode in den achtziger Jahren zu einem Routineverfahren werden. Lehrbücher über den Einsatz von Ultraschall in der medizinischen Diagnostik erschienen in den USA und in Deutschland bereits um 1975.

Audiometrie. Zu den schalldiagnostischen Verfahren gehört auch die schon vor 1930 zur Routinemethode herangereifte quantitative und qualitative *elektroakustische Hörprüfung*, die Audiometrie. Um sie reproduzierbar durchführen zu können, bedurfte es zunächst der Entwicklung elektrischer Tongeneratoren mit hoher Frequenzkonstanz und treffsicher einstellbarer Verstärkungsamplitude. Mit der jungen Audiometrie war es bereits in den dreißiger Jahren möglich, Mittelohrschwerhörigkeiten differentialdiagnostisch von Innenohrschwerhörigkeiten zu unterscheiden.

8.5.4 Von der Endoskopie zur Herzkatheterisierung

Anfänge. Bereits das 19. Jahrhundert hatte die Möglichkeiten verbessert, durch starre optische Systeme verletzungsfrei unmittelbare Einblicke in die zugänglichen Körperhohlorgane zu erlangen. Hier ist beispielhaft *Adolf Kussmaul* (1822-1902) für die Entwicklung der *Ösophagoskopie* und der *Gastroskopie* (1869) zu nennen. Wenige Jahre nach Kussmaul begründete 1877/78 *Max Nitze* (1848-1906) die *Zystoskopie*. Beide Methoden waren nach der Jahrhundertwende ausgereift und wurden in der klinischen Diagnostik routinemäßig angewandt. Größtes Hindernis war allerdings die Starrheit der Instrumente, sodass die Entwicklung voll- oder terminalflexibler Endoskope (Wolf, Schindler, Henning 1932) in den frühen dreißiger Jahren einen entscheidenden Fortschritt darstellte. Durch die Einführung flexibler Glasfasern für den Licht- und Bildtransport (in den sechziger Jahren) wurden diese Verfahren noch weiter verbessert.

Parenteraler Katheterismus. Sehr früh wuchs daneben auch das Bedürfnis, in die parenteralen Hohlorgane des menschlichen Körpers, insbesondere in die Herzkammer und die großen Gefäße vorzudringen. Hierbei ging es in der Anfangsphase gar nicht so sehr um endoskopische Untersuchungen, sondern vielmehr um eine verbesserte Röntgenkontrastdarstellung dieser Organe. Zu den Pionieren des parenteralen Katheterismus gehörte der Berliner Chirurg *Werner Forssmann* (1904-1979). Forssmann erdachte 1929 das Verfahren der Herzkatheterisierung und erprobte diese neue Methode zunächst im Selbstversuch.

Forssmanns Idee wurde durch die amerikanischen Internisten *André Frédérique Cournand* (geb. 1895) und *Richards* aufgegriffen und verbessert. Der mehrschichtige Katheter aus gewebter Kunstfaser wird noch heute als röntgenkontrastgebender Herzkatheter zur Herzkammeruntersuchung eingesetzt. Er trägt nach Forssmann und Cournand, die für diese Methode zusammen mit Richards 1956 mit dem Nobelpreis geehrt wurden, den Namen *Forssmann-Cournand-Katheter*.

8.5.5 Klinisch-chemische Diagnostik

Anfänge. Die klinische Medizin als diagnostische Hilfswissenschaft insbesondere der Inneren Medizin hat ihre modernen Wurzeln im 19. Jahrhundert. Ihre erste Phase reicht von 1840 bis etwa 1860 und ist bestimmt durch die Entwicklung elementarer analytischer Verfahren. Erste Konzepte des tierischen Chemismus und erste systematische quantitative Analysen biologischer Stoffe verbinden sich insbesondere mit dem Namen *Justus Liebig* (1803–1873). Im Vordergrund steht in dieser Phase die Ernährungs- und Verdauungsphysiologie. Wichtige Arbeiten hierzu erscheinen bereits vor der Mitte des Jahrhunderts. In dieser Zeit entwickelt Liebig seine Theorie des tierischen Metabolismus, der biologischen Oxidation. Erste kalorimetrische Messungen der Verdauungshitze werden durch den englischen Chemiker *Edward Frankland* (1825–1899) durchgeführt.

Um 1850 beginnt auch die Forschungsgeschichte des Proteinmetabolismus. Am Anfang dieser Forschungsrichtung, die mit der Entdeckung des Pepsins bzw. der Peptone einsetzt, stehen die Namen *Johann Nepomuk Eberle* (1798–1834), *Theodor Schwann* (1810–1882) und *Karl Gotthelf Lehmann* (1812–1863). Die Forschungen von *Otto Folin* (1867–1934) zu den Abbauprodukten der Proteine im Urin, zur Bestimmung von Kreatin und Kreatinin (1904), den Aminosäuren (1912–1922) und zur Blutanalyse (1919–1922) fallen schon in das 20. Jahrhundert. Sie sind, ähnlich wie die klinisch-chemischen Untersuchungen zum Glukosemetabolismus, zu den Ketonkörpern sowie zum Fettsäuremetabolismus, kaum denkbar ohne die rasante Entwicklung der klinischen Laboratorien (in der Phase von 1880 bis in die frühen dreißiger Jahre des 20. Jahrhunderts).

Neue Analysemethoden. In diese Zeit fällt die systematische Erarbeitung klinisch-chemischer Analysemethoden. Diese Methoden sollten einfach sein, vor allem aber in der klinischen Routine anwendbar. Auch hier war es wieder der Amerikaner *Otto Folin*, dem wir erste praktikable Analysemethoden zu verdanken haben. So entwickelte Folin zusammen mit dem Chinesen *Hsien Wu* (1893–1959) die *Colorimetrie*. Dabei werden durch Bestimmung einer Farblösungskonzentration quantitativ Aufschlüsse über den Anteil der farbgebenden Substanz in der Lösung gewonnen. Wichtiges Anwendungsgebiet dieser neuen Methode war die nach Folin und Wu benannte Harnsäurebestimmung. 1919 und 1920 erschienen die bahnbrechenden Arbeiten von Folin und Wu zur Blutanalyse. Etwa um diese Zeit war auch die Colorimetrie zur klinisch-chemischen Routinemethode ausgereift.

8.5 · Die neuen diagnostischen Methoden

Mikroanalyse. Diese Methode, bei der nur geringste Mengen von Körpersubstanzen zur chemischen Diagnostik benötigt werden, ist mit dem Namen des Arztes und Biochemikers *Fritz Pregl* (1869–1930) verbunden. Pregl konzentrierte sich bei seinen Analysen vor allem auf die Biochemie der Gallensäuren.

Unabhängig von Folin und Pregl arbeitete bereits vor dem Ersten Weltkrieg der Norweger *Christian Bang* (1869–1918) an der Mikroanalyse der Blutbestandteile. Bang reduzierte die für eine Glukosebestimmung nötige Blutmenge von 30 ml auf nur noch 150 μ. Der Albumosennachweis und der Fruktosenachweis im Harn sind noch heute praktizierte und nach Bang benannte Analyseverfahren.

Christian Bang darf nicht verwechselt werden mit einem anderen Skandinavier, seinem etwas älteren Zeitgenossen *Bernhard Laurits Frederik Bang* (1848–1932), dem dänischen Arzt und Tierarzt, nach dessen Namen der *Bang-Bazillus* (Brucella abortus) und das *ondulierende Fieber* (Bangsche Krankheit) benannt sind.

Unter den früheren nordamerikanischen klinischen Chemikern in den ersten zwei Dritteln des 20. Jahrhunderts muss an erster Stelle *Donald Dexter Van Slyke* (1883–1971) genannt werden. Van Slyke hat sich insbesondere um eine *Verbesserung der Gas- und Elektrolytanalyse* im Blut bemüht. Das Puffersystem des Blutes ist von ihm 1922 zum ersten Male mathematisch beschrieben worden. Seine volumetrischen und manometrischen Untersuchungsmethoden eröffneten der Blutgas- und Elektrolytanalyse in den ausgehenden zwanziger Jahren völlig neue Wege.

Die modernste Stufe der klinisch-chemischen Untersuchungsverfahren wurde mit der Entwicklung der *teil- und vollmechanisierten Analyseapparate* erreicht. Sie begann am Anfang der fünfziger Jahre mit der Konstruktion des ersten *Autoanalyzer* durch *Leonard Tucker Skeggs* (geb. 1918). Am Ende der fünfziger Jahre waren diese Geräte bereits handelsreif. Sie bestimmen seither das Arbeiten in den klinisch-chemischen Laboratorien unserer Kliniken.

Weitere Ergebnisse von Analyseverfahren. Auf Einzelergebnisse der klinisch-chemischen Analyseverfahren des 20. Jahrhunderts kann im Rahmen dieses Basistextes unmöglich in aller Ausführlichkeit eingegangen werden. Erwähnt werden müssen aber die ersten Hormonisolierungen (Adrenalin 1901) sowie Benennung und Konzeptualisierung der *Hormonforschung* durch **William Maddock Bayliss** (1860– 1924) und *Ernest H. Starling* (1866–1927) am Beispiel des Secretins im Jahre 1902.

Viele Ergebnisse der frühen Hormonforschung stellten bereits unmittelbar die Beziehung zwischen klinisch-chemischer Analyse und internistischer Therapie dar; so etwa die *Isolierung des Insulins* (1921) durch *Frederick Banting* (1891–1941) und *Charles Herbert Best* (geb. 1899). Durch dieses Laborergebnis wurde es zum ersten Mal möglich, eine bis dahin hoffnungslos tödlich verlaufende Krankheit durch Hormonsubstitution wirksam zu therapieren. Die Therapie insulinbedürftiger Diabetesformen mit Altinsulin aus Schweine- oder Rinderpankreas begann 1923, und 1936 war es möglich, die Patienten auf kristallines Insulin umzustellen.

Östrogenforschung. Auch in diesem Bereich war die klinische Chemie außerordentlich erfolgreich. Zwischen 1929 und 1935 allein gelang es, die wichtigsten Geschlechtshormone (Östron, Androsteron, Progesteron, Testosteron und Östradiol) zu isolieren. Damit war die Phase der *modernen hormonalen Kontrazeption* eingeleitet. Die ersten Ovulationshemmer wurden in den sechziger Jahren massiv auf den pharmazeutischen Markt gebracht.

Vitaminforschung. Erwähnt werden muss schließlich auch die frühe Vitaminforschung, die 1911 mit der *Klärung der Vitamin-B1-Avitaminose* (Beriberi) durch *Casimir Funk* (1884–1967) begann und schnell zu einer Reihe weiterer Vitamindarstellungen führte. Besonders wichtig waren auf diesem Gebiet auch die Vitamin-D-Forschungen *Adolf Windaus'* (1876–1959), auf deren Grundlage *Georg Bessau* (1884–1944) im Jahre 1939 die *Rachitisprophylaxe* mit Vitamin-D in die Säuglingspädiatrie einführen konnte.

8.5.6 Genetische Diagnostik

Chromosomenforschung als Grundlage. Die junge Geschichte der genetischen Diagnostik beginnt im strengen Sinne erst nach der Etablierung der wissenschaftlichen Chromosomenforschung durch *Thomas Hunt Morgan* (1866–1945). Er ging seit 1910 mit seinen Drosophila-Forschungen den von *Karl Erich Correns* (1864–1933), *Erich Tschermak* (1871–1962) und *de Vries* (1848–1935) wieder entdeckten Vererbungsregeln Gregor Mendels (1822–1884) nach und präzisierte sie durch einen differenzierten Genbegriff unter Einbeziehung von Kopplungs- und Austauschphänomenen auf der Grundlage des *Crossing over.* Auf der Basis seiner Forschungen konnten die Gene als Träger der elterlichen Erbinformation identifiziert werden. Ihre grobe Lokalisation auf den Chromosomen gelang. Erste *Chromosomenkarten* konnten erstellt werden. Dabei zeigte sich bald, dass die Gene selbst nicht völlig stabil blieben. Die Vermutung, dass Genvariationen durch äußere Lebensumstände beeinflusst werden konnten, bestätigte sich gegen Ende der zwanziger Jahre.

8.5 · Die neuen diagnostischen Methoden

Zu diesem Zeitpunkt wurde klar, dass insbesondere Röntgenstrahlen, aber auch besondere chemische Agenzien für Genveränderungen *(Mutationen)* verantwortlich waren. Unklar blieb allerdings, wo diese Veränderungen im Chemismus der Gene stattfanden. Die Klärung dieser Frage erfolgte 1953 nach der Beschreibung der dreidimensionalen *Doppelhelixstruktur der Desoxyribonukleinsäure* (DNS) durch *James Gewey Watson* (geb. 1928) und *Francis Harry Crick* (geb. 1916). Nun wurde deutlich, dass Mutationen auf der molekularen Ebene der Desoxyribonukleinsäure durch Änderungen der Reihenfolge oder der Zahl (Deletion, Insertion) der Nukleotide erfolgten. Inzwischen schreitet die Entschlüsselung des menschlichen Genoms voran. Das *Human Genom Project* (seit 1990) erstreckt sich auf die Erforschung von 100.000 menschlichen Genen mit 3 Milliarden Basensequenzen. Die erste Sequenz (Chromosom 22) wurde 1999 entschlüsselt.

Methoden der genetischen Diagnostik. Diese Erkenntnisse der Genetik bilden die Voraussetzung für die pränatale Diagnostik, wie sie seit den sechziger Jahren routinemäßig in genetischen Beratungsstellen betrieben wird. Die wichtigste Methode der mikroskopischen pränatalen Diagnostik ist die *Amniozentese*. In den späten siebziger Jahren wurde es darüber hinaus möglich, pränatale Diagnosen aus dem Zellmaterial der Chorionzotten *(Chorionbiopsie)* zu stellen. In einer frühen Schwangerschaftsphase wurden so die wichtigsten chromosomalen Aberrationen erkennbar (Trisomien, Turner- und Klinefelter-Syndrom). Das Verfahren der Chorionbiopsie ermöglicht es, schon in der 8. bis 10. Schwangerschaftswoche entsprechende Diagnosen zu stellen, während das Amniozenteseverfahren erst mit der 15. Schwangerschaftswoche Erfolg versprechend durchgeführt werden kann. Bei einem positiven Befund stellt sich die Frage nach der Abtreibung des ungeborenen Lebens nun auf einer differenzierteren medizinischen Indikationsbasis. Im Gegensatz hierzu regelt in Deutschland § 218 des Strafgesetzbuches in seiner gültigen Fassung den Schwangerschaftsabbruch ohne Hinweis auf eine embryopathische Indikation. Entscheidend sind wesentlich die Beratung der Schwangeren und die Ausführung des Abortes durch einen Arzt.

Ethische Aspekte. Durch die neuen Möglichkeiten der pränatalen Diagnostik stellt sich mit großer Dringlichkeit die Frage, welche vorgeburtlichen Kriterien eine so treffsichere Beurteilung des nachgeburtlichen Lebenswertes gestatten, dass auf ihrer Grundlage ein Abort, also eine Tötung, durchgeführt wird. Auch wächst die Gefahr, dass unsere Toleranzgrenze gegenüber pränatal diagnostizierbaren Defekten des nachgeburtlichen Lebens sinkt.

8.6 Die neuen therapeutischen Methoden

8.6.1 Die Chirurgie des 20. Jahrhunderts – Möglichkeiten, Probleme, Visionen

Grundlagen des chirurgischen Fortschritts. Der Übergang zu aseptischen Operationsverfahren, die neuen Möglichkeiten der Anästhesie und die wachsenden physiologischen Kenntnisse, insbesondere auf den Gebieten der Gefäß- und Neurophysiologie, bildeten die wichtigsten Grundlagen für die beeindruckende Fortentwicklung der Chirurgie in unserem Jahrhundert:

- Durch die aseptische Methode war der Chirurgie das Damoklesschwert der Wundinfektion weitestgehend genommen,
- die Anästhesie gestattete, ohne Zeitdruck auch kompliziertere Operationen durchzuführen,
- die verbesserten Erkenntnisse in der Gefäß- und Neurophysiologie erlaubten zusammen mit verfeinerten Operationstechniken nun auch chirurgische Eingriffe in diese Körperstrukturen.

Von entscheidender Bedeutung für die Chirurgie war auch die Behandlung der sog. *Operationskrankheit*, die durch Blut- und Elektrolytverlust bei umfangreicheren Eingriffen insbesondere in die Bauchhöhle entstand und die den Erfolg auch technisch gelungener Operationen bis um die Jahrhundertwende dramatisch in Frage stellte. Bereits im letzten Jahrhundert wurde tierexperimentell die Methode des Flüssigkeitsersatzes durch *Salzlösungen* erprobt. Um 1900 begannen amerikanische Chirurgen routinemäßig mit isotonen Kochsalzlösungen Volumensubstitutionen durchzuführen und nachdem 1901 dem österreichischen Serologen *Karl Landsteiner* (1868–1943) die differenzierte Beschreibung des ABO-Blutgruppensystems gelungen war, konnten auch Bluttransfusionen gefahrloser durchgeführt werden.

Die ersten »sicheren« *Transfusionen* sind bereits im ersten Jahrzehnt des Jahrhunderts als Direkttransfusionen Vene-zu-Vene via Glasröhrchen durchgeführt worden. Auch die Transfusion von Leichenblut (Frischverstorbener) ist praktiziert worden. Das größte Problem der frühen Transfusionstherapie war jedoch die Konservierung und Gerinnungsverhinderung des Transplantationsblutes. Bereits vor 1914 wurden erste Versuche mit chemischen Antikoagulantien (Citrat) unternommen. Dieses Verfahren ist in der Zwischenkriegszeit verfeinert worden. Die Anlage von regelrechten Blutbanken sowie die regelmäßige Transfusion von Konservenblut begann jedoch erst während des Zweiten Weltkrieges.

Hirnchirurgie. Mit Ausnahme des Thoraxraumes hatte die lokal- und organbezogene Krankheitsauffassung des 19. Jahrhunderts auch die Chirurgie in den letzten Jahrzehnten vor 1900 zunehmend ermuntert, Organoperationen im Bauch- und Beckenraum durchzuführen. Hierüber wurde bereits berichtet. Der neue Lokalismus, der sich in der Psychiatrie in der Auffassung geäußert hatte, dass Geisteskrankheit nichts anderes als Hirnkrankheit sein könne, führte bereits in den achtziger Jahren zu ersten hirnchirurgischen Eingriffen. *Ernst von Bergmann* (1836–1907) konnte schon 1888 eine Abhandlung über *Die chirurgische Behandlung bei Hirnkrankheiten* publizieren, die eine völlig neue Epoche in der Neurochirurgie einleitete.

Doch nicht nur in Deutschland entwickelte sich dieser Zweig der Chirurgie, wohlgemerkt noch ohne die diagnostischen Möglichkeiten der Röntgenologie oder Computertomographie, mit großer Geschwindigkeit. In England war es *Victor Horsley* (1857–1916), der in den neunziger Jahren des 19. Jahrhunderts erste Hirnoperationen durchführte. In Schottland tat sich zur gleichen Zeit *William MacEwen* (1848–1924) auf diesem Gebiet hervor.

In Nordamerika trieb vor allem *Harvey Cushing* (1869–1939) die junge Disziplin der Neurochirurgie voran. Um 1900 entwickelte er die Methoden der anästhetischen Nervenblockaden und der Lymphdrainage beim Hydrozephalus; auch erste Operationen an der Hirnbasis wurden von ihm durchgeführt. Sein spezielles Augenmerk galt der operativen Hirndruckentlastung bei subduralen Hämatomen und unzugänglichen Hirntumoren.

Die neuen Möglichkeiten der röntgenologischen Hirndiagnostik durch die Einführung der Pneumenzephalographie durch den Amerikaner *Walter E. Dandy* (1886–1946) sowie die tierexperimentelle und humane Hirnangiographie in den späten zwanziger und frühen dreißiger Jahren (Moniz, 1931) leitete eine völlig neue Epoche in der Neurochirurgie ein. Man konnte nun, wo dies möglich war, gezielt operieren. In den späten vierziger Jahren begannen erste Versuche, krankhafte Hirnregionen, die für die »Grobchirurgie« nicht zugänglich waren, unter Röntgenkontrolle mit Hilfe von Zielnadeln punktuell zu beseitigen oder stillzulegen. Zur klinischen Routine gehörte dieses therapeutische Vorgehen seit 1959 an der neurochirurgischen Klinik der Universität Freiburg. Zielkrankheit war insbesondere das Parkinson-Syndrom. Fast gleichzeitig (1957) begannen in Schweden Versuche, strahlenchirurgisch gegen unzugängliche Hirntumore vorzugehen (L. Leksell). Auf ihrer Grundlage entwickelten sich die modernen strahlentherapeutischen Verfahren der Gehirn-»Chirurgie«, die freilich mit dem klassischen Instrument des Chirurgen, dem Messer, nichts mehr gemein haben.

Thoraxchirurgie. Der große unantastbare Bereich auf der sich schon fortschrittlich wähnenden Chirurgie des ausgehenden 19. Jahrhunderts war der menschliche Thoraxraum. Seine Eröffnung hatte regelmäßig das Eindringen der unter größerem Druck stehenden Umgebungsluft in den Interpleuralspalt, d. h. die Ausbildung eines lebensbedrohlichen Pneumothorax zur Folge. Es sei denn, es gelang, die äußeren Druckverhältnisse im Operationsbereich zu senken.

Erste Versuche in dieser Richtung hat **Ernst Ferdinand Sauerbruch** (1875–1951) um 1903 in Breslau unter dem Billroth-Schüler *Johann von Mikulicz-Radecki* (1850–1905) durchgeführt. Sauerbruch hatte hierzu zusammen mit seinem Klinikchef eine besondere Unterdruckkammer hergestellt, die 1904 beim Chirurgenkongress in Berlin zum ersten Mal vorgestellt wurde. Nach anfänglichen Fehlschlägen, auch im Humanversuch (!), setzte sich die neue Methode der Thoraxchirurgie unter Unterdruckverhältnissen schnell durch. Sie wurde freilich bald von Sauerbruch selbst durch ein Verfahren ersetzt, bei dem die Verhältnisse gerade umgekehrt waren: Nun atmete der Patient komprimierte Luft ein, während der Thoraxraum unter normalem atmosphärischen Druck eröffnet werden konnte. Diese Methode markiert den Anfang der künstlichen, forcierten Beatmung.

Bereits 1909 wurde dieses Verfahren dann durch die Methode der intratrachealen Beatmung unter Zuhilfenahme eines Tubus wesentlich vereinfacht. Die amerikanischen Ärzte *Samuel James Meltzer* und *John Auer* zeichneten für diese Neuentwicklung verantwortlich, bei der es sich eigentlich um eine Wiederentdeckung handelte. Denn künstliche, intratracheale Beatmungen waren bereits von Anatomen des 17. Jahrhunderts im Tierexperiment erprobt worden. Die neuen Beatmungsmethoden eröffneten ein unermessliches Feld von Möglichkeiten. Komplizierte Ösophagusoperationen waren nun durchführbar, die Tuberkulosechirurgie war praktikabel geworden.

Herzchirurgie. In den zwanziger Jahren begann schließlich die Epoche der Operationen am Herzen und an den herznahen Gefäßen. Zu den Pionieren der frühen Herzchirurgie gehört der Amerikaner *Elliot C. Cutler*, der bereits 1923 mit einem eigens konstruierten Valvulotom transventrikuläre Mitralklappensprengungen versuchte. Die Ergebnisse dieser Versuche waren anfangs freilich entmutigend; erst 1925 gelang dem englischen Chirurg *Henry Souttar* in London die erfolgreiche operative Behandlung einer Mitralstenose.

In den späten dreißiger Jahren beginnt die Chirurgie sich systematisch den angeborenen Herzfehlern zu widmen. Nach und nach werden zwischen 1938 und 1976 die meisten Herzmissbildungen, die ein operatives Vorgehen gestatten, erfolgreich behandelt. Die Reihe beginnt 1938 mit der Operation des Ductus botalli apertus, führt über erfolgreiche Operationen der Fallot-Tetralogie (Blalock/Taussig 1944), des Vorhofseptumdefekts (1952), des Ventrikelseptumdefekts (1955) und endet 1976 mit der chirurgischen Behandlung der Transposition der großen Arterien.

Weniger spektakulär, aber von viel größerer Breitenwirkung sind die Implantationen der ersten *Herzschrittmacher* in den Jahren 1958 und 1960 durch *A. Senning* und *W. Chardack*. Die ersten Geräte dieser Art sind noch plump, störanfällig, bedürfen der ständigen Wiederaufladung ihrer Batterien und sind zunächst alles andere als frequenzstabil. Die profitable Symbiose von Mensch und Maschine ist indessen eingeleitet. Heute ist die Entwicklung so weit vorangeschritten, dass sich Herzschrittmacher automatisch, gesteuert durch die Atemfrequenz des Patienten, an dessen jeweilige Leistungsbedürfnisse anpassen können.

Prothetische Chirurgie. Die Chirurgie des 20. Jahrhunderts konzentriert sich als lokalistische Chirurgie auf den Organerhalt und die Wiederherstellung gestörter bzw. nicht vorhandener Organfunktion. Dabei liegt es auf der Hand, dass der Reparaturfähigkeit der menschlichen Organe natürliche Grenzen gesetzt sind, die zu umgehen letztlich nur durch einen vollkommenen Organersatz möglich ist.

Technischen Organersatz zu schaffen oder Organe durch Fremdorgane zu ersetzen, gehörte immer schon zu den großen Visionen der Chirurgie. Lange vor der Etablierung der Orthopädie als eigenständiges klinisches Fach im 19. Jahrhundert hatte sich die Chirurgie um technische Extremitätenprothesen bemüht. Bereits dem französischen Chirurgen Ambroise Paré war es gelungen, einfache Prothesen und orthopädische Apparate zur Rehabilitation Amputierter zu entwickeln. Insbesondere eiserne Hände kennen wir seit dem 16. Jahrhundert.

Das 20. Jahrhundert forcierte die Entwicklung der prothetischen Chirurgie durch die beiden Weltkriege, die auf allen Schlachtfeldern eine immense Zahl von Extremitätenamputationen nötig werden ließen. Auch hier war es wieder Ernst Ferdinand Sauerbruch, der durch seine Perfektionierung der Armprothetik neue Wege wies. Mit dem nach ihm benannten *Sauerbrucharm* gelang es, durch Ausnützung der am Amputationsstumpf verbliebenen Muskeln die mechanische Prothese willkürlich beweglich zu machen. Hierzu war es erforderlich, einen sog. *kineplastischen Amputationsstumpf* zu entwickeln, an dem die verbliebenen Stumpfmuskeln über Stifte auf Seilzüge der Prothese einwirken konnten.

Verfeinerter Extremitätenersatz war aber noch kein *Organersatz*. Erste Schritte auf dem Weg zu einer technischen Substitution lebenswichtiger Organe wurden in den fünfziger Jahren beschritten. So benötigte etwa die Herzchirurgie zur Verbesserung ihrer Operationsmöglichkeiten dringend eine extrakorporale Kreislaufmaschine. Denn eine weitere Differenzierung des chirurgischen Arbeitens am Zentralorgan des Menschen war nur unter den Bedingungen des ruhenden und unblutigen Herzens möglich.

Vorversuche in diese Richtung hatte der amerikanische Chirurg *John H. Gibbon* bereits gegen Ende der dreißiger Jahre an Katzen unternommen, wobei ihm 1937 tatsächlich der kurzfristige Ersatz von Herz- und Lungenfunktion gelang. Der Krieg unterbrach zunächst alle Forschungsarbeiten; sie konnten erst in den fünfziger Jahren wieder aufgenommen werden. Am 6. Mai 1953 konnte dann erstmals eine verbesserte Herz-Lungenmaschine bei einer Operation des menschlichen Herzens eingesetzt werden. Die von Gibbon konstruierte Maschine übernahm für 26 Minuten Herz- und Lungenfunktion eines 18jährigen Mädchens, in dessen Herz der Chirurg einen Vorhofseptumdefekt erfolgreich verschloss.

Die *Herz-Lungenmaschine* sollte freilich immer nur ein Hilfsinstrument der Herzchirurgie sein, das es gestattete, bis an die Grenzen der operativen Möglichkeiten zu gelangen. Mit der Herz-Lungenmaschine beginnt auch die Epoche der partiellen *Herzprothetik*. Künstlicher Klappenersatz kann nun mit der gebotenen Ruhe und Sorgfalt ins blutleere und stillliegende Herz implantiert werden. 1953 gelingt es zum ersten Mal, eine Kugelprothese in die deszendierende Aorta einzusetzen (Hufnagel).

In den folgenden Jahren wurde ausnahmslos jede Herzklappe ersetzbar. Parallel dazu bemühen sich verschiedene Forschergruppen intensiv um die Konstruktion eines kompletten *Kunstherzen*. Tatsächlich werden 1966 von DeBakey erste Pumpen implantiert, die im Sinne eines »Ventrikelbypass« kurzfristig die Herzfunktionen ersetzen können. Weitere Entwicklungen folgen, und bis heute sind bereits mehrfach komplette Kunstherzen implantiert worden, freilich ohne dass diesen Versuchen dauerhafter Erfolg beschieden gewesen wäre. Zu groß ist die mechanische Dauerbelastung des Kunstherzens, die Druckbelastung der übrigen Organe des menschlichen Organismus und schließlich die psychische Belastung des Patienten, der ein implantiertes Kunstherz tragen muss.

Transplantationschirurgie. Früh haben Herzchirurgen deshalb auch parallel zur Entwicklung künstlicher Herzen Forschungsarbeiten auf die Transplantation von natürlichen Herzen gerichtet. Bereits 1959 gelingt es den amerikanischen Chirurgen **Richard Lower** und **A. Shumway** zum ersten Male, einem Hund ein fremdes Herz einzusetzen. Tatsächlich überlebt er für einige Tage. Bis 1965 kann die Überlebenszeit dann schließlich auf mehrere Monate gesteigert werden, wofür u. a. die inzwischen mehr oder weniger beherrschbare Abstoßungsreaktion mit dem 1959 entwickelten immunsuppressiven Purinantagonisten Azathioprin (INN) und verbesserte Methoden zur Konservierung des Spenderherzens beitragen.

Am 3. Dezember 1967 transplantiert der bis dahin unbekannte südafrikanische Chirurg **Christian Barnard** (geb. 1922) am Groote-Shuure-Krankenhaus in Kapstadt zum ersten Male ein menschliches Herz. Die Operation gelingt. Organspenderin ist Denise Darvall, die bei einem Verkehrsunfall ums Leben gekommen war; Organempfänger ist der Lebensmittelhändler Louis Washkansky. Eine Reihe ähnlicher Operationen folgt in den nächsten Jahren, doch die Probleme dieser Phase der *Herztransplantation*, insbesondere in der Bekämpfung der Abstoßungsreaktion des Organismus sind zu groß, als dass es zu wirklich dauerhaften Erfolgen kommen könnte. Immerhin stehen seit 1969 Leukozyten-Antigobuline zur Verfügung. Wenige Jahre später erleichtert die transvenöse Myokardbiopsie die Frühdiagnostik der Abstoßungsreaktion, und seit 1980 ist das Immunsuppressivum Cyclosporin A einsatzbereit. In den folgenden Jahren steigt die Ein-Jahres-Überlebensrate der Transplantationspatienten kontinuierlich. Im Jahre 1985 beträgt sie 85 %. Am Ende dieses Jahres waren bereits insgesamt 2.577 Herzen erfolgreich transplantiert. Für den Zeitraum zwischen 1984 und 1988 lag die Zahl der Herztransplantationen bei 8.000.

Auch auf dem Gebiet der *Nephrologie* verlaufen Versuche, ein maschinell-chemisches Ersatzsystem für die gestörte oder ausgefallene Nierenfunktion zu entwickeln, in den fünfziger Jahren positiv. Die Methode der *Nierentransplantation* ist zu diesem Zeitpunkt allerdings schon entschieden weiter entwickelt als die der Herztransplantation. Erste Experimente in dieser Richtung waren schon 1902 von Ullmann und Carrell und 1936 von Serge Voronov unternommen worden. Am 17. Juni 1950 wird am Mary-Hospital in Chicago die erste Niere von einer verunglückten Spenderin erfolgreich in eine menschliche Empfängerin transplantiert, nachdem sich der behandelnde Chirurg (Lawler) von der möglichst weitgehenden Übereinstimmung der Spender- und Empfängerblutgruppen überzeugt hatte. Dass die Patientin überlebte, war freilich mehr das Verdienst ihrer wohl noch funktionsfähig gebliebenen Restniere, denn die eingepflanzte Niere stellte ihre Funktion bald nach der Transplantation ein.

Die Erforschung der *Abstoßungsreaktionen* hat in den folgenden Jahrzehnten auch das Risiko der Nierentransplantation vermindert und Abstoßungsreaktionen seltener gemacht. Heute sind Nierentransplantationen weitestgehend Routineoperationen. Theoretisch könnte jeder niereninsuffiziente Patient geheilt werden, wenn eine hinreichende Anzahl von Nieren zur Verfügung stünde. Eben dies aber ist nicht der Fall. War es in der Anfangsphase der Nierentransplantation das erhebliche Operationsrisiko für den Organempfänger, das die Forschungen zur Entwicklung einer künstlichen Niere vorantrieb, so ist es heute die völlig unzureichende Zahl von Spendernieren, die den Einsatz der inzwischen hochleistungsfähigen Hämodialyseverfahren in sog. **künstlichen Nieren** weiterhin unumgänglich macht.

Die Geschichte des klinischen Einsatzes der künstlichen Niere beginnt im Jahre 1954, als an der Medizinischen Klinik der Universität Freiburg ein erster Prototyp der künstlichen Niere erfolgreich eingesetzt wird. Mit der Einführung und Fortentwicklung der segensreichen Hämodialyse haben wir aber die Chirurgie bereits verlassen und sind auf das Gebiet der Inneren Medizin übergewechselt.

Die Entwicklung der Organtransplantation hat insbesondere im letzten Jahrzehnt einen immer schnelleren Verlauf genommen. Nach den ersten Herztransplantationen folgten bald Transplantationen von Herz- und Lungenpaketen und einer ganzen Reihe anderer Organe. In der zweiten Hälfte der achtziger Jahre sind dann auch *Lebertransplantationen* vorgenommen worden, die inzwischen recht erfolgreich verlaufen, ohne dass man über die Langzeitprognose der lebertransplantierten Patienten bereits hinreichende Aussagen machen könnte. In vielen Ländern der westlichen Welt entwickeln sich Transplantationszentren, so etwa in Deutschland am Münchner Universitätsklinikum Groß-Hadern, an der Medizinischen Hochschule Hannover und im Klinikum Steglitz der FU Berlin.

Ethische Aspekte der Transplantationsmedizin. So segensreich die Entwicklung der Transplantationsmedizin in den siebziger und achtziger Jahren auch sein mag, mit ihr wurde die Medizin um ein ganzes Bündel neuer ethischer Probleme bereichert. Diese Probleme erstrecken sich auf die Auswahl von Spenderorganen, auf ihre Distribution und auch auf die Transplantation und das Leben des Transplantierten nach der Operation.

Die ethischen und rechtlichen Probleme beginnen bereits vor der eigentlichen Transplantation mit der *Indikationsstellung* zur Organverpflanzung, aus der grundsätzlich eine Verbesserung der Lebensqualität des Patienten resultieren sollte. Die technische »Machbarkeit« darf auch hier nicht allein ärztliches Handeln leiten. Sodann muss der Patient umfassend über die *Risiken* der Operation aufgeklärt werden, die immer noch höher liegen als die anderer chirurgischer Eingriffe. Im unmittelbaren Umfeld der Transplantation werfen sowohl die Lebendspende als auch die Organentnahme von Verstorbenen erhebliche rechtliche und ethische Probleme auf (Stichworte sind hier: Freiwilligkeit, Einwilligungsfähigkeit, irreversibler Funktionsausfall, Todesbestimmung etc.). Problematisch ist weiterhin die Transplantation von Sexualorganen, von Organen anenzephaler Neugeborener und schließlich jede xenogene, bzw. heterogene Transplantation (Beispiel: Transplantation eines Pavianherzens auf die Neugeborene »Baby Fae« am 26. 10. 1984).

In Deutschland regelt das »Gesetz über die Spende, Entnahme und Übertragung von Organen« (5. November 1997) die Transplantation. Leitprinzip ist die Einwilligung des Organspenders.

8.6.2 Gynäkologie und Geburtshilfe – Strahlen, Hormone, Fertilisationstechniken

Die gynäkologisch-geburtshilfliche Therapie des 20. Jahrhunderts ist im Wesentlichen durch vier Faktoren beeinflusst worden:
- die verbesserte Diagnostik und Therapie maligner Geschwülste im weiblichen Genitalbereich,
- eine verfeinerte Zytodiagnostik und die neuen Möglichkeiten der Röntgen- bzw. Strahlentherapie,
- die Entdeckung, Isolierung und den therapeutischen Einsatz der Hormone sowie
- die Entwicklung neuartiger Behandlungsmethoden der weiblichen Fertilitätsstörungen.

Karzinomdiagnostik und -therapie. Insbesondere die Verbesserung der Karzinomdiagnostik und Karzinomtherapie im weiblichen Genitalbereich gehört zu den wohl segensreichsten Ergebnissen der Medizin unseres Jahrhunderts. Beide Entwicklungen fallen in die zwanziger Jahre. 1924 konstruierte der Hamburger Gynäkologe *Hans Hinselmann* (1884–1959) das erste Kolposkop, eine Vaginallupe mit etwa 10- bis 20facher Vergrößerung, und verbesserte entscheidend die Frühdiagnostik des Kollumkarzinoms. Nach Hinselmann wird noch heute die zunehmende Atypie des Plattenepithels schematisch in Stadien eingeteilt *(Hinselmann-Stadien)*.

Drei Jahre später (1927) veröffentlichte der Amerikaner *George Nicholas Papanicolaou* (1883–1962) eine Arbeit über die Möglichkeiten der *vaginalen Zytodiagnostik*, mit der bereits in Ausstrichen des Zervixschleims Tumorzellen nachgewiesen werden können. Das nach ihm benannte Bewertungsschema der im Ausstrich erkennbaren Zellveränderungen (I = normale Zellen bis VII = hochgradig verdächtige Zellen) ist noch heute gültig.

Parallel zu den verbesserten diagnostischen Möglichkeiten erweiterte sich durch den Einsatz von *Röntgenstrahlen* und natürlich strahlenden

Materialien auch das Spektrum der Karzinomtherapie im weiblichen Genitalbereich. Erste Versuche, Röntgenstrahlen in der Genitalkarzinomtherapie einzusetzen, wurden bereits lange vor dem Ersten Weltkrieg unternommen. 1904 versuchte *de Courmelles* Uterusmyome zu bestrahlen; *Guido Holzknecht, Josef Wetterer* und *Heinrich Ernst Albertz-Schönberg* (1865-1921) bestrahlten zwischen 1906 und 1910 die ersten bösartigen Uterusgeschwülste.

Die Röntgentherapie war aber nicht völlig frei von Nachteilen, denn ihr punktueller Einsatz ist insbesondere in den natürlichen Körperhöhlen schwierig. Es liegt daher auf der Hand, dass schon bald nach der Entdeckung *natürlich strahlender Materialien* durch das Ehepaar *Curie* (1898) erste Versuche begannen, Radium in der lokalen Strahlentherapie einzusetzen. Am Anfang des Jahrhunderts war es zunächst die Lupustherapie (1901), doch bald auch schon die Therapie maligner Geschwülste (1903), in der das strahlende Element Verwendung fand. In den zwanziger Jahren begann die lokale Therapie insbesondere des Kollumkarzinoms in großem Umfang. Die Gynäkologen *Robert Abbe* (1851-1928) und *Albert Döderlein* (1860-1941) gehörten zu den ersten, die routinemäßig zunächst mit Radiumpräparaten, dann aber auch mit Substanzen aus der Thoriumreihe Kollumkarzinome behandelten. Man bediente sich dabei des intrauterinen Stiftes beim Kollumkarzinom und entwickelte bei der Behandlung des Korpuskarzinoms die sog. *Packmethode,* bei der strahlende Radiumsalze in viele Metallröhrchen verschweißt ins Cavum uteri eingeführt wurden.

Diese Methoden blieben lange im Gebrauch, bis in den späten sechziger Jahren zunehmend Radioisotope eingesetzt wurden, die man unmittelbar in die Tumorregionen injizieren konnte. Interne und externe strahlentherapeutische Maßnahmen wurden bereits in den zwanziger und dreißiger Jahren möglichst miteinander kombiniert. Seit Mitte der fünfziger Jahre wurden die alten Therapieformen durch den Einsatz chemischer Medikamente *(Zytostatika)* ergänzt. Unter diesen setzten sich vor allem Mitosegifte, alkylierende Substanzen (Endoxan, Trenimon) und sog. Antimetabolite (Methotrexat) bald durch. Diese Medikamente waren aber wegen ihrer geringen Tumorzellspezifität von erheblichen Nebenwirkungen begleitet.

Hormontherapie. Bedeutungsvoll für die gynäkologische Therapie insgesamt war auch die beginnende Erforschung der Sexualhormone in den auslaufenden zwanziger Jahren. Hierauf wurde im Diagnostikkapitel bereits hingewiesen. Den ersten Hormonisolierungen folgten auch bald Versuche, durch *Hormonsubstitution* therapeutische Erfolge zu erzielen.

8.6 · Die neuen therapeutischen Methoden

Bereits 1933 war ein erster Höhepunkt in der gynäkologischen Hormontherapie erreicht, als es dem Kölner Frauenarzt **Carl Kaufmann** (geb. 1900) gelang, durch wechselnde Östrogen- und Gestagenverabfolgungen den Aufbau eines normalen zyklischen Endometriums bei Funktionslosigkeit der Ovarien zu fördern. Kaufmanns Substitutionstherapie wurde in den folgenden Jahren weiter verfeinert. Nach dem Krieg begann in den sechziger Jahren eine Entwicklung, die sich der Erkenntnisse der Hormonforschung in der umgekehrten Richtung bediente: die Phase der **hormonellen Kontrazeptiva.** Nun wurde versucht, durch die regelmäßige Einnahme von Östrogen-Gestagenpräparaten eine Hemmung der Ovulation zu erreichen, um so zu einer sicheren Empfängnisverhütung zu gelangen. Die schnelle Durchsetzung dieser Methode hatte nicht nur individuelle Konsequenzen, sondern war von erheblicher gesellschaftlicher Bedeutung. Zum ersten Mal in der Menschheitsgeschichte war eine nahezu sichere Trennung von Sexualität und Fruchtbarkeit möglich geworden. Damit erlebte insbesondere die außereheliche Sexualität einen Liberalisierungsschub, der durchaus mit dem verglichen werden kann, den die Einführung der Chemotherapeutika, d. h. die Therapiemöglichkeit der Geschlechtskrankheiten vor 1914 bewirkt hatte.

Die Reaktionen vornehmlich der katholischen Kirche waren entsprechend heftig und gipfelten in der von Papst Paul VI. 1968 erlassenen Enzyklika »Humanae vitae«, in der die Zusammengehörigkeit von Sexualität und Fruchtbarkeit unterstrichen und der Gebrauch von Kontrazeptiva untersagt wurde. Engagierte Auseinandersetzungen über die sog. »Pillen-Enzyklika« bestimmten fast die ganzen siebziger Jahre.

Besonders problematisch ist bis heute die vor dem gleichen Hintergrund vertretene Ablehnung von Präservativen durch die katholische Kirche. Präservative gehören zu den einfachsten und wirkungsvollsten Präventionsmitteln der Immunschwäche AIDS. Ihre Ablehnung ist leichtfertig und lebensgefährlich.

Fertilisationstechniken. Ebenso heftig wie diese Diskussion verläuft seit einigen Jahren der Streit um die ethische Rechtfertigung neuester gynäkologischer Therapiemethoden, die sich nicht auf Empfängnisverhütung, sondern auf Fertilitätssteigerung oder besser Fertilitätsermöglichung richten. Unerfüllter Kinderwunsch bestimmt hier die Therapieforschung und schließlich auch den Einsatz neuester therapeutischer Möglichkeiten. Die Rede ist von den reproduktionsmedizinischen Techniken der **In-vitro-Fertilisation (IVF)** mit **Embryotransfer (ET)** und dem sog. **intratubaren Gametentransfer** (Gamet Intra Fallopian Transfer = GIFT).

- Bei der IVF mit ET handelt es sich um die Zeugung eines Kindes im Reagenzglas, also unter künstlichen Bedingungen, mit anschließendem

Embryotransfer des befruchteten Eies in den Uterus. In der Humanmedizin wurde diese Methode 1978 zum ersten Mal mit Erfolg praktiziert. Es kam zur Geburt des ersten »Retortenbabys«.

- Bei der Technik des intratubaren Gametentransfers werden unbefruchtete Eizellen und Samenzellen über dünne Katheter in die Eileiter transferiert, wo es zur Befruchtung unter natürlichen Bedingungen kommt. Diese Methode wurde 1983 beschrieben und 1984 erstmalig durchgeführt.

Diese neuen Methoden haben zur Entstehung eines völlig neuen Spannungsfeldes zwischen Patientenwunsch, ärztlicher Technik, Ethik und Recht geführt. Stichworte und Kristallisationspunkte heftigster Auseinandersetzungen sind hier die Embryonenspende, Ersatzmutter, Leihmutter, Tötung überzähliger Embryonen und Forschungen an und mit nichttransferierten Embryonen.

Das Lehramt der katholischen Kirche hat in dieser Situation (1987) die extrakorporale Befruchtung in vitro mit dem Argument abgelehnt, dass eine Befruchtung außerhalb des ehelichen Aktes widernatürlich und sittenwidrig sei (»Instruktion der Kongregation für die Glaubenslehre über die Achtung vor dem beginnenden menschlichen Leben und die Würde der Fortpflanzung«, 10. 3. 1987); die homologe Insemination wird jedoch unter bestimmten Bedingungen in der Ehe gestattet. Eine dogmatische Stellungnahme dieser Art dürfte dem weiter existierenden ethischen Problem der Fertilisation indessen kaum gerecht werden. Wachsendes Problembewusstsein bei Ärzten und Patienten, Information der breiten Öffentlichkeit und problemorientierte Regulierungen des Gesetzgebers müssen die weitere Entwicklung dieser Techniken begleiten.

8.6.3 Grenzkonflikte der Inneren Medizin

Auf die faszinierenden Neuentwicklungen der Inneren Medizin des 20. Jahrhunderts ist bereits im Rahmen der Kapitel über Infektionskrankheiten und die neuen diagnostischen Methoden des 20. Jahrhunderts eingegangen worden. Stichworte, die die Veränderungen der internistischen Diagnostik und Therapie betreffen, sollen den Gesamtkomplex der Entwicklung schlaglichtartig beleuchten, ohne dass erneut im Detail auf die Spezialpunkte eingegangen werden kann: Radiologie, Elektrokardiographie, Herzkatheterismus, Ultraschallverfahren, computertomographische Verfahren, Chemotherapeutika und Antibiotika, Hormonsubstitution, temporärer Maschinenersatz von Herz-, Kreislauf- und Nierenfunktion, technische Funktionsunterstützung oder Funktionsanregung der menschlichen Organe (Herzschrittmacher, künstliche Niere), antidiabetische Therapie, Strahlentherapie, Zytostatikatherapie, medikamentöse Herztherapie (Antiarrhythmika etc.).

Auswirkungen der Neuentwicklungen in der Inneren Medizin. Insgesamt gesehen markieren diese Neuentwicklungen zweifellos einen humanitären Fortschritt von bisher nicht erreichten Ausmaßen. Nicht zuletzt ihnen ist es zu danken, dass die *Lebensverlängerung* zu den markantesten demographischen Ergebnissen des letzten Jahrhunderts zählt. Die gewonnenen Jahre sind Ausdruck einer generellen Verlängerung der Lebensdauer, deren Ursachen in allen Phasen des Lebens vom Säuglingsalter bis in die Epoche jenseits des Erwerbsalters liegen. Die Reduktion der Säuglingssterblichkeit von ca. 20 % um 1900 auf gegenwärtig etwa 1 %, die Reduzierung der Kindersterblichkeit und die erhebliche Verlängerung des Erwachsenenlebens haben zu einer Erhöhung der Lebenserwartung geführt, die alle Lebensbereiche betrifft. Der Zahlenvergleich zwischen 1870 und 1980/82 ist markant: Für das Jahr 1870 ermittelte das Statistische Reichsamt eine durchschnittliche Lebenserwartung Neugeborener von etwa 37 Jahren; 1980/82 war dieser Wert in der Bundesrepublik Deutschland bereits auf 70 Jahre angestiegen.

Neben einer generellen Verbesserung der Ernährungs- und Lebensbedingungen (trotz zweier Weltkriege und deren Folgeerscheinungen) sind es insbesondere die therapeutischen und diagnostischen Verbesserungen der internistischen Medizin und ihr verwandter Gebiete (Pädiatrie, Geriatrie), die in erheblichem Maße zum »Gewinn der Jahre« beigetragen haben.

Verändertes Krankheitspanorama. Die internistische Medizin ist es nun aber auch, die dafür zu sorgen hat, dass die gewonnenen Jahre auch lobenswerte Jahre und nicht nur Jahre des Überlebens sind. Dieses Postulat stellt sich immer drängender, denn mit dem zunehmenden Gewinn der Jahre hat auch eine Verschiebung des Krankheitspanoramas vom akuten in den chronischen Bereich stattgefunden. Im Jahre 1980 soll der Anteil akuter Erkrankungen nur noch 10 % gegenüber 85 % um 1900 betragen haben (Schipperges 1983). Typische chronische Krankheiten am Ende unseres Jahrhunderts sind etwa:
- die degenerativen Erkrankungen des Bewegungsapparates,
- Herz-Kreislauferkrankungen,
- Reduktionen der zerebralen Funktionen oder
- chronische Erkrankungen wichtiger Körperorgane
  (Niere, Leber, Darmtrakt).

Gewonnene Jahre bedeuten daher für die Medizin und hier insbesondere für die internistische Medizin auch einen Zuwachs an Problemen. Diese Probleme beziehen sich sowohl auf den engen, unmittelbar therapeutischen als auch auf den ethischen Bereich ärztlichen Handelns, wobei beide Bereiche permanent ineinander greifen. Problemkreise in diesem Zusammenhang sind die einfühlsame, einverständliche und partnerschaftliche Zusammenarbeit zwischen Patient und Arzt *(compliance)*, der Umgang des chronisch Kranken und alten Patienten mit seiner Krankheitswelt *(coping)* und insbesondere in den letzten 10 Jahren die Etablierung selbstorganisierter Krankenhilfe *(Selbsthilfegruppen)*.

Problematik der lebensverlängernden Medizin. Zu den immensen Problemen des medizinischen Fortschritts trägt aber nicht nur die Zunahme chronischer Erkrankungen als Begleiterscheinung der gewonnenen Jahre bei, sondern auch die Gefahr, durch die gestiegenen Möglichkeiten der lebensrettenden Medizin zu einer *Lebenserhaltung um jeden Preis* verleitet zu werden und sich damit der »*Gefahr einer technischen Reduktion von Leben*« (Illhardt, 1985) auszusetzen. Die arzt- und medizingestützte Überwindung lebensbedrohlicher Krisen durch die nahezu unbegrenzten Möglichkeiten unserer Reanimationsmedizin (künstliche Beatmung, künstliche Kreislaufunterstützung, Regulation von Temperatur-, Elektrolyt- und Wasserhaushalt) verleitet immer mehr zum Vollzug des Vollziehbaren in der Medizin. Sie stellt ärztliches Handeln unter das Diktat des technisch Machbaren. Ist der Patient in der Lage, seinen Willen klar zum Ausdruck zu bringen, reduziert sich das Problem. Das bewusste Wort des Patienten normiert, bewilligt *(informed consent)* und begrenzt die Behandlung durch den Arzt.

Problematisch wird indes das ärztliche Entscheiden bereits dann, wenn die bewusste Äußerung des Patientenwillens fraglich erscheint, vom bewusstlosen Patienten nur ein Patiententestament vorliegt, über dessen Aktualität keine Aussage möglich ist, oder wenn selbst dieser letzte Hinweis auf den Patientenwillen fehlt. An diesem Punkt kulminiert das Problem in der ärztlichen Entscheidung zwischen Effektivität und Humanität intensiv-medizinischer Behandlung. Im Vordergrund jeder ärztlichen Entscheidung hat auch hier die Achtung der Patientenwürde zu stehen.

8.6.4 Die Beeinflussung der Seele – psychotherapeutische Konzepte des 20. Jahrhunderts

Die Psychoanalyse Sigmund Freuds. Auf die Anfänge der Psychoanalyse um Josef Breuer (1842–1925) und Sigmund Freud (1856–1939) ist bereits in Kapitel 9.6.2 eingegangen worden. Wichtige Phasen in der Entwicklung des Freudschen Theoriegebäudes sind:

8.6 · Die neuen therapeutischen Methoden

- die bis etwa 1900 reichende *Traumatheorie* (früheres seelisches Trauma, hypnotische Katharsis, freie Assoziation),
- die eigentliche Entstehungsphase der *Psychoanalyse* von etwa 1900 bis 1920 (Ödipuskomplex, Libido-Theorie) und
- die Entwicklung des *Struktur-Konzepts* (»Es« – »Ich« – »Über-Ich«) nach 1920.

Die Anfänge der Freudschen Psychoanalyse liegen bereits vor der Jahrhundertwende; 1894 verwendet Freud den Begriff »Analyse« zum ersten Mal, der Ausdruck »Psychoanalyse« erscheint 1896 in seinen Schriften. Es ist kaum möglich, das psychoanalytische Verfahren von dem sich ihm anschließenden und sich mit ihm verschränkenden psychotherapeutischen Verfahren zu trennen. Ebenso schwierig sind bündige Definitionen von Analyse und Therapie im unmittelbaren Konzeptionsbereich Freuds.

Kernpunkt der Lehre ist die Hypothese, dass das seelische Verhalten des Menschen von seinem unbewussten Triebleben (»*Es*«) getragen wird, das seinerseits wiederum hemmenden bzw. sublimierenden Einflüssen vom »*Ich*« und »*Über-Ich*« ausgesetzt ist. Nach Freud kommt der Libido die Funktion des zentralen Triebes zu. Sie entfaltet ihre Energie in den Phasen der kindlichen Entwicklung:

- »orale Phase« (1. Lebensjahr),
- »anale Phase« (2. bis 3. Lebensjahr),
- »phallische Phase« (frühes Schulalter).

Die Fixierung der Libido auf Frühstadien ihrer Entwicklung bewirkt seelische Fehlhaltungen, während jede Verdrängung libidinöser Vorstellungen und Wünsche zu Komplexen und zu neurotischem Verhalten führt.

Als *diagnostische Methode* konzentriert sich die klassische Psychoanalyse insbesondere auf die *Aufdeckung unbewusster Seelenprozesse* (Träume, Fehlleistungen, psychoneurotische Symptome) unter Zuhilfenahme der freien Assoziation und der sich anschließenden psychoanalytischen Deutung. Der Analytiker unterstützt und begleitet den Aufdeckungsprozess mit »gleich schwebender Aufmerksamkeit« und fördert die intellektuelle, emotionale und affektive Durch- und Verarbeitung des Aufgedeckten durch den Klienten in der analytisch-therapeutischen Situation. Dabei treten Klient und Analytiker in eine enge Beziehung zueinander, die sich in positiven und negativen *Übertragungsphänomenen* vom Klienten auf den Psychotherapeuten (Konflikte, Ängste, Zuneigungen, Abneigungen) sowie in *Phänomenen der Gegenübertragung* (Klienteneinfluss auf die Therapeutenreaktion, Reaktion des Therapeuten auf den Klienten) manifestiert.

Die Individualpsychologie Alfred Adlers. Zu den bedeutendsten unmittelbaren Schülern Sigmund Freuds, die dessen Theorien aufgegriffen und weiter entwickelt haben, gehören Alfred Adler (1870–1937), Carl Gustav Jung (1875–1961) und Wilhelm Reich (1897–1957). Alfred Adler hat seine psychotherapeutische Richtung, die er hauptsächlich im ersten Jahrzehnt des 20. Jahrhunderts entwickelte, 1912 selbst als »Individualpsychologie« bezeichnet. Kernpunkt der Lehre ist die Deutung, dass jedem Menschen während seiner frühen Entwicklung, bei der Durchsetzung seines »*Lebensplanes*« hemmende Erlebnisse widerfahren, die zu »Minderwertigkeitsgefühlen« sowie zur Entwicklung kompensatorischer »Geltungsbedürfnisse« und dem aus ihnen resultierenden »Geltungsstreben« führen. Die Phänomene der kompensatorischen Gegenreaktion können zur »*Überkompensation*« (krankhaftes Geltungsstreben, Hunger nach Macht) führen. Die Ziele der Adlerschen Psychotherapie weisen auf ein ausgeglichenes Verhältnis von »Lebensplan« und »Lebensstil«, das in die Entwicklung eines positiven »Gemeinschaftsgefühls« einmündet.

Die analytische Psychologie C. G. Jungs. Zusammen mit Sigmund Freuds Psychoanalyse und Alfred Adlers Individualpsychologie bildet die »analytische Psychologie« Carl Gustav Jungs das dritte Element im System der klassischen tiefenpsychologischen Schulen. In der Theorie Jungs ist im Unterschied zur Auffassung seines älteren Freundes Freud die Libido keine Zentralenergie des Sexualtriebes, sondern eine allgemeine psychische Kraft, in der sexuellen Aspekten keine bedeutende Rolle zukommt. Unbewusstes ist für Jung nicht nur verdrängtes, individuelles Erleben, sondern ein kollektives, allen Menschen gleichermaßen zukommendes Phänomen. Es gibt ein »*Kollektives Unbewusstes*«, dessen Inhalte Jung als »Urbilder« bzw. »Archetypen« bezeichnet. Für die Typenlehre, die er auf dem Boden dieses Konzeptes der Psyche aufbaut, sind komplementäre Begriffspaare (Bewusstsein/Unbewusstsein, Introversion/Extraversion, Denken/Fühlen, Empfinden/Intuieren, Animus/Anima) charakteristisch.

In Jungs Lehre werden »ektopsychische« Funktionen von »endopsychischen« Funktionen des Bewusstseins unterschieden:

- *Ektopsychische Funktionen* regeln die Beziehung zur Außenwelt und steuern die Orientierung in ihr (Empfindung, Denken, Fühlen, Intuition),
- *endopsychische Funktionen* ermöglichen und steuern innerpsychische Prozesse (Gedächtnis, Subjektivität, Emotion, Affektsteuerung).

Die Ziele der Jungschen Psychotherapie richten sich nicht unmittelbar auf eine Heilung im Sinne der Beseitigung von Krankheitssymptomen, sondern auf *seelisches Wachstum*. Hierbei sind Traumdeutung und Traumarbeit entscheidende Hilfsmittel.

In seiner Neurosenlehre unterscheidet Jung hauptsächlich zwei Entstehungsursachen: die Bewusstwerdung einer minderwertigen Funktion oder die Störungen der Gesamtpsyche durch abgespaltete Teilpsychen, sog. *»Komplexe«*. Ursachen für die Abspaltung und Verdrängung von »Komplexen« sind schockartige Verletzungen der Seele. Die Psychotherapie zielt auf die Auseinandersetzung des Klienten mit seinem Unterbewusstsein, dem Ort der Komplexablagerung, und fördert durch diese Auseinandersetzung sein seelisches Wachstum.

Die Theorie Wilhelm Reichs. Der Psychoanalytiker Wilhelm Reich ist im geistigen Umfeld der frühen Psychoanalyse auf dem Boden der Freudschen Lehre sicherlich am schwierigsten einzuordnen. Sein Werk ist heterogen und reicht von den Basisnaturwissenschaften bis hin zur politischen Soziologie. In seinen psychoanalytisch-psychotherapeutischen Arbeiten bauen die Theorien Reichs das Lehrgebäude Freuds weiter aus.

Gleichwohl werden bereits sehr früh Divergenzen zwischen dem Schüler und seinem Lehrer deutlich. Während sich Freud und seine Schüler spätestens in den zwanziger Jahren immer stärker auf die »Ich-Psychologie« und damit verbunden auf Strukturfragen des »psychischen Apparates« konzentrierten, blieb Reich der ursprünglichen Triebenergietheorie der Freudschen Lehre treu und entwickelte sie weiter. Die Problemkreise dieser Weiterentwicklung lassen sich mit den Konzeptstichworten »Orgastische Potenz«, »Orgasmusreflex«, »Charakterstruktur«, »Charakterpanzer« und »Vegetotherapie« erklären.

Im Mittelpunkt der energietheoretischen Überlegungen Reichs stand seine umspannende Theorie einer kosmischen Lebensenergie, die er *»Orgontheorie«* nannte. Hierzu konstruierte der Freud-Schüler sogar einen *»Orgon-Akkumulator«*, einen Apparat, mit dem die von ihm postulierte Orgon-Energie gesammelt, konzentriert und zu therapeutischen Zwecken bereitgestellt werden sollte. In seiner *Charakterstruktur-Theorie* unterschied Reich sechs prinzipielle Charaktertypen:

- den phallisch-narzisstischen,
- den passiv-femininen,
- den männlich-aggressiven,
- den hysterischen,
- den zwangsgeleiteten und schließlich
- den masochistischen Charakter.

Um die Theorie des »Körperpanzers« (neurotische Störungen und Widerstände manifestieren sich durch Muskelverspannungen) kreisen die vegetotherapeutischen Vorstellungen Reichs. Sie gehen von der

These aus, dass die »psychische Erregung ... funktionell identisch mit der körperlichen Erregung« sei. Psychische Erregung führe zu bestimmten vegetativen Innervationszuständen und schließlich zu Veränderungen der Organfunktionen (z. B. Muskelverhärtung). Auf dem umgekehrten Wege komme es zu einer Rückwirkung auf die Psyche und bei der Wiederholung dieses Prozesses zu einem Hochschaukeln der Spannungszustände. Reich sah eine enge Beziehung zwischen Sexualität und Gesellschaft. Seine Erklärungsversuche zielen auf eine Theorieverbindung von Psychoanalyse und Sozialismus/Kommunismus.

Das Leben des Juden und engagierten Kommunisten Wilhelm Reich, der nach seinem Eintritt in die KP im Jahre 1928 zunächst in Wien Sexualberatungszentren gegründet hatte und seit 1930 als Arzt in Berlin praktizierte, verlief schicksalhaft. Durch seine als entpolitisierend charakterisierten Sexualtheorien entfremdete er sich gleichzeitig von der kommunistischen Partei wie auch von der internationalen psychoanalytischen Vereinigung. Aus beiden Vereinigungen wurde er 1934 ausgeschlossen, nachdem ihn 1933 die Machtübernahme der Nationalsozialisten zunächst in die dänische und dann in die nordamerikanische Emigration getrieben hatte. Nach einem fruchtbaren Neubeginn in den Vereinigten Staaten von Amerika in den Jahren zwischen 1937 und 1947 begann in den frühen fünfziger Jahren auch dort eine Phase der Diffamierung und Verfolgung Reichs, die auch vor dem Hintergrund des zügellosen Antikommunismus der McCarthy-Ära interpretiert werden muss. Die amerikanische »Food and Drug Administration« konzentrierte sich insbesondere auf Reichs »Orgon-Akkumulator«. Die Kampagne gegen den Psychoanalytiker bediente sich des Vorwurfs der »Scharlatanerie«. Auf dem Höhepunkt der Kampagne wurde Reich 1957 inhaftiert. Man zerstörte seinen Orgon-Akkumulator und verbrannte viele seiner Manuskripte. Am 3. November 1957 starb Reich im Gefängnis.

Behaviorismus. Gleichsam als Gegenströmung zur Psychoanalyse und der auf ihren Grundlagen entwickelten Psychotherapie formierte sich bereits in den zwanziger Jahren ein völlig anderes psychologisches Therapiekonzept, das als Behaviorismus umrissen werden kann. Der Behaviorismus basiert auf der Grundannahme, dass alle seelischen Merkmale durch *Verhaltensbeeinflussung* steuerbar, d. h. letztlich als Produkte von Erziehung erklärbar seien. Er beinhaltet den Versuch, unabhängig von den tiefenpsychologischen Verfahren der frühen Psychoanalyse, eine naturwissenschaftlich begründbare Psychologie und psychologische Therapie zu entwerfen.

Die Konzeption des Behaviorismus geht zurück auf die psychophysiologischen und experimental-psychologischen Forschungsergebnisse von *Ivan P. Pawlow* (1849–1936), ***Wladimir Bechterew*** (1857–1927) und ***Edward L. Thorndike*** (1874–1949). Stichworte dieser grundlegenden Forschungsergebnisse sind: »bedingter Reflex«, »Psychoreflexologie«, »Gesetz des Effektes«. Als eigentlicher Protagonist des Behaviorismus ist ***John B. Watson*** (1878–1958) anzusehen.

Der Behaviorismus hat zu Anfang des 20. Jahrhunderts vor allem in den USA eine schnelle Verbreitung gefunden. Er muss letztlich als Versuch einer Überwindung der als wenig fruchtbringend interpretierten psychoanalytischen Methode der Introspektion Freuds und seiner Schule gedeutet werden. Der Behaviorismus lieferte die wissenschaftlichen Voraussetzungen für die in den dreißiger Jahren von amerikanischen Lehrtheoretikern (Hull, Tolman, Skinner, Guthrie) entwickelte Verhaltenstherapie.

Zusammenfassung

Voraussetzungen
Naturwissenschaftliche Physiologie, klinische Chemie, wissenschaftlich-experimentelle Hygiene, Bakteriologie; klinische und labor-klinische Medizin; Fächerdifferenzierung/ Spezialisierung der klinischen Medizin; neue Möglichkeiten der operativen Medizin; Differenzierung der Krankenhausversorgung; theoretische Konzeption der Sozialmedizin; praktische »Sozialreform von oben«; biologischer Darwinismus/biologistischer Sozialdarwinismus; Rassenhygiene

Leitwissenschaften
- ***Therapeutisch orientierte Hygiene/Bakteriologie:*** Serumforschung, antibakterielle Chemotherapeutika, bakteriostatische Sulfonamide, Antibiotika, Virologie
- ***(deskriptive und normative) Sozialhygiene*** als neue Leitwissenschaft der Öffentlichen Gesundheitspflege: kommunale Gesundheitsämter, sozialhygienische Ambulatorien Berlins und der Unterweserstädte, Zerschlagung der Sozialhygiene durch die Nationalsozialisten

Fehlentwicklungen
Medizin unter der NS-Diktatur: Verfolgung und Vertreibung; biologische Gewaltherrschaft (Sterilisation, Krankenmord); Humanexperimente, Leistungsmedizin und »Neue deutsche Heilkunde«

Neue Diagnostik
- **Weiterentwicklung und Differenzierung der *alten physikalischen Diagnostik*** (Auskultation/Perkussion): Phonokardiographie, Sonographische Methoden (z. B. Echokardiographie)
- ***Strahlendiagnostik***: Röntgenographie, Computertomographie, Kernspin(resonanz)tomographie
- ***Elektrographische Diagnostik:*** Elektrokardiographie (Einthoven, 1903), Elektroenzephalographie (Berger, 1929), Elektromyographie
- ***Chemodiagnostik*** (Elektrolyte, Proteine, Vitamine, Enzyme, Hormone)
- ***Makroskopische und mikroskopische Diagnostik der Uteruskarzinome***: Kolposkopie (Hinselmann, 1924), Zytodiagnostik (Papanicolaou, 1927)
- ***Endoskopie:*** Katheterismus (Forssmann, 1929); pränatale genetische Zytodiagnostik (Amniozentese, Chorionzottenbiopsie)

Neue Therapie
- ***Strahlentherapie der Organkarzinome***
- ***Chirurgie:*** Weiterentwicklung der prothetischen und plastischen Chirurgie; Hirnchirurgie; Chirurgie des offenen (Zelt, Überdruckbeatmung), blutleeren und stillgelegten Herzens (Herzlungenmaschine); Septumdefekte, Transpositionschirurgie, Klappenersatz; Organtransplantationen
- ***Internistische Therapie:*** Antiinfektiöse Therapie (s. oben); Hormonsubstitution; Pharmakologische Beeinflussung der Organfunktionen; Elektrolytsubstitution/Transfusionstherapie; Notfall- und Intensivmedizin; temporäre technisch-chemische Organfunktionssubstitution (Eiserne Lunge, extrakorporale Hämodialyse/»Künstliche Niere«; Elektrotherapie der Herzrhythmusstörungen (Schrittmacher); Immunsuppressive Therapie; Zytostatikatherapie
- ***Gynäkologie:*** Früherkennung und Frühtherapie der weiblichen Genitalkarzinome; substitutive und antagonistische hormonelle Zyklusbeeinflussung (Hormonsubstitution/hormonelle Kontrazeption); Pränatale Diagnostik und Therapie (z. B. Transfusion); Fertilisationstechniken (IVF/ET, GIFT)
- ***Psychoanalyse/Psychotherapie:*** Theorien von Freud, Adler, Jung und Reich; Grundlagen des Behaviorismus in der frühen Psychophysiologie und Experimentalpsychologie (Pawlow, Bechterew, Thorndike); Begründung des Behaviorismus durch John B. Watson; Verhaltenstherapie (Hull, Tolman, Skinner, Guthrie)

Internationale medizinische Gesundheits- und Hilfsorganisationen

Die Vorgeschichte der transnationalen Gesundheitsorganisationen beginnt bereits 1851, als in Paris mit dem Ziel eines internationalen Gesundheitsabkommens erstmalig eine internationale Sanitätskonferenz abgehalten wird, die jedoch scheitert. Immerhin gelingt es erstmals 1892 und 1897, multilaterale Verträge zur Bekämpfung von Cholera und Pest zu schließen, und 1902 wird in Washington mit der *Pan American Health Organization* (PAHO) die erste überstaatliche Gesundheitsbehörde gegründet. Nur fünf Jahre später erfolgt (1907) in Paris die Gründung des *Office International d'Hygiène Public* (OHIP), die als Vorbild der nach dem Ersten Weltkrieg gegründeten (1919) und in Genf tagenden *Hygienesektion* des *Völkerbundes* gelten kann. Mit dem Beitritt zum Völkerbund, der *League of Nations*, im Jahre 1926 wird die Weimarer Republik auch Teilnahmestaat der Hygienesektion des Völkerbundes, der inoffiziell bereits unmittelbar nach ihrer Gründung 1919 bedeutende deutsche Gesundheitswissenschaftler angehört hatten. Nach der Machtübernahme der Nationalsozialisten verließ Deutschland 1933 den Völkerbund, und die NS-Führung zwang auch die deutschen Mitglieder der Hygienesektion des Völkerbundes zur Niederlegung ihrer Ämter.

Der Zweite Weltkrieg demonstrierte die Ohnmacht des Völkerbundes, der offiziell am 18. April 1946 mit allen Unterorganisationen aufgelöst wurde, nachdem sich die Vereinten Nationen (*United Nations*) bereits 1945 als seine Nachfolgeorganisation konstituiert hatten. Auf Antrag der Mitgliedsstaaten Brasilien und China schuf sich die UN mit der WHO nach Billigung durch die Internationale Gesundheitskonferenz (New York 1946) eine neue Weltgesundheitsorganisation, die am 7. April 1948 (Weltgesundheitstag) mit Sitz in Genf ihre Arbeit aufnahm. Seither organisiert die WHO weltweite Kampagnen zur Verbesserung der öffentlichen Gesundheitspflege – besonders in den entwicklungsbedürftigen Ländern – und zur Ausrottung bedrohlicher Seuchen durch globale Impfmaßnahmen. Dabei gingen Erfolge und Misserfolge Hand in Hand. So gelang 1979 die endgültige Beseitigung der Pockengefahr, während des ehrgeizige *Eradication*-Projekt gegen Malaria scheiterte. Im Zentrum der Bemühungen steht derzeit die Bekämpfung der Immunschwäche AIDS. Auch wenn sich manche der ehrgeizigen Programme der WHO (1977: »Gesundheit für Alle im Jahr 2000«; 1988: »Ausrottung der Kinderlähmung im Jahr 2000«) nicht realisieren ließen, gingen doch auch von ihnen immer wichtige Impulse für die Gesundheitspolitik der Mitgliedsstaaten aus. Die anspruchsvolle Definition der Gesundheit (1948) durch die WHO als »Zustand des vollständigen körperlichen, geistigen und sozialen Wohlbefindens« und nicht lediglich als »Abwesenheit von Krankheit« ist seither Leitlinie des weltweiten ärztlichen Handels. In Alma Ata verabschiedete die WHO 1978 das Konzept der Primary Health

9 · Gesundheits- und Hilfsorganisationen

Care mit acht Grundmaßnahmen eines präventiven und kurativen »Basisgesundheitsdienstes«: Gesundheitserziehung, Lebensmittelversorgung, Versorgung mit sauberem Wasser und sanitären Anlagen, Mutter-Kind-Fürsorge und Familienplanung, Impfungen, Vorbeugung und Kontrolle, Versorgung und Behandlung häufiger Erkrankungen sowie die Basisversorgung mit sinnvollen Medikamenten.

Die älteste internationale medizinische Hilfsorganisation ist das 1963 auf Anregung von Henry Dunant (1828–1910) geschaffene Internationale Komitee vom Roten Kreuz (IKRK). Auslöser für die Initiative zur Gründung des Roten Kreuzes war das Elend der Kriegsverletzten, das Dunant bei der Schlacht von Solferino kennen gelernt und 1862 (»Un souvenir de Solférino«) beschrieben hatte. Auf Dunants Initiative ist auch die Einberufung einer internationalen Konferenz zurückzuführen, die 1864 die erste Genfer Konvention zur Verbesserung des Loses verwundeter Soldaten beschloss. Die am 22. 8. 1864 verabschiedete Konvention wurde in den folgenden Jahrzehnten ergänzt und erweitert durch die Beschlüsse der ersten (1899) und zweiten (1907) Haager Friedenskonferenz, durch die Genfer Konvention von 1929 (Schutz Kriegsgefangener) sowie das Genfer Abkommen von 1949 (Schutz der Kriegsopfer). Henry Dunant wurde 1901 für sein Werk zusammen mit dem Mitbegründer der Internationalen Friedensliga (1867), Frédéric Passy (1822–1912), der erste Friedensnobelpreis verliehen. Inzwischen sind die Aufgaben des IKRK und der weltweit über 150 Rot-Kreuz- und Rothalbmond-Gesellschaften auch auf vielfältige Aspekte der nationalen und internationalen Friedensarbeit (Hilfseinsätzen bei Katastrophen) ausgedehnt.

Neben der internationalen Rotkreuz- und Rothalbmondbewegung verdienen zwei weitere medizinische Organisationen Aufmerksamkeit: *Médecins Sans Frontières* (Ärzte ohne Grenzen) und *International Physicians for the Prevention of Nuclear War* (IPPNW). Als 1969 eine Hand voll französischer Ärzte von einem Nothilfeeinsatz im Biafra-Krieg zurückkehrten, entwickelten und realisierten sie die Idee einer privaten, unabhängigen Hilfsorganisation, die jenseits von Bürokratie und Politik Menschen in Not medizinische Hilfe leistet. Sie gründeten »*Médecins Sans Frontières*«, die heute größte private Hilfsorganisation. Weltweit arbeiten jährlich etwa 2.500 Ärzte, Pflegekräfte und Logistiker in über 150 Projekten in 80 Ländern der Welt und versorgen Menschen, die durch Kriege, Bürgerkriege oder Naturkatastrophen in Not geraten sind. 1999 wurde der Hilfsorganisation der Friedensnobelpreis zuerkannt. Die Preisvergabe begründete das Nobelkomitee damit, dass die Organisation »bahnbrechende humanitäre Arbeit auf mehreren Kontinenten« geleistet habe. Bei der IPPNW handelt es sich um eine weltweite Föderation von Ärztinnen und Ärzten, die 1980 von einem amerikanischen und einem russischen Arzt gegründet wurde, um den Atomkrieg zu verhindern. Sie erhielt 1984 den UNESCO-Friedenspreis und 1985 den Friedensnobelpreis für ihre Aufklärungsarbeit über die Auswirkungen eines Atomkrieges. Seit 1993 arbeitet die IPPNW für die Verhinderung aller Kriege und widmet sich Aufgaben im Bereich der sozialen Verantwortung.

Der internationalen medizinischen Hilfe verpflichtet sind auch die Organisationen *medico international* und *Komitee Cap Anamur/Deutsche-Notärzte E.V.*, die beide vor dem Hintergrund bedrückender Kriegs- und Flüchtlingsnot in Biafra und Vietnam gegründet wurden. In Frankfurt konstituierte sich 1968 *medico international* zunächst als Medikamentenhilfe für Biafra, erweiterte sein medizinisches Arbeitsspektrum jedoch bald auf weltweite Katastrophenhilfe und ärztliche Betreuung unterdrückter Bevölkerungen. Das nach seinem ersten Einsatzschiff benannte *Komitee Cap Anamur* wurde 1979 anlässlich der großen Not der vietnamesischen Bootsflüchtlinge im südchinesischen Meer gegründet, betreut jedoch inzwischen auch weltweit Hilfsprojekte vor allem mit Ärztinnen und Ärzten, Krankenschwestern und -pflegern.

Unter den internationalen medizinischen Vereinigungen setzt sich die am 18. September 1947 gegründete *World Medical Association (Weltärztebund)* vor allem für die Unabhängigkeit des ärztlichen Handelns unter höchstmöglichen ethischen Standards ein. Die WMA versteht sich als unabhängige Vereinigung freier nationaler ärztlicher Berufsverbände und hat inzwischen etwa 70 Mitglieder. Zu ihren bedeutsamsten Deklarationen gehören das Genfer Ärztegelöbnis (1948/1968), die Deklaration von Helsinki (1964) über die ethischen Richtlinien des Humanexperiments (bestätigt und erweitert Tokyo/1975, Venedig/1983, Hongkong/1989) sowie die Erklärung von Ottawa (1998) gegen den Gebrauch von Atomwaffen.

Namensverzeichnis

Abbe, Robert (1851–1928) 197, 290
Abu'l-qasim (gest. 1013) 54
Addison, Thomas (1793–1860) 192
Adler, Alfred (1870–1937) 296
Aetios von Amida (480–556) 9, 42, 44, 47, 49, 97
Agathinos, Claudius (1. Jh. n. Chr.) 23
Aktuarios, Johannes (13. Jh. n. Chr.) 42, 46-47, 49
Albert, Eduard (1841–1900) 217
Albertus Magnus (um 1200–1280) 97
Albertz-Schönberg, Heinrich Ernst (1865–1921) 290
Aldrovanus, Ulysses (1522–1605) 104
Alembert, Jean Le Roud de (1717–1783) 149
Alexandros von Tralleis (ca. 525–600) 42, 44, 49
Alkmaion von Kroton (5./6. Jh. v. Chr.) 9-10
Ammon, Otto (1842–1915) 185
Amphiaraos 6
Amynos 7
Anaximandros (610–547) 9
Anaximenes von Milet (ca. 580–ca. 525) 9
Andernach, Johann Guinther von (1487–1574) 82, 85, 104-105
Andral, Gabriel (1797–1876) 189-190
Andreae, Tobias (1633–1685) 134
Andry, Nicolas (1658–1742) 219
Anhalt-Bernburg, Christian von 130
Apollon 5, 17
Archigenes aus Apameia (2. Jh. n. Chr.) 22-23
Archinos 6
Arcolani, Giovanni (um 1450) 103
Aretaios von Kappadokien (1. Jh. n. Chr.) 22-23
Aristoteles (384–322 v. Chr.) 9, 47
Arnold von Villanova (1238–1311) 61
Artemidorus Kapiton (2. Jh. n. Chr.) 27
Asklepiades von Bithynien (1. Jh. n. Chr.) 21
Asklepios 5-8, 17
Ataxerxes 11
Athenaios von Attaleia (1. Jh. v. Chr.) 22-23
Auenbrugger, Leopold (1722–1809) 169, 189-190
Auer, John 284
Averroes (1126–1198) 54
Avicenna (980–1037) 54, 60, 97, 103

Bacon, Francis (1561–1626) 109-110, 125-126, 143, 148
Baginsky, Adolf (1843–1918) 220
Baglivi, Giorgio (1668–1708) 134, 163-164

Bang, Bernhard Laurits Frederik (1848–1932) 279
Bang, Christian (1869–1918) 279
Banting, Frederick Grant (1891–1941) 280
Barbeck, Fr. Gottfried (1644–1703) 134
Barez, S. F. (1790–1856) 220
Barnard, Christian (1922–2001) 287
Barthez, Paul-Joseph (1734–1806) 153
Bartholin, Caspar (1585–1629) 137
Basedow, Karl von (1799–1854) 192
Basso, Sebastiano (um 1600) 133
Bauhin, Caspar (1560–1624) 83, 104, 110-111
Baumes, Jean Baptist Thimotè (1756–1828) 132
Bayliss, William Maddock (1860–1924) 279
Bechterew, Wladimir Michailowitsch (1857–1927) 299
Beda Venerabilis (672/73–735) 57
Beer, Georg Joseph (1763–1821) 218
Behring, Emil von (1854–1917) 211, 247-249
Benedikt von Nursia (ca. 480–547) 55
Berengario da Carpi (1460–1530) 85, 105
Berger, Hans (1873–1941) 274, 300
Bergmann, Ernst von (1836–1907) 215-216, 283
Bernard, Claude (1813–1878) 195, 197-198
Bernhard von Gordon (gest. 1318) 60
Bernheim, Hippolyte Marie (1840–1919) 223
Berzelius, Jakob (1779–1848) 198
Bessau, Georg (1884–1944) 280
Best, Charles Herbert (geb. 1899) 280
Bichat, Marie François-Xavier (1771–1802) 164-165, 188, 199
Bidloo, Govert (1649–1713) 88
Bilharz, Theodor (1825–1862) 206
Billard, Charles (1800–1832) 219
Billroth, Theodor (1829–1894) 217
Binding, Karl (1841–1920) 263
Bismarck, Otto von (1815–1898) 230-231
Blalock, Alfred (1897–1964) 285
Blancaard, Stephen (1650–1702) 134-136
Bleuler, Paul Eugen (1857–1939) 222
Blumenbach, Johann Friedrich (1752–1840) 153
Bock, Hieronymus (1498–1554) 83, 104
Bodmer, Johann Jacob (1698–1783) 156
Boerhaave, Hermann (1668–1738) 134, 138, 167-169, 187
Bois-Reymond, Emile du (1818–1896) 194-195
Bontekoe, Cornelis (1647–1685) 134
Bordeu, Théophile de (1722–1776) 153
Borries, Bodo von (1818–1896) 256

Bosch, Hieronymus (gest. 1516) 70
Boyle, Robert (1627–1691) 119-121, 131
Braid, James (1795–1860) 223
Breuer, Joseph (1842–1925) 223-224, 294
Broca, Paul (1824–1880) 221
Broussais, François Josef Victor (1772–1838) 189
Brown, John (1735–1788) 156-157
Brown, S. G. 276
Bruck, Carl (1879–1944) 248
Brücke, Ernst Wilhelm (1819–1892) 194-195, 197
Brunfels, Otho (1488–1534) 83, 104
Brunner, Johann Conrad (1653–1727) 210
Bruno von Longoburgo (13. Jh.) 64
Brunschwig, Hieronymus (ca. 1430–1512) 90
Buchheim, Rudolf (1820–1879) 199

Caelius Aurelianus (um 400 n. Chr.) 56
Caesalpinus, Andreas (1519–1603) 83, 104
Calcar, Jan Stefan von (1499–1545) 87
Calmette, Albert (1863–1933) 260
Calvin (1509–1564) 89
Canano, Giambattista (1515–1579) 115
Canstatt, Karl Friedrich (1807–1850) 225
Carolus Clusius (1526–1609) 83
Carrell, Alexis (1873–1944) 287
Cartesius, s. Descartes 287
Casserius (Placantinus), Julius (1544–1605) 88
Cassidor, Flavius (ca. 487–583) 56
Cato, Marcus Portius (234–149 v. Chr) 24
Celsus, Aulus Cornelius (1. Jh. n. Chr.) 23-26, 38
Chadwick, Edwin (1800–1890) 203
Chain, Ernst Boris (1906–1979) 254
Chamberland, Charles Eduard (1851–1908) 207, 256
Charcot, Jean M. (1825–1893) 223
Chardack, W. 285
Cheyne, John (1777–1836) 191-192
Cicero Marcus Tullius (106–43 v. Chr.) 25
Clusius, Carolus (1526–1609) 104
Cohn, Ferdinand Julius (1828–1898) 208-209
Colombo, Realdo (1516–1559) 88, 116
Conolly, John (1794–1866) 189
Constantinus Africanus (1018–1087) 59
Coolidge, William David (1873–1975) 272
Correns, Karl Erich (1864–1933) 280
Corvisart, Jean Nicolas (1755–1821) 169, 190
Cosmas 78
Coué, Émile (1857–1926) 223
Courmelles, de 290
Cournand, André Frédérique (geb. 1895) 277
Craanen, Theodor (1620–1690) 134
Crick, Francis Harry (geb. 1916) 281
Croll, Oswald (ca. 1580–1609) 112, 130-131
Crookes, William (1832–1919) 270

Curie, Marie (1867–1934) 276, 290
Curie, Pierre J. (1859–1906) 276, 290
Cushing, Harvey (1869–1939) 283
Cutler, Elliot C. 284

Damianus 78
Dandy, Walter E. (1886–1946) 274, 283
Darvall, Denise 287
Darwin, Robert Charles (1809–1882) 185-186, 202, 263
Davy, Sir Humphrey (1778–1829) 217
DeBakey, Michael Ellis (geb. 1908) 286
Demokritos von Abdera (ca. 460–370 v. Chr.) 10, 133
Denis, Jean B. (1625–1704) 116
Descartes, René (1596–1650) 109, 114, 133-134, 143
Diderot, Denis (1713–1784) 149
Dietl, Joseph (1804–1878) 191
Dioskurides (2. Jh. n. Chr.) 27
Dioskurides, Pedanius, von Anazarba (1. Jh. n. Chr.) 23, 25-27, 38, 42, 47
Dodonaeus, Rembert (1517–1583) 83
Döderlein, Albert (1860–1941) 290
Döllinger, Ignaz (1770–1841) 193
Domagk, Gerhard (1895–1964) 251-255
Donné, Alfred (1801–1878) 206
Dryander, Johannes (1500–1560) 66
Dubois, Jaques (1478–1555) 115
Dunant, Henry (1828–1910) 303

Eberle, Johann Nepomuk (1798–1834) 278
Ebert, H. F. L. (1814–1872) 220
Eberth, Karl J. (1835–1926) 210
Edelstein, Ludwig 17
Ehrlich, Paul (1854–1915) 249-252
Einthoven, Willem (1860–1927) 274, 300
Empedokles von Agrigent (ca. 492–432) 11, 38
Epikur (342–271) 133
Erasistratos (um 250 v. Chr.) 19
Erasmus von Rotterdam, Desiderius (1469–1536) 81
Erotianus (1. Jh. n. Chr.) 27
Esmarch, Friedrich von (1823–1908) 218
Estienne, Charles (1504–1564) 85, 105, 115
Eunapios von Sardeis (345–420) 42-43
Eustachi, Bartolomeo (1520–1574) 89

Faber, Knud (1862–1956) 211
Fabricius ab Aquapendente (1537–1619) 89, 115, 118
Falloppio, Gabriele (1523–1562) 89, 103
Fernel, Jean (1497–1558) 98, 123
Fischer, Alfons (1873–1936) 260-261
Fischer, Eugen (1873–1964) 264, 267
Fitzer, Wilhelm 115

Namensverzeichnis

Fleming, Alexander (1881–1955) 253-254
Fliedner, Theodor (1800–1864) 227
Florey, Howard W. (1898–1968) 254
Flügge, Carl (1847–1923) 213
Folin, Otto (1867–1934) 278-279
Foltz, Hans (um 1440–1513) 66
Forest, L. de 276
Forssmann, Werner (1904–1979) 277, 300
Fracastoro, Girolamo (1478–1553) 101-102, 105, 204-205
Frank, Johann Peter (1745–1821) 173, 190
Frankland, Edward (1825–1899) 278
Freud, Sigmund (1856–1939) 151, 182, 223-224, 239, 294-297
Fridell, Egon (1878–1938) 68
Friedrich II. von Hohenstaufen (1194–1250) 59-60, 78
Friedrich, Paul (1867–1925) 216
Friedrich Wilhelm I. (1688–1740) 173, 175
Frosch, Paul (1860–1928) 256
Fuchs, Leonhard (1501–1566) 83, 104
Fürbringer, Paul (1849–1930) 216
Funk, Casimir (1884–1967) 280
Förster, Richard (1825–1902) 218

Gaffky, Georg Theodor August (1850–1918) 208, 210
Galenos von Pergamon (129–200) 4, 16, 19-20, 23, 26-34, 38, 42, 47, 49, 59, 82, 84-86, 88-89, 94, 103, 116, 139
Galton, Francis (1822–1911) 263
Gasserdi, Pierre (1592–1655) 133
Geiler von Kaisersberg, Johann (1445–1510) 81
Gentile da Foligno (gest. 1348) 103
Gerardus de Solo (15. Jh.) 103
Gerhard von Cremona (1114–1187) 60
Gersdorff, Hans von (1450/60–1529) 90, 92-93
Gesner, Conrad (1516–1565) 104
Gibbon, John H. (1903–1973) 286
Gilbertus Anglicus (bis 1250) 60
Glaucias von Tarent (ca. 170 v. Chr.) 20
Gleich, Lorenz (1798–1865) 234
Glisson, Francis (1597–1677) 119, 155
Gobineau, J.-A. Comte de (1816–1882) 185
Goclenius, Rudolf (1572–1621) 139
Goethe, Johann Wolfgang von (1749–1832) 158
Gottsched, Johann Christoph (1700–1766) 156
Gottstein, Adolf (1857–1941) 260-261
Gracea, Manuel (1805–1906) 219
Graefe, Albrecht von (1828–1870) 219
Graves, Robert James (1797–1853) 192
Griesinger, Wilhelm (1817–1868) 189, 221, 225

Grossich, Antonio (1849–1926) 216
Grotjahn, Alfred (1869–1931) 260-261
Gruber, Max von (1853–1927) 248
Grünewald, Mathias (um 1500) 70
Grüninger, Johannes R. (Johannes Reinhard) (1455-1532/33) 63
Guérin, Camille 260
Guthrie, George James (1785–1856) 299-300
Guy de Chauliac (gest. 1368) 64

Hacker, Viktor Ritter von (1852–1933) 217
Hades 11
Haedenkamp, Karl (1889–1955) 262
Haen, Anton de (1704–1776) 168-169
Hahn, Theodor (1824–1883) 234
Hahnemann, Christian Friedrich Samuel (1755–1843) 161, 232-233
Haller, Albrecht von (1708–1777) 149, 155-156, 158, 165-166, 168
Halley, Edmund (1656–1742) 142
Halsted, William Stuart (1852–1172) 217
Halsted, William Stuart (1852–1922) 216
Haly Abbas (gest. 994) 54, 59
Hamel, Carl (1870–1949) 256
Hansen, Armauer (1841–1912) 210, 220
Hartmann, Hermann (1863–1923) 239
Harvey, William (1578–1657) 88-89, 109-110, 114-119, 131, 139, 144
Hebra, Ferdinand von (1816–1880) 190-191, 197, 214, 220
Helmholtz, Hermann von (1821–1894) 194-197, 218
Helmont, Johann Baptist van (1577–1644) 112, 128, 130-131
Henle, Jakob (1809–1885) 102, 194, 206
Henning, Norbert (geb. 1896) 277
Henri de Mondeville (gest. 1320) 64
Hera 11
Herakleides von Kos (ca. 40 v. Chr.) 11
Herakleides von Tarent (um 75 v. Chr.) 20
Herakleitos von Ephesos (550–480 v. Chr.) 10
Herder, J. G. (1744–1803) 158
Herophilos von Chalkedon (um 300 v. Chr.) 19
Heurne, Otto van (1577–1652) 138
Hildegard von Bingen (1098–1179) 57
Hinselmann, Hans (1884–1959) 289, 300
Hippokrates von Kos (460–375 v. Chr.) 4, 11-17, 22, 33, 38, 47, 49, 97, 103
Hl. Antonius 70
Hl. Cornelius 78
Hl. Cosmas 78
Hl. Damian 78
Hl. Georg 69
Hl. Johannes 78
Hl. Rochus 68
Hl. Valentin 78

Hoche, Alfred (1865–1943) 263
Hodgkin, Thomas (1798–1866) 192
Hoffmann, Friedrich (1660–1742) 134, 139, 150-151
Hofman, Moritz (1622–1698) 144
Holzknecht, Guido (1872–1931) 290
Hooke, Robert (1635–1703) 119-121, 131
Hoppe-Seyler, Felix (1825–1895) 198
Horsley, Victor (1857–1916) 283
Hrabanus Maurus (780–856) 57
Hsien Wu (1893–1959) 278-279
Hufeland, Christoph Wilhelm (1762–1836) 154, 158-160, 232-233
Hugo dei Burgognoni (13. Jh.) 64
Hunain ibn Ishaq (809–873) 54
Hunter, John (1728–1793) 153, 171
Hunter, William (1718–1783) 171
Hutten, Ulrich von (1488–1523) 81
Hygieia 6, 17
Hyrtl, Josef (1810-1894) 197

Ibn an-Nafis (1210–1288) 54
Ibn Sina 103
Imhotep (etwa 3000 v. Chr.) 5
Isaacs, Alick (geb. 1915) 258
Isaak Judaeus (ca. 880–932) 54
Isidor von Sevilla (576–636) 57

Jenner, Edward (1749–1823) 174-175, 207
John of Gaddesden (1280–1361) 60
Jüngken, Johann Helfrich (1648–1726) 128-129
Julian Apostata (331–363) 42
Jung, Carl Gustav (1875–1961) 296-297
Justinian I. (483–565 n. Chr.) 44

Kallimachos (um 200 v. Chr.) 27
Karl V. (1500–1558) 85
Kaufmann, Carl (geb. 1900) 291
Keller, A. (1868–1934) 220
Killian 257
Kitasato, Shibasaburo (1852–1931) 211, 247
Klarer, Joseph (1898–1953) 251
Klein, Johann (1788–1856) 214
Kley, M. 276
Kneipp, Sebastian (1821–1897) 234
Knoll, Max (geb. 1897) 256
Koch, Robert (1843–1910) 206-210, 212, 239, 247, 260
Koelliker, Albert von (1817–1905) 194
Kohlstock, Paul (gest. 1901) 210
Konstantin I. (280–337 n. Chr.) 41
Koronis 5
Kraepelin, Emil (1856–1926) 222
Krafft-Ebing, Richard von (1840–1903) 222
Krug, Antje 14
Kussmaul, Adolf (1822–1902) 277

Kyrios Christos 5
Körner, Otto (1858–1913) 219

La Mettrie, J. O. de (1709–1751) 137
Laënnec, Hyacinthe (1781–1826) 188-189
Landsteiner, Karl (1868–1943) 282
Lanfranc (gest. um 1315) 64
Laurentianus, Laurentius (gest. 1502) 103
Lavoisier, Antoine Laurent (1743–1794) 154, 166-167
Lawler, Richard Harold (geb. 1895) 287
Leeuwenhoek, Anthony van (1632–1723) 110, 121
Lehmann, Karl Gotthelf (1812–1863) 278
Leibnitz, Gottfried Willhelm (1646–1716) 141
Leksell, L. 283
Lemaire, Jules 215
Lembert, Antoine (1802–1851) 217
Lenz, Fritz (1887–1976) 264, 267
Leoniceno, Niccolæ (1428–1524) 104
Lesage, Alain-René (1668–1747) 118
Leubuscher, Rudolf (1821–1861) 229
Leukipp (5. Jh. v. Chr.) 133
Liébeault, Ambroise-Auguste (1823–1904) 223
Liebig, Justus von (1803–1873) 198, 205, 278
Liek, Erwin (1878–1935) 262
Linné, Carl von (1707–1778) 26, 191
Lister, Joseph (1827–1912) 213, 215-216
Lobelius, Matthias (1538–1616) 83
Locke, John (1632–1704) 131, 149
Loeffler, Friedrich (1852–1915) 210, 256
Lorenzo Lorenzano (gest. 1502) 82, 104
Lorry, Anne Charles (1726–1783) 220
Louis, Pierre Charles Alexandre (1787–1872) 190
Lower, Richard (1631–1691) 116-117, 120, 286
Lucae, J. C. A. (1835–1911) 219
Lucretius 133
Ludwig, Carl (1816–1895) 194-197
Lütge, Friedrich 68
Lwoff, André (geb. 1902) 257

al-Ma'mûn (7./8. Jh.) 54
MacEwen, William (1848–1924) 283
Machaon 6
Magendie, François (1783–1855) 193, 197
Malpighi, Marcello (1628–1694) 110, 116, 119, 121, 123, 144
Marc Aurel (121–180) 27
Marest, Jean Nicolas Corvisart des (1755–1821) 189
Markus, Adalbert Friedrich (1753–1816) 193
Martial (40-103/104) 35
Mayer, J. R. 196
Mayow, John (1643–1679) 119-121, 131

Namensverzeichnis

Medicus, Friedrich Casimir (1736–1808) 153
Mehmed II. 48
Melanchthon, Philippus (1467–1560) 81
Meltzer, Samuel James 284
Mendel, Gregor (1822–1884) 280
Mesmer, Franz Anton (1734–1815) 161, 223
Meynert, Theodor (1833–1892) 222
Michael IV. Dukas (1071–1078) 46
Mielke, Fred (1922-1959) 269
Mietzsch, Fritz (1896–1958) 251
Mikulicz-Radecki, Johann von (1850–1905) 284
Mitscherlich, Margarete 269
Mondino dei Luzzi, (1275–1326) 84
Moniz, Egas (1847-1955) 283
Monro, Alexander, I. (1697–1767) (Monro primus) 169
Monro, Alexander, I. (1697–1767) (Monro primus) 168
Monro, Alexander, II. (1733–1817) (Monro secundus) 170
Monro, Alexander, III. (1773–1859) (Monro tertius) 170
Morgagni, Giovanni Battista (1682–1771) 163-164, 174, 199
Morgan, Thomas Hunt (1866–1945) 280
Morton, William (1819–1868) 217
Moschion (6. Jh. n. Chr. ?) 97
Moses, Julius (1868–1942) 255
Moses Maimonides (1135–1204) 54
Mosse, Max (geb. 1873) 261
Mousa 35
Müller, Friedrich von (1858–1941) 255
Müller, Johannes (1801–1858) 194–197, 200, 225
Murner, Thomas (um 1475–1537) 66
Myrepsos, Nikolaos (um 1250) 42, 46, 49

Neidhart von Reuental (um 1180–1250) 65
Neisser, Albert (1855–1916) 210, 212, 220
Nero (37–68) 22, 26
Nestis 11
Nestorios (5. Jh. n. Chr.) 47, 53
Neumann, Caspar (1648–1715) 142
Neumann, Salomon (1819–1908) 229
Neusiphanes von Teos (4. Jh. v. Chr.) 20
Nicolaier, Artur (1862–1942) 210
Niketas (11. Jh. n. Chr.) 42, 46
Niobe 101
Nitze, Max (1848–1906) 277

Oberst, M. (1849–1175) 217
Oporinus, Johannes (1507–1568) 86
Oreibasios von Pergamon (ca. 325–400) 42, 44, 47, 49
Osiander, Friedrich Benjamin (1759–1822) 172

Ould, Fielding (1710–1789) 172
Ovid (43 v. Chr.–17/18 n. Chr.) 101
Owen, Richard (1804–1892) 206

Panakeia 6, 17
Papanicolaou, George Nicholas (1883–1962) 289, 300
Paracelsus (s. auch Theophrast von Hohenheim) 98, 100-101, 105, 109, 123, 126-127, 130-131
Paré, Ambroise (1510–1590) 94-96, 105, 285
Paschen, Enrique (1860–1936) 256
Passy, Frédéric (1822–1912) 303
Pasteur, Louis (1822–1895) 206-208, 210-211, 215, 239
Paul IV. (Papst) (1897–1978) 291
Paulos von Aigina (ca. 600–650) 44-45, 47, 49
Pawlow, Iwan Petrowitsch (1849–1936) 195, 299
Petrarca, Francesco (1304–1374) 81
Petrus Hispanus (1210/20–1277) 61
Pettenkofer, Max von (1818–1901) 204-205, 209, 212, 239, 260
Peutinger, Konrad (1465–1547) 81
Peyer, Conrad (1653–1712) 144
Pfeufer, Karl von (1806–1869) 225
Phakas, Dioskurides (um 100 v. Chr.) 27
Phanostrate 35
Philinos von Kos (3. Jh. v. Chr.) 20
Philipp II. (1527–1598) 85
Pinel, Philippe (1745–1826) 188-189, 221
Pir(c)kheimer, Willibald (1470–1530) 81-82
Plenck, Josef Jakob (1728–1807) 220
Plinius Secundus, Gaius (23–79) 82
Ploetz, Alfred (1860–1940) 263-264
Podaleiros 6
Poseidonios von Apameia (ca. 135–51 v. Chr.) 23
Praxagoras (340-280) 19
Pregl, Fritz (1869–1930) 279
Prießnitz, Vinzenz (1799–1851) 234
Priestley, Joseph (1733–1804) 166-167
Psellos, Michael (ca. 1018–1097) 42, 46, 49
Purkinje, Johann Evangelista (1787–1869) 200
Pyrrhon von Elis (ca. 360–270) 20
Pythagoras von Samos (ca. 570–497/96) 9

Ramazzini, Bernardino (1633–1715) 142, 174
Rau, Wolfgang Thomas (1721–1772) 173
Rausse, J. H. (1805–1848) 234
Razes (850–932) 54
Regius, Henrikus (1598–1679) 134
Reich, Wilhelm (1897–1957) 296-298
Reisch, Gregorius (gest. 1523) 62
Reisel, Salomon (1625–1701) 137
Remak, Robert (1815–1865) 200, 220, 225

Reuchlin, Johann C. (1455-1522) 81
Rhazes (850-932) 103
Richards, Dickinson Woodruff (1895-1973) 277
Richet, Charles Robert (1850-1935) 249
Rickmann, Christian (1741-1772) 173
Ricord, Philippe (1800-1889) 220
Roederer, Johann-Georg (1726-1763) 172
Röntgen, Wilhelm Conrad (1845-1923) 270-271
Röschlaub, Andreas (1768-1835) 160, 193
Rösslin, Eucharius (gest. 1526) 97-98
Roger II. von Sizilien (1095-1154) 59, 78
Rokitansky, Carl von (1804-1878) 190, 197, 200-201, 214, 220
Roser, Wilhelm (1817-1888) 225
Rothschuh, Karl Eduard (1904-1988) 163
Rousseau, Jean Jacques (1712-1778) 149, 234
Roux, Emile (1853-1933) 207, 256
Rudolphi, Carl Asmund (1771-1832) 194
Rüdin, Ernst (1874-1952) 267
Rufus von Ephesos 44, 81
Ruska, Ernst (1906-1988) 256
Ryff, Walter Hermann (um 1500-1562) 88

Sabin, Albert Bruce (geb. 1906) 257
Salk, Jonas Edward (geb. 1914) 257
Sauerbruch, Ernst Ferdinand (1875-1951) 284-285
Sauvages, François Boissier de la Croix de (1706-1767) 153
Schallmayer, Friedrich Wilhelm (1857-1919) 185, 264
Scheele, Carl Wilhelm (1742-1786) 166-167
Schelling, Friedrich Wilhelm Joseph von (1775-1854) 193
Schiller, Friedrich (1759-1805) 156, 158
Schimmelbusch, Curt (1860-1895) 216
Schindler, Rudolf (1888-1968) 277
Schipperges, Heinrich (geb. 1918) 293
Schleich, Carl Ludwig (1859-1172) 217
Schleiden, Matthias (1804-1881) 200
Schlossmann, Arthur (1867-1932) 255, 261
Schmidt, Ludwig (1891-1941) 265
Schmiedeberg, Oswald (1838-1921) 199
Schönlein, Johann Lukas (1793-1864) 206, 220
Schwann, Theodor (1810-1882) 194, 200
Schönlein, Johann Lukas (1793-1864) 225
Scribonia Attice (2. Jh. n. Chr.) 35
Scultetus (Schultes), Johannes (1595-1645) 117
Semmelweis, Ignaz Phillip (1818-1865) 213-214
Senensis, Hugo 103

Sennert, Daniel (1572-1637) 97, 112-113, 124-125, 127, 139
Senning, Ake (geb. 1915) 285
Serapion von Alexandria (2. Jh. v. Chr.) 20
Serveto, Miguel (1511-1553) 89, 116
Seth, Simeon (11. Jh. n. Chr.) 42, 46-47, 49
Shumway, A. 286
Simon, John (1816-1904) 200, 203
Simpson, James Young (1811-1870) 217
Skeggs, Leonard Tucker (geb. 1918) 279
Skinner 299
Skoda, Joseph (1805-1881) 190, 192, 214
Smellie, William (1697-1763) 172
Smith, Thomas Southwood (1788-1861) 203
Sokrates (470-399 v. Chr.) 8
Soranos von Ephesos (ca. 100 n. Chr.) 11, 36
Souttar, Henry (1875-1964) 284
Spallanzani, Lazzaro (1729-1799) 166
Spiegel, Adriaan van der (1578-1625) 110
Stahl, Georg Ernst (1659-1734) 139, 150-152, 154, 167
Starling, Ernest H. (1866-1927) 279
Stauder, Alfons 255
Stensen, Niels (1638-1686) 119, 137
Stokes, William (1804-1878) 191-192
Strabo, Walafried (808-849) 57
Stroke, William (1804-1878) 192
Struppius, Joachim (1530-1606) 141
Sturm, Johann Christoph (1635-1703) 137
Swammerdam, Jan (1637-1680) 110, 121
Swieten, Gerhard van (1700-1772) 168, 190
Sydenham, Thomas (1624-1689) 110, 125-126, 167, 187
Sylvius, Franciscus de le Boê (1614-1672) 112, 130-132, 138
Sylvius, Jacobus (= Dubois, J.) (1478-1555) 85, 88
Sypilos 101

Tandler, Julius (1869-1936) 261
Taussig, Helen Brooke (geb. 1898) 285
Teleky, Ludwig (1872-1957) 261
Telesphoros 6
Thales von Milet (6. Jh. v. Chr.) 9
Themison von Laodikeia (ca. 50 v. Chr.) 21
Theodosirus I. (346-395 n. Chr.) 41
Theophrast von Eresos (372-288 v. Chr.) 10, 47, 49, 82
Theophrast von Hohenheim (1493/94-1541) (s. auch Paracelsus) 98-101, 105, 109, 123, 126-127, 130-131
Thessalos von Tralleis (1. Jh. n. Chr.) 21-22
Thorndike, Edward L. (1874-1949) 299
Tschermak, Erich (1871-1962) 280
Türck, Ludwig (1810-1868) 219
Tugendreich, Gustav (1876-1948) 261

Namensverzeichnis

Valverde de Hamusco, Juan (um 1550) 88
Van Slyke, Donald Dexter (1883–1971) 279
Varro, Marcus Terentius (116–27 v. Chr.) 24
Verschuer, Othmar, Freiherr von (1896–1969) 264, 267
Versus, Lucius A. (130–169) 27
Vesalius, Andreas (1514–1564) 32, 82, 84-89, 94, 103, 105, 109-110, 116
Vidal, Fernand (1862–1929) 248
Vigo, Giovanni da (1450–1525) 94, 96
Virchow, Rudolf (1821–1902) 165, 191, 194, 199-202, 225-227, 229, 239, 260
Volkmann, Richard von (1830–1889) 215
Volta, Alessandro (1745–1827) 166
Voronov, Serge (1866–1951) 287
Vries, Hugo de (1848–1935) 280

Waksman, S. A. 254
Waldschmiedt, Johann Jakob (1644–1689) 134
Walther, Philipp Franz von (1782–1849) 193-194
Warren, John (1778–1856) 217
Wassermann, August Paul von (1866–1925) 248
Watson, James Gewey (geb. 1928) 281
Watson, John B. (1878–1958) 299-300
Wehnelt, Arthur R. W. (1871–1944) 273
Weikard, Melchior Adam (1742–1803) 160

Weindling, Paul J. 263
Wells, Horace (1815–1848) 217
Wernicke, Carl (1848–1905) 222
West, Charles (1816–1898) 219
Wetterer, Josef 290
Whytt, Robert (1714–1766) 153, 168
Wieland, Christoph Martin (1733–1813) 158
Wilhelm Bombast von Hohenheim 99
Wilhelm von Saliceto (gest. 1280) 64
Wilkins, John (1614–1672) 116
Willis, Thomas (1621–1675) 112, 130-132
Wimpfeling, Jakob (1450–1528) 81
Windaus, Adolf (1876–1959) 280
Wirsung, Johann Georg (gest. 1643) 144
Wirth, Josef (1879–1956) 255
Wöhler, Friedrich (1800–1882) 198
Wolff, Caspar Friedrich (1733–1794) 118, 153, 166, 277
Wotton, Edward (1492–1558) 104
Wren, Christopher (1632–1723) 116
Wunderlich, Carl Reinhold August (1815–1877) 225

Zenon von Kypros 42
Zeus 11
Zimmermann, Johann Georg (1728–1795) 155-156
Zirm, Eduard (1863–1944) 219

Sachverzeichnis

Aachener Konzil 71
Abbescher Kondensator 210
Absolutismus 149, 172
Abstammungslehre 185
Abstoßungsreaktion 287
Abtreibung 281
Abwehrreaktion 211
Académie royale de chirurgie 170
Aderlass 44, 98, 117-118, 190
Ärzte (s.a. Arzt)
– ohne Grenzen 303
Ärzteschule(n)
– in der Antike 33
– koische 12
Ärztestreik 262
Ärztevereine 238
Affektenlehre 152
agens vitalis 153
Agraphie 222
AIDS (HIV) 258, 302
Aktion Gnadentod 267
Alchemie 127
alexandrinische Phase 45
alexandrinische Schule 18-20
Alexie 222
Alkoholikerfürsorge 262
Alkoholismus, Sterilisierung 266
Alternativmedizin 231
Alters- und Invalidenversicherungsgesetz 231
Altersversicherung 182
altstiftisches Spital 71
Ambulatorien 262
Amniozentese 281
Amputation 91, 96, 285
Anästhesie 217, 282
anale Phase 295
Analyseapparate/-methoden 198, 279
Analysen 278
analytische Psychologie 296
anaphylaktischer Schock 249
Anatomen, 16. Jahrhundert 89
Anatomie 32, 82, 110
– in Alexandria 18-20
– Humanismus 85
– pathologische 191
– vorvesalische 84-85
– Wandel 85
Anima rationalis 133
Animismus 148, 152-153
Antialkoholismus 235
Antiaristotelismus 128
antibakterielle Therapie 246-251
Antigalenismus 128

Antike 41, 81, 84
Antikoagulantien 282
Antisepsis 185, 207, 213, 215-216
Antitoxine 211, 247
Antivivisektionisten 186
Antonier 71-73
Aphasie, sensorische 222
Apotheker 60
Approbationsordnungen 59
Arabismus, spätmittelalterlicher 89
Arbeiterentlohnung, bargeldlose, Verbot 228
Arbeitnehmerschutz, Anfänge 228
Arbeitsgemeinschaft sozialdemokratischer
  Ärzte 262
Arbeitslosigkeit 183, 203
Arbeitssklaverei 228
Archetypen 296
Armenfürsorge 71
Armprothetik 285
Ars Medica 27
Arzneimittelkunde 98, 116, 236
Arzt (s.a. Ärzte)
– 19. Jahrhundert 186, 238
– Einheitsstand 238
– Standesorganisation 238
– Typologie 34-36
Asepsis 185, 207, 213-216
Asklepieien 6, 8
Asklepios-Heilkult 4-8
asthenische Krankheiten 157
Asthma bronchiale 130
astrologische Konzepte 62
Atemmechanik 119-120
Atemunterstützung 257
Atmungschemie 166
Atmungsphysiologie 166
Atomismus 133
Atomistik, klassische 113
Audiometrie 276-277
Aufblähungstheorie 119
Aufklärung 148-149
Augenspiegel 196, 218
Ausbildung, ärztliche
– im 16. Jahrhundert 103
– im 17. Jahrhundert 137
– in der Antike 33
– preußisches Prüfungsreglement 236
Ausbildungsreform 167
Ausbildungs- und Übersetzungszentren,
  Gondishapur/Nisibis 48
Ausbildungsverordnungen 59
Auskultation 275-276
Aussatz (Lepra) 68

Sachverzeichnis

A – C

Autoanalyzer 279
autopsia 109

Baby Face 289
Bacillus anthracis 207-208
Badekultur 37, 65-66
– mittelalterliche 65
Bakterien 208, 248-249
Bakteriengifte 211
Bakteriologie 184, 192, 206-209, 211-213, 220, 229, 244, 260
Bakteriostase/-zidie 252
balnea/balneatica 37
Bandagiertechniken 219
Bangsche Krankheit 279
Basedow-Krankheit 192
Basisgesundheitsdienst 303
Beatmung 120, 257, 284
Beckenstruktur, anatomische 172
bedingter Reflex 195, 299
Behaviorismus 196, 298-299
Benediktinerregel 55-56
Beratungsstellen, genetische 281
Berliner Charité 170, 172, 175
Berufsbild, ärztliches 186
Berufsgruppen, medizinische 140
Bevölkerung, demographische Struktur 139
Bevölkerungswachstum, Städte 183
Bewusstsein 296
BGA (Bundesgesundheitsamt) 212
Billrothsches Syndrom 218
binäre Nomenklatur 83
Biologie 185
Biologismus 202
Biomechanismus 150
Biophysiologie 198
Bismarcksche Sozialgesetzgebung 230-231
Blindheit, erbliche 266
Blut
– AB0-Gruppensystem 282
– Analyse 116, 120, 278-279
– Bewegungstheorie 31, 115
– Farbstoffchemie 198
– Gase 120
– Mengenberechnungen 116
– Serumtherapie 211
– Transfusion 117, 282
– Zirkulationstheorie 114
Blutgerinnung 197
Blutkreislauf 114-118
Blutmischungslehre 190-191, 200
Blutpathologie 190
Blutseren 247
Blutstillung 90, 218
Blutstudien 190
Bodenreform 235
Botanik 98

– ärztliche 82-83
botanische Zelllehre 185
Botulismus-Serum 249
Braidismus 223
Brownianismus 156-157, 162
Brucella abortus 279
Bruchbänder 219
Brüder vom Heiligen Grabe zu Jerusalem 73
Bundesgesundheitsamt (BGA) 212
byzantinische Medizin 4, 41-48

Canon medicinae 53
Caritas 230
Charakterlehre 28-29
Charakterstruktur-Theorie 297
Charité Berlin 170, 172, 175
Chemie
– diätetisch-physikalische 204-205
– Erklärungskonzept 154
– klinische 130, 225
– nachparacelsische 128
Chemismus 278
Chemotherapeutika/-therapie 244, 247, 253, 258
Cheyne-Stokes-Atmung 192
Chinin 199
Chirurgen/Chirurgie, Ausbildung 60, 171
Chirurgie 170-172, 216-218, 236
– im 20. Jahrhundert 282
– im Hochmittelalter 90
– Methoden 90
– im Mittelalter 63
– Operationsmethoden 217-218
– orthopädische 219
– prothetische 285
– wissenschaftliche 171
Chloroform 199, 217
Chlorwasser 214
Cholera 203, 205, 209
Choleriker 29
Chorionzottenbiopsie 246, 281
christliche Lehre, frühe 17
Chromosomenaberrationen 281
Chromosomenforschung 280
Chymiatrie 112, 128
Civitas Hippocratica 58
Clostridium tetani 210
collegia medicina 141
Colorimetrie 278
Compliance 294
contagium vivum 206
contraria contrariis 23, 160
coping 294
Corpus Hippocraticum 12-13
Crossing over 280
curator aquarum 37

Sachverzeichnis

Dampfsterilisatoren 216
Darwinismus 185, 263
De historia stirpium commentarii 83
De humani corporis fabrica libri septem 86, 88
De Medicina 24-25
Deklaration
– von Helsinki/Tokyo/Venedig 270, 304
– von Ottawa 304
Dekubitalgeschwüre 191
Dementia praecox 222
Dermatologie 191, 220
Dermato-Venerologie 220
Desinfektion 68
– Seife und Alkohol 216
Desinfektionslehre 207, 215-216, 247, 281
Deutsche Gesellschaft für Orthopädische Chirurgie 219
Deutscher Ärztevereinsbund 238
Deutscher Verein für öffentliche und private Fürsorge 230
Deutschorden 72-73
Diabetes 280
Diätetik 16, 29, 61
Diagnose/Diagnostik 110, 169, 184
– ärztliche 46
– elektrographische 274-275
– genetische 280-281
– humoralistische 29-30
– klinisch-chemische 278
– ophthalmologische 196, 218
– oto-rhino-laryngologische 219
– physikalische 225
– pränatale 281
Diakonissen-Mutterhaus 227
Digestionslehre 31-32
Diphtherie 203, 211, 247-249
Direkttransfusion, Vene-zu-Vene 282
Disharmonie 9, 11
Dissektionsanleitungen 85
Distomum haematobium 206
DNS 281
Dogma der Humoralpathologie 84
Doppelhelix 281
Dreifuß, empirischer 20
Drogenkonsum 259
Drosophila 280
Ductus Botalli apertus 285
Dyskrasie 11, 15, 29

Ecclesia abhorret a sanguine 57
École de Santé 188
EEG (Elektroenzephalographie) 274
Eheberatungsstellen 262
Ehereform 235
Einheitsstand, ärztlicher 238
Einthoven-Dreieck 274

Eiserne Lunge 257-258
Eiweißchemie 198
Eiweißmangelkrankheiten 70-71
Elektrisierexperimente 166
Elektro-
– enzephalographie (EEG) 274
– kardiographie (EKG) 274
– myographie (EMG) 275
– neurographie (ENG) 275
– retinographie (ERG) 275
elektroakustische Hörprüfung 277
elektrographische Methoden 274-275
Elektronenmikroskop 256
Elektrophysiologie 196
Elementarkörperchen 256
Elementen- und Partikellehre 133
– frühe 8
Embryologie 118, 194
Embryonalentwicklung 165
Embryotransfer (ET) 291-292
Emissionscomputertomographie 273
Empfängnisverhütung 291
Empiriker 20
empirischer Dreifuß des Glaukias 20
Empirismus 148
endopsychische Funktionen 296
Endoskopie 277
Englischer Schweiß 101-102
Entbindungsanstalt 73
Entgiftungstherapie 94
Entstehung der Lebewesen 118
Entzündungslehre 31
Enzyklika Humanae Vitae 291
Enzyklopädisten 24, 149
Epidemien 139
Epidemienbücher 13
Epidemiologie 205
epidemische Erkrankungen 67
Epigenese 166
Epigramme 35
epikritische Überprüfung und Kontrolle 169
Epikureer 33
Epilepsie 274
Epitome institutionum Medicinae 113
Erb- und Rassenhygiene 268
Erfahrungsbildung, ärztliche 20, 124-126
Ergotismus 71-72
Erkennen
– induktives 110
– modernes naturwissenschaftliches 110
Ernährungskatastrophen 139
Ernährungsphysiologie 198, 278
Ernährungsstörungen 70, 203
Erregbarkeit, natürliche 155
Erregbarkeitspotential, biologisches 157
Erregungsantwort 156
eruditio 81

Sachverzeichnis

Erythrozyten 121
Es 295
Ethik der Medizin 244
Eugenik 263-264
Eukrasie 16, 29
Euthanasie 267-268
evakuierende Maßnahmen 29
Exophthalmus 192
Experimentalstudien, hypnotische 222
Experimentator 33
Experimente 32-33, 110, 115, 195

Fahrenheitthermometer 169
Fakultäten, medizinische 137-139
Fallbeschreibungen 189
Fallot-Tetralogie 285
Fallsucht, erbliche 266
Favus-Pilz 206
Fehlleistungen, Psychoanalyse 295
Feldärzte 34
Feldchirurgie 94-95
Fermentationstheorie 131
Fertilisation 246
Fertilisationstechniken 291
Fieber
– ondulierendes 279
– nicht-pestilenzialisches 102
Fieberlehre 132
Fiebertherapie 126
Findelhaus 73
Fleckfieber/-typhus 102, 203
Flottenärzte 34
Forschung
– embryologische 118
– experimentelle, 18. Jahrhundert 165
– physiologische 114
– präventivmedizinische 246
Forssmann-Cournand-Katheter 277
Frauenbewegung 235
Frauenstudium 237
Frischwasserversorgung 202-204
Fürsorge- und Beratungseinrichtungen 230, 262

Gärung 198, 206
Galens Krankheitskonzeption und physiologische Vorstellungen 30-32
Gamet Intra Fallopian Transfer (GIFT) 291-292
Gametentransfer, intratubarer 291-292
Gasbrand 253
Gas- und Elektrolytanalyse 279
Gasödem 249
Gastroskopie 277
Geburtshilfe 96, 170-172, 214-215, 236, 289-292
Geburtszange 171

Gefäßligatur 96
Gefäß- und Neurophysiologie 282
Gefühlskultur, bürgerliche 149
Gegenübertragung 295
Gehirndiagnostik 274
Gehirnfunktionen/-pathologie 221
Geist und autonome Natur 193
Geisteskranke, humane Behandlung 189
Geisteskrankheiten 220, 222
Gemütsberuhigung 152
Gendiagnostik 246
Gene 280
General Board of Health 204
genetische Beratungsstellen 281
genetische Diagnostik 281
Genfer Ärztegelöbnis 270, 304
Genitalkarzinomtherapie 290
Genom, menschliches 281
Genvariationen/-veränderungen 280-281
Gerichtsmedizin 236
Geschlechtshormone 280
Gesellschaft für Rassenhygiene 263
Gesellschaftsvertrag 149
Gesetz
– des Effektes 299
– zum Schutze des deutschen Blutes und der deutschen Ehre 267
– über die Spende, Entnahme und Übertragung von Organen 289
– über die Vereinheitlichung des Gesundheitswesens 266
– zur Verhütung erbkranken Nachwuchses 266
Gesundheit 9, 11
– Prävention 174
– soziale Bedingungen 139
– Statistik 141-142, 204
Gesundheitsämter, kommunale 262
Gesundheitsbehörde
– erste zentrale, England 204
– überstaatliche 302
Gesundheitsbeobachtung 141
gesundheitsbezogene Institutionen und Einrichtungen 37
Gesundheitserziehung 303
Gesundheitshäuser 262
Gesundheitsideologie, Nationalsozialismus 264
Gesundheits- und Krankheitskonzept, vitalistisches 158
Gesundheitsorganisationen, transnationale 302
Gesundheitspflege 140, 173
– öffentliche 37, 159, 173-174, 204-205, 229, 260, 302
Gesundheits- und Sozialfürsorge 261

Sachverzeichnis

Gesundheitsstörungen,
  ernährungsbedingte 70
Gesundheitswesen
- öffentliches 139-143
- Renaissance 104
Gewerbehygiene 174
GIFT (Gamet Intra Fallopian Transfer) 291
Gladiatoren- und Theaterärzte 36
Glandula pinealis 133
Glaukom-Iridektomie 219
Gleichgewichtslehre 15
Glukosemetabolismus 278
Glykogen 198
Gondishapur, medizinische
  Ausbildungszentren 48, 53
Gonokokken/Gonorrhö 210, 220
Graves' disease 192
griechische Antike, Arzttypologie 34-36
grippale Infekte 67, 203
Grundelemente 9
Grundsatz der Entgeltlichkeit 74
Grundstofflehren 10
Gummihandschuhe 216
Gymnastik 235
Gynäkologie 289-292

Hämodialyse 288
Hämodynamik 165
hämolytisches Indikatorsystem 248
Händewaschen 214, 216
Handbuch der praktischen Medizin
  (Pragmateia) 44
Haptophore 249-250
Harmonie 9, 11
Harmonielehre 15
Harn 197
Harnstoffsynthese 198
Hartmann-Bund 239
Hauterkrankungen 191, 220
Hebammen 96
Hebammenbücher 97
Heiliggeistspital zu Elbing 73
Heilkraft der Natur 16
heilkundliche Zentren, Klöster 55-56
Heilmethoden, alternative, 19. Jahrhundert
  231
Heilwesen, fachliche Differenzierung 104
hellenistische Phase, Medizin 4
Herbarum vivae eicones 83
Herpesviren 258
Herzchirurgie 284-285
Herzkatheterisierung 277
Herzklappen 116
Herzklappenersatz 286
Herz-Lungen-Maschine 286
Herzmotorik 116
Herzprothetik 286

Herzschrittmacher 285
Herzseptum 116
Herztransplantation 287
Hilfswissenschaft, diagnostische 278
Hinselmann-Stadien 289
hippokratische Medizin 8-18
hippokratischer Eid 17-18
Hirnangiographie 283
Hirnchirurgie 283
HIV-Infektion/-Virus (vgl. AIDS) 258-259
Hofarzt 36
Homöopathie 161, 186, 232-235
Homosexualität 259
Hormontherapie 279-280, 290
Hospitäler 104, 175, 226
- im 17. Jahrhundert 142
- Hygiene 142
- im Mittelalter 72-78
- mittelalterliche 72-78
- Spitalorden 72
Hospitalstiftungen 72
Hospitalwesen, Verbürgerlichung 104
Hühnercholera 207
Human Genom Project 281
Humanexperiment 211, 244, 255
- Deklaration von Helsinki/Tokyo 270
- ethische Richtlinien 270, 304
- in Konzentrationslagern 269-270
- Regelung der Forschung 212
Humanismus, Botanik, ärztliche 82
Humanphysiologie 19
Humansektion 164
- mittelalterliche 84
humoralistische Diagnose und Therapie
  29-30
Humoralpathologie (Säftelehre) 28, 61,
  98-101, 132
Hundeversuche, Pawlow 196
Hungersnöte 71, 139
Huntingtonsche Chorea 266
Hydrotherapie 234
Hygiene 65-66, 203, 236
- im 19. Jahrhundert 202
- erster Lehrstuhl 212
- experimentelle 229
- Gesetzgebung 186
- Hospitäler 142
- industrielle Ballungszentren 203
- Kommunalhygiene 205
- mangelnde 229
- Missstände 183, 203
- öffentliche 65
- private 37, 65
- städtische 141
- wissenschaftliche 184, 204-205, 213, 244,
  246, 256, 260
Hygiene-Institut 212

Sachverzeichnis

G – K

Hygienesektion des Völkerbundes 302
Hygienisierung 230, 260
Hyperthyreose 192
Hypnose 223-224
hysterische Krankheitsbilder, Freud 224

Iatriki synagogai 43
Iatroastrologie 63, 127
Iatrochemie 111, 126-127, 132
– Entstehung 98
Iatromagie 127
Iatromathematik 114, 132-137
Iatromechanik 114, 132-137
Iatrophysik 114, 126, 132-137
Iatrotheologie 56
Ich 295, 297
idea morbi 130
Identitätsphilosophie 193
ignis sacer 71
IKRK (Internationales Komitee
 vom Roten Kreuz) 303
Imhotep-Heilkult, ägyptischer 5
Immersion 210
Immunisierung/Impfungen 174-175, 207, 211, 250, 257, 302-303
Immunologie 247-248
Impfgegner 186, 235
Impfwesen 174
Impressionsfraktur 91
Individualisierung des Organs 162
Individualpsychologie 296
Infektabwehr 254
Infektionsabteilung, Berliner Charité 175
Infektionskrankheiten 67-68, 247
informed consent 294
Injektionen, intravenöse 116
Injektionsversuche 117
Innere Medizin 236, 292-294
– im Mittelalter 63
Innere Mission 230
Insemination, homologe 292
Insertion 281
Institut
– für Infektionskrankheiten 210, 212
– für Schiffs- und Tropenkrankheiten 210
Insulin 280
Interferone 258
International Physicians for the Prevention of
 Nuclear War (IPPNW) 303-304
Internationale Gesundheitskonferenz 302
Internationales Komitee vom Roten Kreuz
 (IKRK) 303
Invalidenversicherung 182
Invaliditätsabsicherung 230
– Arbeiter 230
In-vitro-Fertilisation 291-292
Irresein 222, 266

Irritabilität 154-156, 193
Isoniacid (INH) 255

Jennersche Kuhpocken-Vakzination 159
Jodtinktur 216
Johanniterorden 72
Judenfrage, Endlösung 268
Justinianische Pest 67

Kaiserliches Gesundheitsamt Berlin 210, 212
Kaiserschnitt 97, 172
kalorimetrische Messungen 278
Kanalisation 202-204, 226
Karbolsäure 215
Karbolzerstäubungsverfahren 215-216
Kartesianismus 137
Karzinomdiagnostik 289
Karzinomtherapie 289
Kassenzulassung, allgemeine 239
Katharsis 224, 295
Katheterismus 277
Kausaltherapeutika 130
Kehlkopfspiegel 219
Keime, Ansteckung/Verbreitung 102
Keratoplastik 219
Kernspin(resonanz)tomographie 270, 273
Kindbettfieber 172, 214
Kinderarbeit 183, 203, 228
Kinderkliniken 220, 236
Kinderlähmung 257
Kindersterblichkeit 67, 220
Kinderwunsch, unerfüllter 291
kindliche Entwicklung 295
Kleidungsreform 235
Kleinkinderfürsorgestellen 262
Klinik
– dermatologische 236
– für Hals-, Nasen- und Ohrenkrankheiten 236
– Kinderklinik 236
– moderne 187
– Poliklinik, medizinische 236
– psychiatrische 236
klinisch-chemische Diagnostik 278
klinische Medizin im 18. Jahrhundert 167
klinische Schule in Dublin bzw. London
 191-192
klinische Statistik 190
klinische Versorgung 187
klinischer Unterricht 131
Kloakensystem 37
Klöster 55-58
Kochsalzlösungen 282
Kochung 16
Körper, menschlicher 151
Körpersäfte 11, 15, 132
Kohlendioxyd 130

Sachverzeichnis

Kohlenmikrophone 276
Kohlensäure 130
koische Ärzteschule 12
Kollumkarzinom 289-290
Kolposkop 289
Komitee Cap Anamur/
 Deutsche-Notärzte e.V. 304
Kommunalhygiene 205
Kompilation, byzantinische Medizin 47
Komplementbindungsreaktion 248
Komplexe 297
Konservenblut 282
Konstantinopel 46
Kontagienlehre 102, 202, 204-205, 209
kontagiöse Krankheiten 102
Kontagionisten 209
Kontraktionslehre 119
Kontrastmittel 272
Kontrazeption/-zeptiva, hormonelle 280, 291
Konversion 224
Konzeptualisierungsversuch 151
Konzil
 – von Clermont 57
 – IV. Lateran 57
 – von Tours 57
Krätzmilbe 191
Kräuterbücher 82-83
Kräuterlehre 98
Krankenbeobachtung, hippokratische
 Medizin 14
Krankenhaus
 – im 19. Jahrhundert 224-227
 – ärztlicher Unterricht 175
 – Apotheke 176
 – neuer Typus 184
 – Pflegetätigkeit 227
Krankenhausmedizin 187-188
Krankenhilfe, selbstorganisierte 294
Krankenmord 267-268
Krankenpflege 227
Krankenpflegergenossenschaften 72
Krankensäle 176
Krankenversicherung 182, 230
Krankenversicherungsgesetz 231
Krankenversorgung 227, 230
Krankheiten 9, 11
 – anlagebedingte 157
 – asthenische 157
 – chronische des 20. Jahrhunderts 293
 – dermatologische 220
 – Klassifikation 98, 188
 – kontagiöse 102
 – des Mittelalters 67-71
 – und soziale Lage 139, 260
 – Symptome 184
 – Typologien 125

Krankheitsidee 130
Krankheitskonzepte
 – atomistisch-mechanische 21
 – Galens 30-32
 – van Helmont 130
 – kontagionistische 101
 – im Mittelalter 62
 – zellularpathologische 199-202
Krankheitslehre 167
Krankheitspanorama, 20. Jahrhundert 293
Kranksein, chronisches 246
Krasenlehre 190, 200
Kreislaufmaschine 137
 – extrakorporale 286
Kreislaufschemata 137
Kreuzträger mit dem roten Stern 73
Kreuzzugsbewegung, Spitalorden,
 ritterliche 72
krisis 16
Kristallmikrophone 276
Krüppelanstalt 219
Krüppelfürsorge 262
kühlende Umschläge 96
künstliche Beatmung 284
künstliche Niere 288
Kuhblattern 175
Kunstherz 286
Kymograph 195

Laboratorium, klinisches 225
Laboratoriumsmedizin 198, 226
Lachgasnarkose 217
Läsionslehre 189
Laienbrüder 72
laikale Spitalbruderschaften 72
Landry-Paralyse 257
Laryngologie 219
Lazariterorden 72
League of Nations 302
Lebenmechanik, kartesianisches 133
Lebenserhaltung um jeden Preis 294
Lebenskonzept
 – animistisches 152
 – physikalisch-mechanistisches 133
Lebenskraft 158, 160
Lebensmittelversorgung 303
Lebenspneuma 31
Lebensreformbewegung 234
Lebensreformer 186
Lebensverlängerung 293
Leberphysiologie 121, 123
Lebertransplantation 288
Lehrauffassungen, antike, Reproduktion 84
Lehre vom Geburtsmechanismus 172
Leibarzt 36
Leihmutter 292
Leipziger Verband 239

Sachverzeichnis

K – M

Leistungsmedizin 268
Lepra 67-69, 210, 220
Leprosorien 69-70
Leukozyten-Antiglobuline 287
L'homme machine 137
liber naturae 82, 109
Libido 295-296
Lokalismus 189, 221
Lokalisten 209
Lübecker Totentanz 255
Luisches System 248
Lungenkapillaren 119
Lungenphysiologie 119-120
Lupustherapie 290
Lymphdrainage 283
Lysozym 254

Magenoperation (Billroth I/II) 218
Magensaft 166
Magnetaufzeichnung 273
Main-Stream-Medicine 232
Malaria 67, 302
Malonyl-Harnstoff 199
Maschinentheorie des Lebendigen 133
Masern 67, 249
materia 151
Materia medica 42
Materialien, natürlich strahlende 290
Materialismus, französischer 137
Mechanismus 148
Médecins Sans Frontières 303
Medicina
– practica 124
– theoretica 123
Medicinische Policey 173
medico international 304
Medikalisierung 186
Medikamente 131
– adstringierende 96
– Basisversorgung 303
– chemische 128
Medikamentenlehre 125
Medikation 90
Medizin 4
– des 16. Jahrhunderts 98
– des 17. Jahrhunderts 123
– des 18. Jahrhunderts 150, 167
– des 19. Jahrhunderts 182-186, 237
– des 20. Jahrhunderts 244-246
– bis 1945 260
– Absolutismus 172
– Aufklärung 148
– Ausbildungsreform 167
– byzantinische 4, 41-48
– als Dienerin des Staates 172
– empirisch-experimentelle 109
– Ethik 244

– Gesunderhaltung von Arbeitskräften 173
– hippokratische 4, 125
– hippokratisch-galenische 44
– homöopathische 232-235
– lebensverlängernde 294
– Leitideologien 245
– ohne Menschlichkeit 269
– monastische 55-58
– neue Lehre, Hohenheim 100
– persisch-arabisch-islamische 53-55
– pränatale 246
– Publikationen 225
– als schreibende Wissenschaft 13
Medizin- und Ärzteschulen
– des 6. Jahrhunderts 103
– in England/Irland 169, 275
– in Frankreich 275
– Gondishapur/Nisibis 48, 53
– griechische und römische Antike 18-23
– von Kos 11
– von Montpellier 60-61
– von Salerno 58-60
– von Toledo 60
– weltliche 57-62
– von Wien 168, 275
Medizinalgruppen 140
Medizinalkollegien 141
Medizinalordnungen 104, 140-141, 171
Medizinalpolizei 204-205
medizinische Berufsgruppen 140
medizinische Fakultäten 103
medizinische Sammlung (latriki synagogai) 43
medizinische Stoffe, antike 48
Medizinkonzepte, 17. Jahrhundert 110
Medizinstudentinnen, erste 237
Medizinstudium, Neuerungen 235
Medizinwissenschaft 82
Melancholiker 29
Merseburger Trias 192
Mesmerismus 161-162, 223
Methodiker 21-22
Miasmentheorie 202, 204
Mikroanalyse, klinisch-chemische 279
Mikroben 206-207
Mikrophon 275
Mikroskopie 110, 121, 200, 210, 256
Milchsäure 206
Militärärzte 36
Militärlazarett 175
Milzbrand 207-208, 249
Minderwertigkeitsgefühle 296
Missbildungen 266
Modell(e)
– des Organismus 266
– und Schemata 137

Sachverzeichnis

- technomorphes 133
Morphium 199
Morphopathologie 164
Motto experimenta ad ratio 101
motus 151
Münchner Hygiene-Institut 212
Mundschutz 216
Muskelatrophie 275
Muskelmodelle, mechanische 137
Muskelphysiologie 119, 121, 134
Mutation 281
Mutter-Kind-Fürsorge 303
Mycobacterium
- leprae 210
- tuberculosis 208, 255
Myokardbiopsie 287

Nahrungsmittelchemie 198
Nahrungsmittelgesetz 213
Narkosetechniken 185
Nationalsozialismus, Gesundheitsideologie 264, 269
Natur, Dimension 193
natural selection 185
Naturdiätetik 234
Naturheil-Bewegung 234-235
Naturheilkunde 186, 234-235, 268
Naturinstinktlehre 234
Naturlehre 193
Naturphilosophie, altionische 8
Natur- und Wasserheilanstalten 234
Naturwissenschaften, experimentelle 148
Neoatomisten 133
Neosalvarsan 251
Nephrologie 287
Nervenblockaden 283
Nervenleitgeschwindigkeit 196-197
Nervenpathologie 19
Nestorianer 47, 53
Neue Deutsche Heilkunde 268-269
Neurochirurgie 283
Neurophysiologie 221
New Kreütterbuch 83
Nierentransplantation 287
Nihilismus, therapeutischer 191
Nomenklatur, binäre 83
Nosokomien 46
NS-Leistungsmedizin 269
Nukleotide 281

Obstetrik 172
Ödipuskomplex 295
öffentliche Gesundheitspflege 236
öffentliches Gesundheitswesen 139-143
Ösophagoskopie 277, 280
Office International d'Hygiene Public (OHIP) 302

Ohrentrichter 219
omne vivum ex ovo 118
omnis cellula a cellula 201
Operationskrankheit 282
Operationssaal 175
Operationstechnik
- aseptische 216, 282
- ophthalmologische 218
Ophthalmologie 134, 196, 218
optische Instrumente 121
orale Phase 295
Oralvakzine 257
Ordensfrauen 227
Ordensgemeinschaft
- der Antoniter 73
- vom Heiligen Geist 73
Ordensspitäler, ritterliche 72
Ordensstaat, Deutschorden 73
Oreibasios, Schriften 43
Organersatz 285-286
Organhistologie/-physiologie 121-123
Organtransplantation 288
Orgasmusreflex 297
orgastische Potenz 297
Orgon-Akkumulator 297-298
Orgontheorie 297
Orthopädie 218-219, 285
Orthopädische Klinik in München, erste staatliche 219
Ortskrankenkassen 231
Osmanen 48
Otologie 219
Oto-Rhino-Laryngologie 218
Ovulationshemmer 280, 291
Oxidation, biologische 278

Packmethode 290
Pädiatrie 219-220
Pan American Health Organization (PAHO) 302
Paradigma, bakteriologisches 182
Parasiten 206
Parazentesenadel 219
Pariser klinische Schule 188
Parkinson-Syndrom 283
Pasteurisieren 206
Pathologie 189
- spezielle 102
- Strukturveränderung, organmorphologische 162
- Systematik 191
pathologische Epikrise 189
Pathophysiologie 134, 190
Patient und Arzt, 19. Jahrhundert 186
Patientenwille 294
Pawlowsche Versuche 196
Pazifismus 235

Penizillin 244, 253-254
Pepsin 197, 278
Peptone 278
Peri H'ylês latricês 26
Perimeter 218
Perkussion 169, 184, 189, 275
persisch-arabische Rezeption 47
Pest 65, 67-68, 70, 101-102
Pesthäuser 142, 173
Pesthauch 204
Pestheilige 68
Pesthöfe 142
Pflanzenatlas 83
Pflanzenphysiologie 83
Pflanzenzellstudien 200
Pflegetätigkeit, Krankenhaus 227
Phänomene, chemisch-physiologische 128
phallische Phase 295
Pharmakologie 236
– wissenschaftliche 182, 199
Pharmakotherapie 198
– magisch besetzte 90
philologische Methoden 81
Phlegmatiker 29
Phlogiston 154
Phlogistontheorie 148, 154, 167
Phonokardiographie 276
Physica 57
Physik 10
physikalische Diagnostik 187
Physiologie 32, 110, 192, 225
– des 17. Jahrhunderts 114
– in Alexandria 18-20
– empirische 182, 194
– experimentelle 19, 182
– fötale 172
– Galens Vorstellungen 30-32
– graphische Aufzeichnung 195
– naturphilosophische 193
– naturwissenschaftliche 194-199
– der Sinne/Sprachmotorik 194
physiologische Forschung 194
Piezoeffekt 276
Pillen-Enzyklika 291
Pinax theatri botanici 83
pneuma psychikon/zootikon 31
Pneumalehre 30-31
Pneumatiker 22-23
pneumatische Medizin 22
Pneumenzephalographie 274, 283
Pneumothorax 284
Pocken 67, 174-175, 256-258, 302
– Impfung 174-175, 213
Poliklinik 236
Poliomyelitis 257
Pränataldiagnostik 281
Pränatalmedizin 246

Präservative 291
präventivmedizinische Forschung 246
Pragmateia 44
preußisches Prüfungsreglement, Erlass 236
Produktionsweisen,
  frühkapitalistisch-industrielle 183
Progesteron 280
Prognosestellung, hippokratische 14-15
Prognosticon 13, 16
Prostitution 183
– HIV-Infektion 259
Proteinmetabolismus 278
Prothesen 219, 285
prudentia 81
Psyche 6
Psychiatrie 188, 220-224, 236
Psychoanalyse 224, 294-295
Psychodynamismus 151-152
Psychologie, analytische 296
psychoneurotische Symptome 295
Psychopathenfürsorge 262
Psychoreflexologie 299
Psycho-Schock 223
Psychose 222
Psychotherapie 222-224, 294
Psycho-Trauma 223
public health 203
Pulsdiagnostik 75
Pulslehre 19, 42, 46
Pulsqualitäten 29
Purgieren 44
Pythagoräismus 17
Pythagoreer 9

Qualitätenlehre 28
Qualitätenpathologie 9
Quarantäne 68

Rachitis(prophylaxe) 280
Radium 290
Rassengesetzgebung 266
Rassenhygiene 245, 260, 262-266
– Ideologie 264
– sozialdarwinistische 264
Rassenideologie 244-245
Rassismus 186
Rationalismus 148
Rattenplage 68
Reanimationsmedizin 294
Reduktionismus 126
Reflex, bedingter 195, 299
Reflexforschung 166
Reflexphysiologie 194
Reichsarbeitsgemeinschaft für eine
  neue deutsche Heilkunde 269
Reichsimpf-/-seuchengesetz 213
Reichsversicherungsordnung 231

Renaissance 81-82
Rente 231
Reproduktionsmedizin 291
Respiration, intermittierende 192
Respirationsmechanik 165
Retortenbaby 292
Revolution, technisch-industrielle 228
Rezeption, kompilierende und epitomierende 42
Rhomäer 41
Rifampicin 255
Röhrenverstärkung 276
römische Antike 34-36
Röntgenbild/-diagnostik bzw. -strahlen 271-273, 277, 281
Rotes Kreuz 303
Rothalbmond-Gesellschaften 303
Ruhr 67, 203

Sabin Sundays 257
Säftelehre s. Humoralpathologie
Säuglingsfürsorge(stellen) 220, 262
Safer Sex 259
Saiten-Galvanometer 274
salus populi suprema lex 265
Salvarsan 251
Sammlungs- und Übersetzungszentren, klösterliche 57
Sanatorien 247
Sanguiniker 29
Sanitätskonferenz, internationale 302
Sanitary Movement 203
Sauerbrucharm 285
Sauerstoff 166
Scabies 191
schalldiagnostisches Verfahren 275
Schallleitung 275
Scharbock 71
Schaubrief, beurkundeter 69
Schematismus 30
Schichtaufnahmeverfahren 273
Schienen 219
Schimmelbusch-Trommel 215
Schizophrenie 222, 266
Schlaf, hypnotischer 223
Schluckimpfung 257
Schock, anaphylaktischer 249
Scholastik 61
Schriftsteller, antike 103
Schusswundenbehandlung 96
Schwachsinn 266
Schwangerenfürsorgestellen 262
Schwangerschaftsabbruch 281
schwarzer Tod 67
sectio caesarea 97, 172
Seele 153
Seelenpneuma 31

Seitenkettentheorie 249-250
Sekretion, innere 198
Sektion 32-33, 98
Selbsterhaltungsprinzip 160
Selbsthilfegruppen 294
Selbstorganisation, ärztliche 141
Selektionstheorie 185, 263
Sensibilität 154-156, 193
Seren, polyvalente 249
Serologie 244, 247-248
Serumforschung 211
Serumtherapie 246-250
Seuchen 67, 203, 205, 213
Sexualpsychiatrie 222
sexuelle Moral 235
Siedlungsbewegung 235
Signaturenlehre 62, 130
Skorbut 71
Solidarpathologie 161-164
soma 6
Somatopsychiatrie 221
Sonographie 276
Sozialdarwinismus 185-186, 202, 263-264, 267
soziale Fürsorge 173
soziale Not 203
Sozialgesetzgebung/-versicherung 186, 228-231
Sozialhygiene 229, 244-245, 260-262, 265
Sozialmedizin 182, 184, 228-231, 260
Sozialreform 230-231
Specula 36
Spermien 121
spiritus animalis 133
Spiritus-Lehre 31
Spital(bildung)
– altstiftisches 71
– bürgerliches 73-76
– Insassen 142
– kirchlich-bruderschaftliche 72-73
– kirchliches 76
– klösterliches 71
– städtisches 73-74
Spitalbruderschaften
– der Antonier 71
– laikale 72
Spitalinsassen 73-74
Spitalorden 72-73
Spitalpfleger 74
Spitalstiftungen, bischöfliche 71
Spitalträger, Mittelalter 76
Spitalverbrüderungen 72
Sport 235
Staatsarzneykunde 173
Staatskrankenhaus 173
Stadthospital 73
Stadthygiene 68

Stadtphysikat/-physikus 140
Städte, Armenelend 72
Stärkung der Lebenskraft 233
Standesorganisation 238
Standesprivilegien, ärztliche 141
Statistik, klinische 190
status laxus, mixtus bzw. strictus 21
Sterbehilfe, aktive 267
Sterilisation 266
Sterilisationsgesetz 267
Stethoskop 275
sthenische Krankheiten 157
Stoa 22
Stoffwechselchemie 198
Stoffwechselphysiologie 19, 166
Strahlenbelastung 273
Strahlendiagnose 273
Strahlentherapie 290
Straßenhygiene 203
Streptomyces griseus 254
Streptomycin 254
Strömungsmechanik 151
Stromuhr 195
struggle for life 185, 263
Struktur-Konzept 224, 295
– Ich 295
Strukturveränderungen
– demographische und soziale 72
– organmorphologische 162
Struma 192
Strychnin 199
studia humanitatis 81
Studienordnung 103
Sublimat 215-216
Suchtfürsorge 262
Suggestion 223
Sulfonamide 244, 251-253
survival of the fittest 185, 263
Synkrasie 11, 16, 29
Syphilis 101, 220, 244, 247-248, 251, 263
Szintigraphie 273

Tachykardie 192
Tankrespirator 257
Taubheit, erbliche 266
Technisierung der Gesellschaft 183
Telefonstethoskop 276
Tempelschlaf, heilender 6
Testosteron 280
Tetanus 211, 247-249
Tetanustoxine 211
Tetrabiblon 44
Theatrum Anatomicum 111
Theorie- und Handlungskonzepte, ärztliche 33
Theosophie 235
Therapeutik, Bücher 44

Therapeutika 157
Therapie
– antibakterielle 246-247
– gynäkologisch-geburtshilfliche 289
– humoralistische 29-30
Thermokauter 218
Thermometrie 184, 225
theurgische Medizin 5-8
Thoraxchirurgie 284
Thoraxkrankheiten 190
Tiefenpsychologie 182
Tieranatomie 32
Tollwut 207
Toxine 211
Trachealkatheter 257
Träume 295
Transfusion 282
– Versuche 116-117
Transfusionstherapie 282
Transpiratio insensibilis 19
Transplantationschirurgie 286-288
Transplantationsmedizin 246, 288-289
Transposition der großen Arterien 285
Traumatheorie 224, 295
Traumdeutung 224, 297
Traumorakel 6
Trichinen 206
Trichomonas vaginalis 206
Triebleben 295
Triode 276
tropenmedizinische Forschung 210
Trucksystem 228
Trunksucht 183, 203
Tuberkelbakterien 220
Tuberkulin 209
Tuberkulinprobe 255
Tuberkulose 67, 203, 209, 244, 247, 255, 260, 263
Tuberkuloseheime 247
Tubus 284
Typenlehre 296
Typhus 102, 203, 205, 210, 248

Über-Ich 295
Überkompensation 296
Überlieferung 20
Übertragungsphänomene 295
Ultraschallverfahren 246, 276
Unbewusstes, kollektives 296
Unfallchirurgie 218
Unfallkassen 231
Unfallschutz 230
Unfallversicherung 182, 231
universa medicina 123
Universitäten
– deutsche 138-139
– Edinburgh 169

– erste 61-62
– holländische 138, 167
– Mittelalter 61-62
– österreichische 168
– Studentenzahlen 139
Unterricht
– klinischer 131
– am Krankenbett 167, 169
Urbilder 296
Urinanalyse 130
Urologie 218
Uroskopie 42, 46, 75
Uterusmyom 290

Vaginallupe 289
Vakzination 175, 207, 211
Valvulotom 284
Variolation 174
Variolavirus 256
Vasodilatation/-konstriktion 198
Vegetarier/Vegetarismus 186, 235
Vegetotherapie 297
Veitstanz 266
Venenklappen 115-116
Venenrückfluss 116
Ventrikelseptumdefekt 285
Verband der Ärzte Deutschlands zur Wahrung ihrer wirtschaftlichen Interessen 239
Verbrennungsprozesse 166
Verdauungsphysiologie 165-166, 197-198, 278
– kalorimetrische Messungen 278
Verein(e)
– sozialistischer Ärzte 262
– wohlfahrtspflegerische 230
Verelendung 140, 183, 203
Vererbungslehre 263
Vergiftungen 71
Verhaltenstherapie 298-299
Verifikationsmethode 109
Verlaufsbeobachtung 169
Verletzungsarten 94
Vernunft 148
Verwundungstypen 91
Vibrio comma (sive cholerae) 209
Virologie 256-257
Virostatika 258
vis medicatrix naturae 16
Vitalismus 148, 153
Vitamin-B1-Avitaminose 280
Vitaminforschung 280
Vitaminmangelkrankheiten 71
Vivisektionsgegnerschaft 235

Volksgesundheit 183
Volksheilstättenbewegung 247
Volkssouveränität 149
Volumenplethysmometrie 119
Volumensubstitution 282
Vorhofseptumdefekt 285
Vorsokratiker 4, 8

Wannseekonferenz 268
Wasserbett 191
Wassergüsse/-kur 234
Wassermann-Reaktion 248
water closets 203-204
Wellenschreibgerät 195
Weltärztebund 304
Weltgesundheitsorganisation 302
Wendung auf die Füße 96
Wiener Dioskurides 26
Wiener Klinische Medizin 197
Wiener Schule 190-191
Wissenschaftler, Verhältnis zur Natur 109
Wochenarbeitszeit 228
Wöchnerinnen 214
Wohlfahrtspflege 230
– bürgerlich organisierte 74
– klösterliche 71
– säkulare bürgerliche 227
Wohlfahrts- und Sozialpolitik, bürgerlich organisierte 74
Wohnungsreform 235
Wolframteller 273
World Medical Association (Weltärztebund) 304
Wundbehandlung 75, 94, 253
Wundenmann 91
Wundinfektionen 213
Wundstarrkrampf 210, 248
Xenodochien 46, 71

X-Strahlen 270-271

Zangengeburt 172
Zelllehre 185, 201
Zellularpathologie 182, 185, 191-192, 201-202
Zuchtrassen 263
Zuchtwahl, natürliche 185
Zuckerkreislauf 198
Zwangssterilisation 267
Zystoskopie 277
Zytodiagnostik 289
Zytostatika 290

**Machen Sie jetzt Ihre Visite bei:
www.weiterbildungsplaner.de**

Testen Sie unseren interaktiven Weiterbildungsplaner

Die Wahl der richtigen Weiterbildung ist eine Entscheidung für Ihre künftige Karriere. Dazu brauchen Sie genaue Informationen. Darum gehen Sie jetzt online und nutzen Sie unser Know-how:

- Ermitteln Sie online Ihren optimalen Weiterbildungsweg
- Informieren Sie sich über Gebiete, Anrechnungsmöglichkeiten und Weiterbildungszeiten
- Holen Sie sich wertvolle Tipps rund um die Weiterbildung

Damit Sie die Weichen für Ihre berufliche Zukunft richtig stellen:

**www.weiterbildungsplaner.de
Telefon: 02 21/1 48-2 27 00
Telefax: 02 21/1 48-2 14 42
service@aerzteversicherung.de**

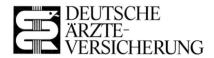

DEUTSCHE ÄRZTEVERSICHERUNG